新安孤本醫籍叢刊
第一輯
王鵬／主編

2019年度國家古籍整理出版專項經費資助項目

本草綱目易知録 壹

〔清〕戴葆元／撰　王旭光／提要

北京科学技术出版社

圖書在版編目（CIP）數據

本草綱目易知録：全2册 / 王鵬主編. — 北京：北京科學技術出版社，2020.1

（新安孤本醫籍叢刊. 第一輯）

ISBN 978-7-5714-0530-4

Ⅰ. ①本… Ⅱ. ①王… Ⅲ. ①《本草綱目》—研究 Ⅳ. ①R281.3

中國版本圖書館 CIP 數據核字（2019）第229236號

新安孤本醫籍叢刊・第一輯. 本草綱目易知録

主　　編：王　鵬
策劃編輯：侍　偉　白世敬
責任編輯：侍　偉　白世敬　董桂紅　楊朝暉　劉　雪
責任校對：賈　榮
責任印製：李　茗
出 版 人：曾慶宇
出版發行：北京科學技術出版社
社　　址：北京西直門南大街16號
郵政編碼：100035
電話傳真：0086-10-66135495（總編室）
0086-10-66113227（發行部）　0086-10-66161952（發行部傳真）
電子信箱：bjkj@bjkjpress.com
網　　址：www.bkydw.cn
經　　銷：新華書店
印　　刷：北京捷迅佳彩印刷有限公司
開　　本：787mm × 1092mm　1/16
字　　數：445千字
印　　張：87.75
版　　次：2020年1月第1版
印　　次：2020年1月第1次印刷
ISBN 978 – 7 – 5714 – 0530 – 4/R・2685

定　　價：1980.00元（全2册）

《新安孤本醫籍叢刊·第一輯》編纂委員會

主　編　王　鵬

副主編　王旭光　汪滬雙　黃　輝

編　委　王　鵬　王旭光　汪滬雙　黃　輝　鄧　勇　何　玲

譚　輝　羅夢曦　王　瑞　葉　紅　郭錦晨

《新安孤本醫籍叢刊·第一輯》編輯委員會

前　言

中醫藥學源遠流長，在其漫長的發展進程中，涌現出大批著名醫家，他們在學術上各領風騷，形成了衆多的醫學流派。不同流派的争鳴與滲透、交流與融合，促進了中醫藥學術的不斷進步和臨床療效的不斷提高。各家中醫學術流派薪火相承，後浪推前浪，鑄就了中醫藥學發展史上一道道亮麗的風景綫。

九州方隅，風物萬千，醫家臨證各有所長，傳習日久，漸成衆多地域醫學流派。地域醫學流派是對某一特定地域醫家學術特徵的整體概括，凸顯了中醫藥學辨證論治的原則性、多樣性和靈活性。

『天下明醫出新安。』安徽自古物寶文華、人杰地靈，是歷史上名醫輩出的地方，『南新安、北華佗』的原生態傳統醫學文化獨具特色和優勢。源自古徽州的新安醫學，以其鮮明的地域特色、厚重的傳統底蘊、突出的學術成就、深遠的歷史影響，在我國地域醫學流派中獨樹一幟。作爲徽文化五大要素之一的新安醫學，儒醫輩出、世醫不絶，文獻宏富、名著林立，創新發明、學説紛呈，特色鮮明、影響深遠，傳承至今、經久不衰，是公認的綜合性地域醫學流派的典型代表。

傳統在本質上是一種歷史的積澱。富有生命力的傳統文化，從來都不衹是久遠的歷史，她具有超越時空的思想力量。中醫藥理論上以道御術，實踐中以術弘道，中醫藥的學術理論與實踐經驗，往往通過古代文獻這一載體得以傳承、延續。因此，我們必須重視中醫藥文獻的整理研究和價值挖掘，用前人的成就來啓發我們的智慧。中華人民共和國成立以來，學術界一直十分重視新安醫學文獻的整理與研究，以安徽學者爲核心，聯合國内其他地區學者，針對新安醫學古籍文獻開展了一系列卓有成效的研究工作，在文獻校注整理、醫家醫籍考證、名家學術思想研究等領域，取得了衆多具有代表性的成果，使一批重要的新安醫籍文獻得以整理出版，爲傳承發展新安醫學學術、弘揚優秀傳統文化做出了重要貢獻。但時至今日，仍然有大量重要的新安醫籍未曾經過系統整理和出版，這不能不説是一種遺憾。爲有效彌補既往古籍整理研究的不足，不斷完善新安醫學醫籍體系，進一步促進對新安醫家學術思想的深入研究，安徽中醫藥大學組建了專門的整理研究團隊，有計劃、分批次地開展新安醫學孤本、珍本醫籍文獻整理工作，并將整理後的新安醫籍叢書命名爲《新安孤本醫籍叢刊》。

《新安孤本醫籍叢刊・第一輯》共選取九種具有重要學術研究和實踐應用價值的新安孤本、珍本文獻，包括中醫理論類文獻一部、傷寒類文獻兩部、本草類文獻兩部、内科類文獻一部、雜著類文獻一部、名家醫案類文獻兩部，以完全保留原貌的形式影印出版，旨在挽救部分瀕臨亡佚的新安孤本、珍本醫籍；同時從作者、成書、版本、主要内容、學術源流及影響等方面爲每部著作撰寫内容提要，充分展現各醫籍的新安醫學特色及其對後世中醫藥學術傳承與發展的影響。

入選《新安孤本醫籍叢刊・第一輯》的文獻各有其學術價值和臨床特色。

《醫説》，十二卷，南宋新安醫家張杲撰，是我國現存最早的筆記體裁醫史傳記著作，也是現存成書年代最早的一部完整的新安醫籍。國内傳本主要有宋本、明刻本和《四庫全書》本等。其中宋本有二，分别藏於南京圖書館、北京大學圖書館，皆有闕失。宋本之外，刻印最良者當推明代顧定芳本，此本藏者較多，惟安徽中醫藥大學圖書館藏本較諸本多出顧定芳跋文一篇，彌足珍貴。

《醫理》，一卷，清代新安醫家余國珮撰，係作者對家傳醫學理法『已驗再驗』之後的全面總結。其將易理及道家觀念與醫學相結合，進一步闡發醫理，并後附醫案百餘種。此書未見刊行，僅存一種清宣統二年（一九一〇）皋邑蔣希原抄本，藏於安徽中醫藥大學圖書館。

《婺源余先生醫案》，一卷，清代新安醫家余國珮撰。全書按證類列，每證録案一至三則，共録醫案七十四則，多從『潤燥』論治，對辨析燥邪尤有創見，且與《醫理》一書相輔爲證。此書未見刻本，現僅存一種劉祉純抄本，藏於安徽中醫藥大學圖書館。

《傷寒從新》，二十卷，清末民初新安醫家王潤基撰。此書彙集歷代研究《傷寒論》名家的學術觀點，折衷傷寒各派，以温熱補充傷寒，以六經指導温病，是近代注解《傷寒論》的大成之作。現存一九三二年抄本，係孤本，藏於安徽中醫藥大學圖書館。

《傷寒論後條辨》，十五卷（附《讀傷寒論贅餘》一卷），清代新安醫家程應旄撰，係作者汲取方有執及喻嘉言錯簡重訂、綜合整理《傷寒論》條文之長，再行歸類條理，闡發己見而成，是傷寒錯簡重訂派的代表性著作之一。《傷寒論後條辨》版本較少，安徽中醫藥大學圖書館藏式好堂本存有書名頁，且較其他式好堂本多出黄周星序，是現存最佳版本。《讀傷寒論贅餘》刻本僅存式好堂本一種，藏於安徽中醫藥大學圖書館。

《本草綱目易知録》，八卷，清代新安醫家戴葆元撰。此書以《本草綱目》《本草備要》爲基礎删補而成，仍分十六部，載藥一千二百零五種，末附全書病證索引《萬方針綫易知録》，是一部切合臨證實用的綜合性本草文獻。現僅存清光緒十三年（一八八七）婺源思補山房刻本，屬戴葆元私家刻本，藏於安徽中醫藥大學圖書館和江西省圖書館。

《程敬通先生心法歌訣》，一卷，明末清初新安醫家程敬通撰。全書按證分篇（每證下分病證歌訣、方藥歌訣兩部分），概述了五十七種病證之辨證與論治，内容簡明扼要，便於臨床記誦。此書未曾付梓，現僅存一種程六如抄本，藏於安徽中醫藥大學圖書館。

《程六如醫案》，八册，近現代新安醫家程六如撰。全書包括内科醫案六册、外科醫案二册，按時間順序排列，共載醫案九百餘則。每案首記患者之姓、所在之村和開方之日，後詳備病因病機、臨床症狀、治法方藥等，資料完整。此書未曾刊印，僅存抄本，藏於安徽中醫藥大學圖書館。

《山居本草》，六卷，清代新安醫家程履新撰。全書分身部、穀部、菜部、果部、竹木花卉部、水火土金石部六部，將《本草綱目》十六部中除禽獸蟲魚部外的藥物，分别選入六部之中，共載藥一千三百四十三種。該書是一部集養生和用藥經驗於一體的綜合性本草文獻，所輯藥物均是易得易取之品，所載炮製及用藥方法皆簡便易行。此書刻本僅存清康熙三十五年（一六九六）初刻本，藏於上海圖書館。

《新安孤本醫籍叢刊·第一輯》的整理出版工作，在北京科學技術出版社的大力支持下，成功獲批二〇一九年度國家古籍整理出版專項經費資助項目。北京科學技術出版社長期從事中醫藥古籍的整理出版工作，并將中醫藥古籍作爲重點圖書版塊加以打造，多年來出版了一系列學術水平高、業界影響大的中醫類古籍圖書，積纍了豐富的中醫藥古籍出版經驗，爲本次《新安孤本醫籍叢刊·第一輯》整理出版工作的順利實施提供了强有力的組織和技術保障，確保了本次整理項目的順利開展與按期完成。在此，謹對北京科學技術出版社及參加本項目出版工作的同道們致以衷心的感謝。

新安醫學的當代價值正體現在她實用的、不斷創新的、至今仍造福於民衆的知識體系中，而新安醫學古籍文獻則是這些知識體系的載體，是彌足珍貴的文化遺産。本次影印出版的《新安孤本醫籍叢刊·第一輯》，以具有重要實用價值的新安醫籍孤本、珍本文獻爲整理對象，與臨床實踐密切相關，能够更爲直接地用以指導臨床實踐工作，豐富現有的臨床辨證論治體系，促進中醫醫療水平的提高。我們衷心地期望，通過本叢刊的出版，能够更有效地保護并展示被廣泛認同、可供交流、原汁原味的新安醫籍珍貴文獻，同時爲弘揚新安醫學學術精華、傳承發展中醫藥事業貢獻一份力量。

編者

二〇一九年十月八日

目　録

本草綱目易知録……一

新安孤本醫籍叢刊·第一輯

本草綱目易知録

提要　王旭光

内容提要

《本草綱目易知録》八卷，清末醫家戴葆元撰，是一部切合臨證實用的綜合性本草著作。

一、作者與成書經過

戴葆元，字心田，又字或號守愚，生於一八一九年，一八九一年尚健在，具體卒年不詳，清末安徽省徽州府婺源縣桂巖村（今爲江西省上饒市婺源縣賦春鎮巖前村）人。所撰醫著除《本草綱目易知録》之外，還有《家傳課讀》四卷。

戴葆元出生於世醫之家，因科場失利，不得已在三十歲後開始從醫。『予幼習舉子業，率爾操觚，初不知其難也。嗣因屢試不售，乃承先人遺業，研求醫學，初通藥性經脉，臨證立方，間亦偶中』①，『時年已三旬』②。行醫地點爲景德鎮，行醫時間長達四十餘年。『婺源戴處士心田，小隱

① 見清光緒十七年思補山房刻本《家傳課讀》之《金匱湯頭歌括·自序》。
② 見清光緒十七年思補山房刻本《家傳課讀》之《金匱湯頭歌括·凡例》。

於饒之景德鎮，守三世醫業，日以濟人爲心。』① 『承祖遺，有景鎮戴同興藥肆，懸壺於此四十餘年。』②

《本草綱目易知録》成書動機與經過，從戴葆元在清光緒十一年（一八八五）撰寫的《本草綱目易知録·序》中可以明確得知：『先君恒升公嘗語葆曰：「汝習醫有年，歷症不少，應效漸多，亦知藥性，諸家所著，宗何爲善？」對曰：「葆讀《綱目》而苦其繁，讀《備要》而嫌其略……二者均不可拘守焉。」……故於《綱目》《備要》二書酌其繁略，可去者去之，宜增者增之，輯爲八卷，俾子侄輩初學披閱，廣所見聞，仍便記憶，名曰《綱目易知録》。』書成，於清光緒十三年（一八八七）刊行。

二、版本介紹

《本草綱目易知録》有刻本、抄本、影印本、排印本四類。

刻本爲戴葆元私家刻本，刊刻於清光緒十三年（一八八七）七月。因書前鐫有『婺源思補山房藏板』牌記，多家書目稱之爲『婺源思補山房刻本』。此本安徽中醫藥大學圖書館、江西省圖書館均有收藏。

① 見清光緒十七年思補山房刻本《家傳課讀》之《金匱湯頭歌括》卷首王鳳池序。

② 見民國十四年（一九二五）《婺源縣志·人物十四·方伎》第十四頁。

安徽中醫藥大學圖書館藏本共八册，正文半頁九行，行二十五字，小字雙行同，白口，單黑魚尾，四周雙邊。卷一首頁版框縱十七點九厘米，横十二厘米。各册鈐『安徽中醫學院圖書館古籍藏書』印及收藏時間印『壹玖伍柒年柒月叁拾壹日』，一至七册鈐『安徽省中醫研究所圖書室』印。江西省圖書館藏本共八册，正文半頁九行，行二十五字，小字雙行同，白口，單黑魚尾，四周雙邊。卷一首頁版框縱十八厘米，横十二厘米。每卷首頁内有『江西省立圖書館藏印』及『江西省人民圖書館珍藏』篆字印章。

抄本存於濟南市圖書館。該本爲殘本，僅存三册。第一册含有序、目録和卷一的内容，第二册爲卷四，第三册爲卷七。半頁九行，行二十四字，小字雙行同。館方著録爲清抄本。

影印本見於華夏出版社一九九九年出版的《中國本草全書》第一百四十二至一百四十三卷内，書前有王咪咪撰寫的解題。解題言影印所據底本爲『清光緒十三年（一八八七）婺源思補山房刻本』。

排印本爲中國中醫藥出版社二〇一七年出版的『中國古醫籍整理叢書』簡體字標點注釋本。

本次影印所據底本爲清光緒十三年婺源思補山房刻本。

三、基本内容與構成

《本草綱目易知録》共收藥一千二百零五種。書中前七卷爲正文，其中卷一爲草部，卷二爲草部、穀部，卷三爲菜部、果部，卷四爲木部、服器部、蟲部，卷五爲蟲部、鱗部、介部、禽部，卷六爲獸部，卷七爲人部、水部、火部、土部、金部和石部。卷八名曰《萬方針綫易知録》，是

《本草綱目易知録》整部書的病證索引。所録藥物首以大字記叙性味、功用、主治等，次以小字述解、附方，間或附以戴葆元本人的按語。該書内容豐富，檢索方便，是一部切合臨證實用的綜合性本草書籍。

四、引用文獻

書中主要引用了《本草綱目》《本草備要》的内容。此外，還引用了其他資料，引用方式有明引和暗引兩種。明引如卷三『蔓菁』條兩次明引《醫林纂要探源》的文字：『《纂要》云：又名葑，辛寒，利水解熱，下氣寬中。自注云：蔓菁，今名大頭菜。江北多，南方少，人不識，以爲萊菔，誤矣』；『《纂要》云：蔓菁子，益肝，行氣，去鬱熱，攻積聚，殺蟲毒』。暗引如卷一『煙草』條中的『（治）頭風眩運。辟壁虱，解鴉片煙毒。作煙吸，直先熏肺』『以肺朝百脉』『解洋煙毒：誤吞洋煙者，以煙草濃煎汁灌之，取吐瀉即解。辟壁虱：以新乾煙草鋪牀底，自絶』等文字。其没有標明引自何種文獻，即屬於暗引。

五、學術價值

（一）兼具普及與提高雙重性質，方便大齡習醫者全面掌握本草知識

元明清時期，『醫學初學者的年紀都不小，并且常是科舉考試的失意人士，在清代這個情形更

加普遍』①。戴葆元在三十歲以後纔學醫，由於年齡的關係，對許多醫學知識難以理解和記憶。這些大齡學醫者迫切需要既簡明扼要，又通俗易懂，兼具普及與提高性質的醫學入門書籍。正因爲如此，深知大齡學醫人員甘苦的戴葆元編撰并刊行了《本草綱目易知録》一書。

（二）《本草綱目易知録》中戴葆元的按語很有特點

首先，戴葆元的按語中收載了他的醫案，這是探討戴葆元醫學思想及臨床實踐的資料。如卷一『高麗參』條、『豨薟』條就收載了戴葆元本人的醫案。其次，按語中記載了戴家的祖傳之方及戴葆元本人的驗方。如卷二『天南星』條下『膽星葆補』條内有『葆元家傳抱龍丸』、卷四『杜仲』條内有『葆驗方』。再次，按語中記録了他的用藥心得。如卷一『紅花』條内、卷四『桑皮』條下『桑椹』條内、卷三『梨』條内，就分别記載了他本人使用紅花、桑椹、梨的心得。最後，按語中記載了某些藥材的特點。如卷三『白芥子』條叙述了白芥子的資源特點，卷一『浙貝母』條叙述了浙貝母、川貝母的辨别方式及各自的功用。

安徽中醫藥大學　王旭光

① 語出梁其姿的論文《明清中國醫學的入門與普及化》，見《中國社會經濟史論叢：吴承明教授九十華誕紀念文集》第七百八十二頁，方行主編，中國社會科學出版社二〇〇六年出版。

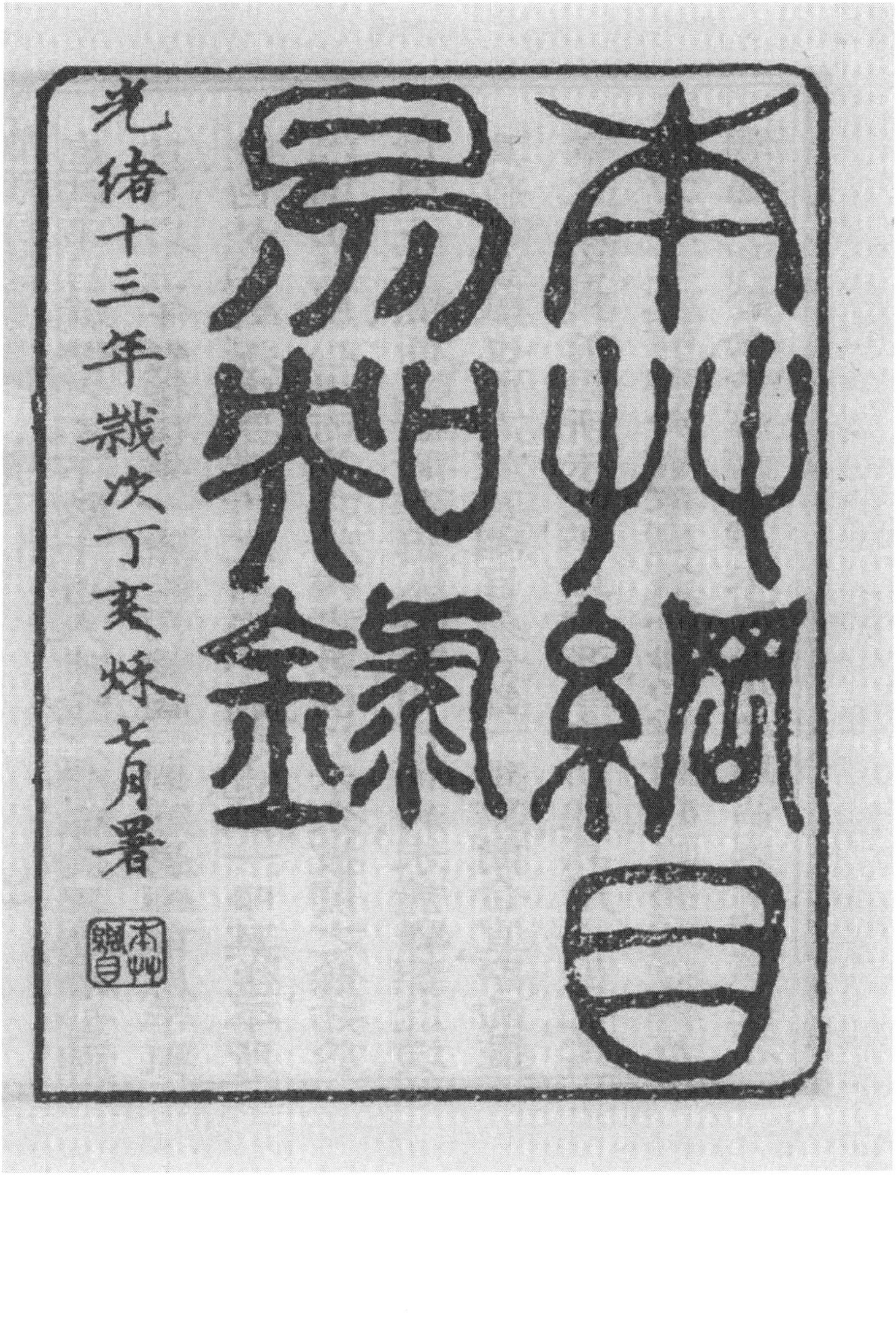

本艸綱目
易知録
光緒十三年歲次丁亥[illegible]七月著

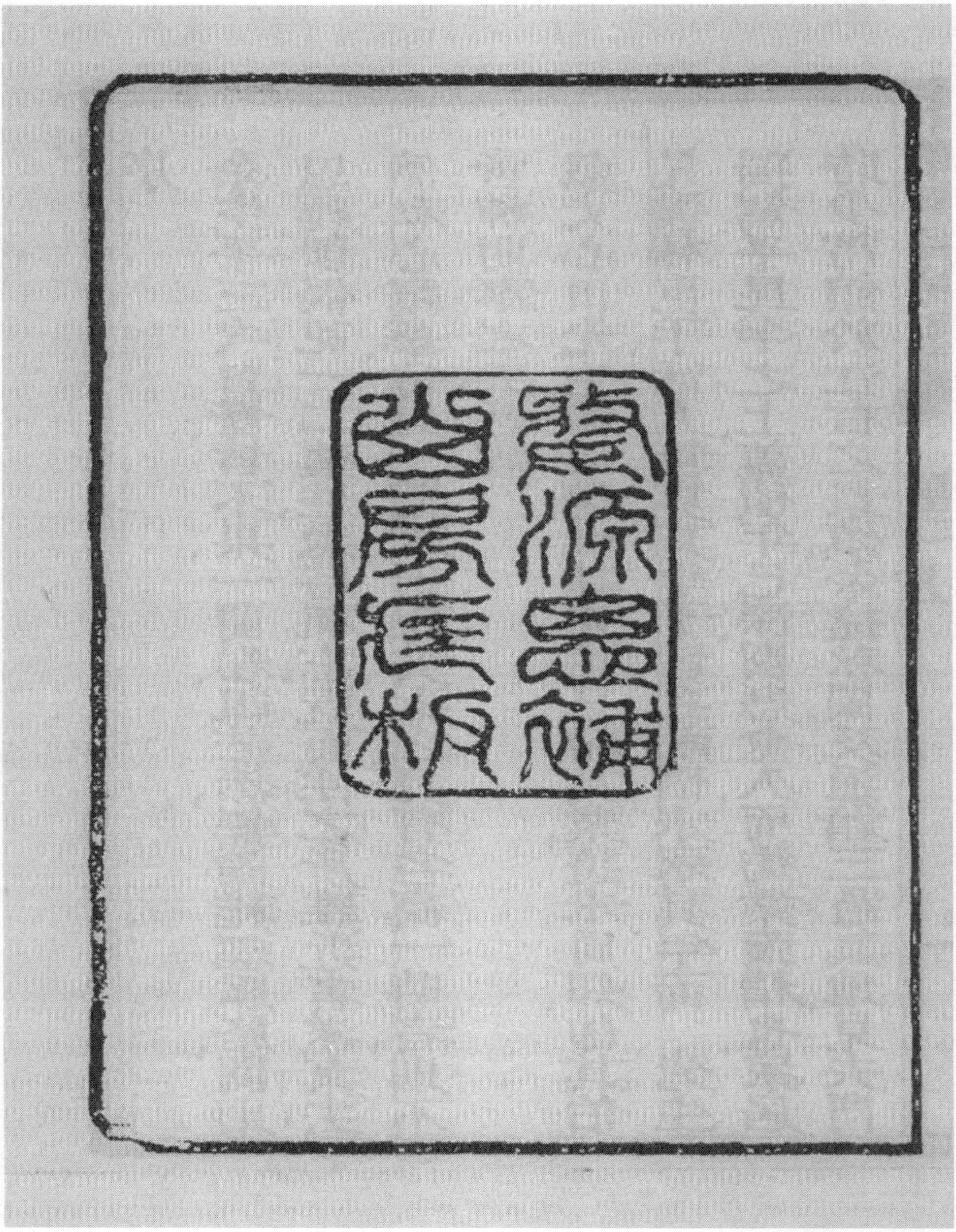

序

余生平三式習醫、皆不果、一開卷輒茫然、無論難經脈胳、閱則思睡、即偶記一二藥性、過時輒忘、既而性之所難近者、遂棄去、然私心竊慕、每見一醫來則親之近之、見有名高一時者、則不啻神明奉之矣、吾鄉

戴丈心田先生儒而醫也、其先世已精其業、遠未周知、即其伯兄醫林巨手、活人無算、其季子皆勁敵、惜未永其年、而 先生獨駕乎昆季之上、蓋積年已深、閱歷愈久、而術業彌精也、家居時少、常館於江右之景鎮、余提秋闈及遄籍、三過其地、見夫門

庭若市日就醫者不下數十百人呻唫之聲徹於里巷悉皆神其方以去午餐後復乘一輿沿門診視無問寒暑卒能應手輒效由是頌聲遍道路雖古之盧扁不過是也試一叩其生平所學則出其所心得而筆之於書者數種以示余披閱之餘知於此道三折肱而九折臂非出入羣書由博而約未能臻此境眞救世金鍼也而尤愛其綱目易知錄一編繁簡合宜斟酌盡善上以增其前哲所未及下以開來學之所從其用心苦也其致力專也其有裨於醫家者實不少急宜付梓以公同好梓成願惠一部於余余簿書鞅掌未暇從事於斯留與子若孫性之

所近者奉爲至寶云爾

賜進士第工部屯田司主事同知銜湖南補用知縣年家眷侍生

張貴良謹序

甘

光緒十二年歲次丙戌春王正月吉日

本草綱目易知録　卷一　序　二

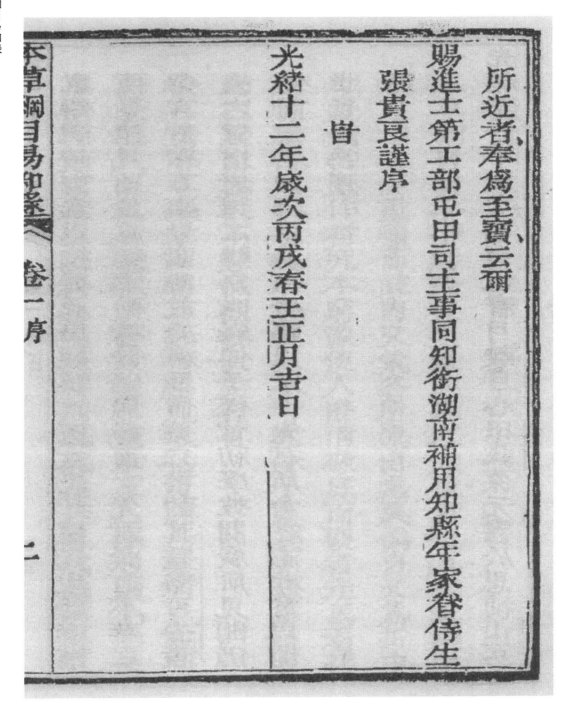

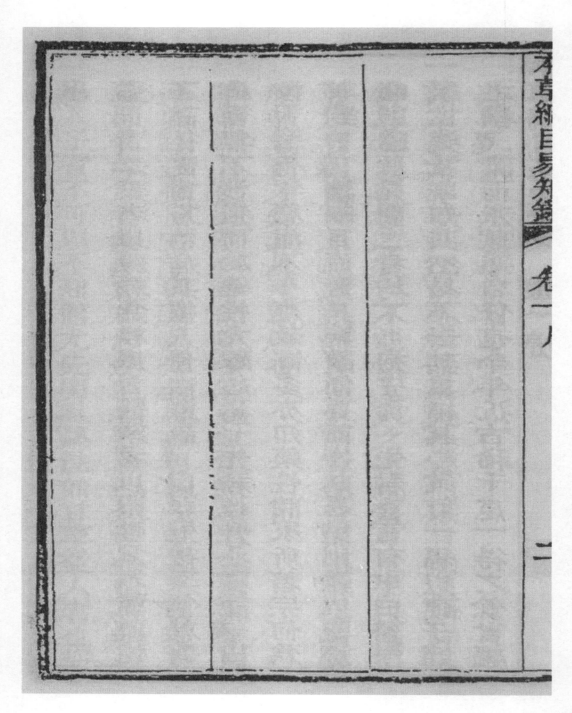

序

蓋聞習舉業者以經籍爲根底習醫業者以藥性爲本源藥性
不講徒泥古方治病其悞人豈淺鮮哉 葆 自弱冠後兼備就醫
群書無不涉獵而於藥性尤殫心焉 先君恆升公嘗語 葆 曰
汝習醫有年歷症不少應效漸多亦知藥性諸家所著宗何爲
善對曰 葆 讀綱目而苦其繁讀備要而嫌其畧繁則難以記憶
畧則臨所見聞二者均不可拘守焉 先君喜言有中曰醫學
家世業汝既知其然曷不去其繁補其畧彙訂一編以便子姪
之學 葆 諾而未敢遽自任也今年近古稀千慮一得之餘嘗編

家傳課讀兩卷以授徒及弟姪輩　王太史丹臣先生時奉樵
使景鎮見而愛之囑承勸梓公諸同好而　先君棄訂本草之
命言猶在耳寧豈忘心故於綱目備要二書酌其繁略可去者
去之宜增者增之輯爲八卷俾子任肄初學披閱廣所見聞仍
便記憶名曰綱目易知錄聊以承　先君所命之志非敢以問
世也是爲序

時

光緒十一年歲次乙酉孟春月穀旦心田戴葆元書於思補山房

條目

一本草綱目明季李時珍先生集藥性之大成者也其文彙集諸家主治句多重複而註內又彙各所述出處眞僞自又爲折中似覺煩衍蓋作者究本窮源使人澄清徹底而觀者走馬看花反覺望洋興嘆是多不置置亦不考究今予輯其大要重複者去之辨出處者不錄使觀者便於省目

一後人彙本草每味摘綱目數句編成歌括度其所彙者意詞句簡便使人明白易曉難以言賅也亦猶童蒙入學初讀小書使自慚能升堂入室詎知近業醫者則視此爲全集熟讀何異坐

并觀天其所見甚小鮮有不悮乎

一諸家所彙本草惟汪訒菴輯備要藥性遵照綱目法通稱詳悉但此係開醫者之規模不能使人人之通曉如草木部根苗俱可用者因簡而不載蔬菜部日食所需者損益而不詳禽獸部略述其肉不錄其皮毛腸臟也

一本草綱目計訂有四十部業醫者嫌其繁難於考究搢紳家處其多不便翻閱故手輯茲易知錄照綱目成法摘其要旨通計八部使考閱者無艱處之患是猶綱鑑易知錄法也通皆稱便

一爲人子者不可以不知醫尤先明其藥性如甘草益人者也痞

中滿者在所必忌砒石毒人者也瘧痢癖積症亦取用設請醫立方察其用藥查此核對庶無虛實之悞

一萬方鍼線係蔡蔚齋先生編集而後附入也原其意設遇急病促醫難至翻閱是集頃刻可治均有功於救世者也故予亦照謄正其列附方小字不須分別所有明文主治可採者下加一大字治他病仝上方者下加仝字諸家按內主治可採者及左散方治者俱加按字又有症治方與鍼線条目而字有一二不同者其所治之病則一若照分列未免煩紊閱者見原

卷一 五

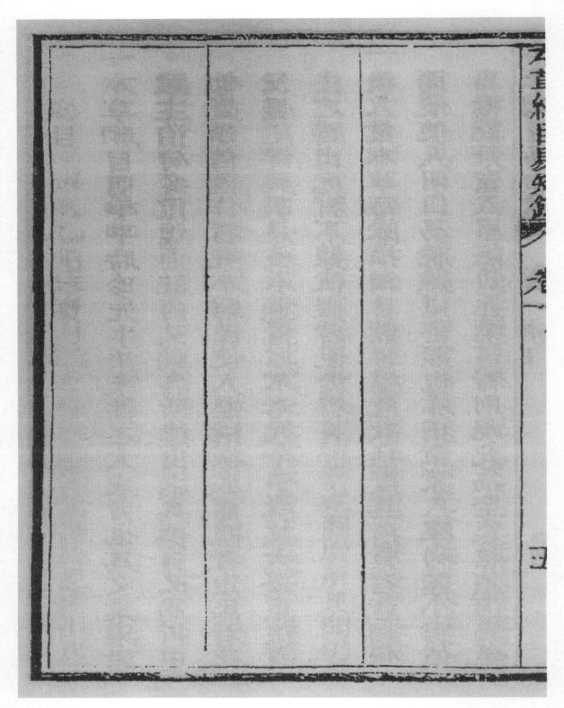

本草綱目易知錄目錄一卷

甘草　黄耆　黨參　條參

高麗參　東洋參　西洋參　沙參

薺苨苗葉　桔梗　黄精　萎蕤玉竹

知母　肉蓯蓉　瑣陽　天麻子

白朮　蒼朮苗　狗脊　貫衆花

巴戟天　遠志葉　淫羊藿　仙茅

玄參　地榆　丹參　紫草

白頭翁花　白及　三七葉　黄連

胡黄連　黄芩子　秦艽　柴胡苗
前胡　防風花子　獨活　羌活
升麻　苦參實　白鮮皮　延胡
川貝　浙貝　山慈姑葉花　石蒜
水仙花　白茅根茅針花四角茅屋上敗茅　芒敗芒箔
龍膽草　細辛　馬蹄香　白薇
白前　紫金牛　當歸　川芎蘼蕪
蛇床子　藁本　白芷葉　白芍
赤芍　丹皮　木香　甘松

三柰　良薑　紅豆蔻　草菓
草豆蔻 花　白豆蔻 殼　砂仁 殼　益智
蓽茇 根　蒟醬　肉豆蔻　補骨脂
姜黄 片子姜黄　鬱金　莪朮　三稜
香附 苗花　茉莉花 根　排草　零陵香 葉
藿香　蘭草　澤蘭　蘭花葉
馬蘭　香薷　荊芥　薄荷
積雪草　雞蘇　紫蘇 子梗莖　菊花 葉花上水
野菊花　菴䕡　蓍 實葉　艾葉 實

茵陳子　青蒿　益母草子　鹿銜草

夏枯草　劉寄奴　旋覆花　青葙子莖葉

雞冠花苗子　紅花子苗臙脂　大小薊葉苗　續斷

漏蘆　苧麻葉　苘麻　大青

胡盧巴　馬蘭子枝葉花　牛蒡子根莖葉　蒼耳子莖葉

天名精　鶴虱　豨薟　箬葉

蘆根莖葉籜筍花　芭蕉根蕉油葉花　蘘荷根葉　麻黃根節

木賊　石龍芻敗席　燈心草　煙草

鮮生地乾生地　熟地黃葉花實　川牛膝莖葉　淮牛膝

紫菀　女菀　麥冬　萱草根
淡竹葉　竹鷄草　葵根　冬葵子
黄蜀葵子皮根嚮日葵　酸漿子　敗醬　款冬花
鼠麴草　决明子葉　地膚子苗葉　瞿麥
王不留行　葶藶子　車前子草根　馬鞭草根
狗尾草　鼠尾草　旱蓮草　連翹根
蓼藍實葉吳藍藍澱　青黛　蓼實水蓼馬蓼　葒草實花莖葉
三白草根　虎杖草　蓄　萹蓄
刺蒺藜花苗　沙苑蒺藜　穀精草　海金砂

本草綱目易知録　卷一　目録　八

地蜈蚣　半邊蓮　紫花地丁　大黃
商陸　狼毒　狼牙　蕳茹
大戟　澤漆　甘遂

本草綱目易知錄卷一

和州鮑孝光伯熙甫
蕭山任玉琛筱園甫 仝校刊　婺源心田戴葆元編輯

草部

甘草　甘平生用瀉邪火炙用散表寒緩正氣養陰血去咽痛除邪熱補脾胃解毒潤肺吐肺痿之膿血消五發之瘡疽解小兒胎毒驚癇行十二經和七十二種石解百藥毒蠱毒能調和諸劑故有國老之稱達莖中用梢瘡瘍用節中滿証忌之反大戟芫花甘遂海藻然亦有並用者。初生解毒小兒初生未可便與硃砂蜜只以甘草寸許炙碎水煎汁以棉染點兒口中當吐出胸中惡汁待兒飢渴又與之令兒智慧無病出痘稀○初生便閉甘草只殼煨各一錢水煎服

○嬰兒目澁，月內目閉不開，或腫羞明，或出血，名慢肝風。甘草一截，猪胆汁炙，爲末，每用米泔汁調少許灌之。○小兒撮口發噤，生甘草二錢，水煎，溫服，令吐痰涎，後以乳汁點之。小兒尿血同方。○舌腫塞口，不治殺人，甘草煎濃湯，熱漱頻吐。○陰下懸癰，生穀道前後，初發如松子，十數日赤腫如桃李，成膿則破，難愈。甘草一兩，四寸截斷，以河水一盌，井水不用，文武火慢慢蘸水炙干，浸水再炙，自早至午，水盡爲度，劈開中心有水潤，即止。細剉，酒煎溫服，次日照制服此藥，不能急消，過二十日後方得消盡，停服。○防中蠱毒，凡飲食先取炙甘草一寸，嚼之，若飲食內有毒者，即吐出。○水莨若毒，夾菜中，其葉圓光有毒，悞食令人狂亂，或作吐，甘草煮汁服即解。○發背癰疽，甘草三兩，末，大麥麪九兩，水搜和作餅，大於瘡一分，熱傅腫上，以濶片及故紙隔，令通風，冷則易之。

黃耆　甘溫，生用固表，無汗能發，有汗能止，充皮毛，實腠理，瀉陰火，解肌熱。炙用補中，益元氣，溫三焦，壯脾胃，主虛喘，治陰[illegible]

痢、腸風崩帶、五痔鼠瘻、瘰癧癭贅、丈夫勞損羸瘦、婦人子臟風邪、陽維爲病苦寒熱、督脈爲病逆氣裏急、排膿托瘡漿、生血生飢、爲諸藥之長、故名耆。○老人閟塞、黃芪、陳皮各五錢、爲末、火麻仁一合、研爛、以水濾汁、煎稠、入白蜜一匙、再煎沸、調藥常服、自無秘塞之患。○氣虛白濁、黃耆鹽水炒半兩、茯苓一兩、爲末、每服一錢、白湯下。○尿血沙淋、痛不可忍、黃耆、人參等分、末、以大蘿蔔一箇、切一指厚大四五片、蜜二兩淹炙令盡、勿令焦、點末食、無時鹽湯下。○胎動不安、黃芪、川芎各一兩、糯米一合、水煎分服。

黨參　甘平微苦、補中益氣、保肺生脈、助脾胃、除煩渴、和營衛、實腠理、解肌表、瀉陰火、治虛勞內傷、氣虛傷寒、中暑中風、發熱自汗、眩運頭痛、嘔逆反胃、虛咳喘促、脾痢滑瀉、淋瀝脹滿、吐血下血、血淋、血崩、婦人胎前産後、諸病。小兒風癎慢脾、其主治同人參、而峻補之功、挍遜。反藜蘆。反胃嘔吐、困弱垂死、黨參三兩煎汁、入粟米、鷄子白、薤白、煮粥與啜便定。○産後發喘、乃血入肺竅危證、黨參一兩研末、有力者用高麗、蘇木二兩煎汁、調參末、徐徐嚥下。○産後不語、黨參、菖蒲、石蓮子等分、每服五錢、水煎服。○産後秘塞、出血多故、黨參、麻子仁、只殼麸炒為末、煉蜜丸、梧子大、每米飲下五十丸。○横生倒産、黨參三錢、乳香一錢、硃砂五分、為末、大雞子白一枚、姜汁三匙、攪勻冷服、子母俱安。○聞雷即昏、小兒七歲上下、聞雷昏倒不省、此氣怯也、黨參、當歸、麥冬各三兩、五味子五錢、共熬膏、每白湯服一匙。○離魂異疾、凡人臥覺身外有身、但不語、此由肝虛、邪襲魂不歸舍、名離魂、黨參、茯神、龍齒各二錢、煎汁、調硃砂末一錢、臨睡時服、有力用高麗、照服三夜、真者氣爽、假者自化。○夾陰傷寒、色慾後感寒邪、脈沉、肢冷、小腹絞痛、嘔吐清水、黨參、炮姜各一兩、生附子一枚、煎服、汗出身溫愈。○小兒風癎驚搐、黨參、蛤粉、硃砂研、水飛、等分末、猴猪心血丸、菉豆大、金銀器煎湯下五十丸、日二服。○傑按：古之列名人參、即今之黨參、原名

人參者、謂其根、神化似人形、而參字、古作薓字、由年久藉浸漸
長而成、故謂人薓、後世因薓字繁、遂以參星參字代之、而今名
黨參者、產處不一、其原出於上黨、上黨者、今之潞州也、是名黨
參、原上古地廣人稀、運隆氣厚、風不鳴條、民病者少、所服亦稀、
其產之參、係山川靈氣所鍾、天造地設而成、其體得精華蘊久
涵養彌深、是所服者、故能大補益、茲際人極繁盛、運薄氣衰、人
之嗜慾早洩、天之六淫交傷、民病者多、而服參者、非特補益所
需、則發表攻裏諸劑、多加用之、所自產之參、不敷民用、故其參
係收其子、如種菜法、於十月擇肥地蒔之、春夏采者虛軟、秋冬
采者堅實、其來由人力栽培、非比天造地設而出、其性味主治
俱符自產之參、所以不能常大補益、葆閱近彙本草者、不更其
名、又不細詳本末、仍照人參列名、殊失本來面目矣。詎知今之
人參、相傳出於建都之處、茲際蓮
當盛京長白山、監守嚴防、以備
御
用、獲盜取者、即行梟首、王公大臣、或沐賞賜有之、吾儕小民見
之者尚少、豈能施用、是以不附列名人參、而直創名黨參、及高
麗東西二洋參、係臨症多年、歷試效驗、故並列名
於後、以俟後之君子、傳致勿以杜譔見責、幸甚、

條參　甘淡而平、色白氣薄、益脾土、保肺金、脾統血、為元氣之母、故主吐衄崩淋、腸風痔瘻、肺主氣、乃生化之源、又治咳逆上氣、肺痿肺癰、癆瘵虛弱、傷寒發熱、自汗頭痛、目眩身疼、嘔吐、凡肝燥肺受刑、土弱水衰、難受峻補、及小兒熱久不退者宜之、反藜蘆、北浙產者良、條按治一兒僅半週、因吸熱病乳、熱渴嘔瀉、前醫以清熱利水、又以四君子俱不應、予診視曰、此兒本為熱病、因吸病乳、消灼胃陰、難受峻補、以條參淮藥茯苓甘草四劑而愈

高麗參　味苦微甘、大補肺中元氣、瀉火益土、開心益智、填精神、定驚悸、除煩渴、通血脈、能使坎離相交、水火既濟、治陽虛傷寒、厥逆無脈、虛勞內傷、喘汗脫陷、咳嗽吐血、帶濁遺精、嘔吐反胃、

瘧痢滑瀉、一切不足之証、能回元氣於無有之鄉。脈數症實及陰虛有邪、火者忌。反藜蘆。䕫按治嫦友程年近六旬、勤勞生理、性嗜飲啖麵食、深秋嘔瀉交作。愚以不換正氣和四苓服、嘔止瀉未除。性急更醫扶脾利水、中洋煙炮沖服、約二時許、症變汗出髮端、氣雖相續、復來相請。予曰、此症變急、不服治病、以固元氣。高麗、熟地、各六錢、附片三錢、五味子六分、煎濃汁、時時嘸以續元氣。一時許覺氣呼吸稍和、汗漸收止。再進一劑向安。附此以戒業醫貪功之悮。

東洋參　甘淡、氣清、色黃、屬土。健脾暢胃、補肺和肝、瀉火生津、除煩化躁、治勞傷咳嗽、虛促吐衄、夢遺滑精、頭目眩運、婦人胎產、諸虛不足之証。補益功雖遜高麗、而性融和、能養血攝陰、無峻補升提之患。反藜蘆。䕫按諸參之蘆、皆苦溫、能吐。虛勞痰飲、體虛人、用代瓜蒂。

西洋參　苦寒、色白、味厚氣薄、肺經氣分藥。降肺中伏火、瀉肝腎虛熱、生津止渴、明目安胎、益心肺、止驚煩。治邪熱結胸、懊憹不眠、暑熱溫邪、唇焦口躁、肺熱咳嗽、頭旋嘔吐、水虧金躁者宜之。寒客肺中、及虛寒者忌。反藜蘆。

沙參　甘苦微寒、味淡體輕。專補肺氣、瀉肺養肝、兼益脾腎。治胸痺心腹痛、結熱邪氣、頭痛、去皮肌浮風、疝氣下墜、婦人白帶、一切惡瘡疥癬及身痒、久嗽肺痿、金受火尅者宜之。寒客肺中作嗽者勿服。反藜蘆。卒得疝氣、小腹陰中相引痛、汗出欲死、沙參研末酒服三錢瘥。○婦人白帶、七情內傷、下元冷、沙參為末、每服二錢、米飲調下。

薺苨 甘寒、利肺明目、和中止嗽。治消渴、強中、温疾、熱狂、瘡[?]毒、疔腫、癧、丹石發動、解百藥毒、殺蠱毒、蛇犬咬。苗莖似人參而體虛中空、又似桔梗而味甘不苦。強中消渴、猪腎薺苨湯治強中之病、莖長興盛不交、精自出、消渴後卽發癰疽、皆由恣意色慾、或餌金石所致、宜此以制腎中熱也。猪腎一具、薺苨石膏各三兩、人參茯苓磁石知母葛根黄芩花粉甘草各二兩、黑豆一升、先煮猪腎黑豆取汁一斗、去滓下藥再煮三升、分三服、後人名石子薺苨湯。葆按此猪腎卽牡猪小旹割去[?]卵、故名豚卵、又名石子、取時陰干收藏、今人用腰子誤矣。又薺苨丸、薺苨黑豆茯神磁石花粉熟地地骨皮玄參石斛鹿茸各一兩、人參沉香各半兩、末、猪肚治淨煮爛、杵丸梧子大、空心鹽湯下七十丸。○解諸蠱毒、薺苨根搗末、水服一匙。○解鉤吻毒、鉤吻與芹葉相似、悞食殺人、薺苨八兩、煎三升、分三服。

苗葉 隱忍 味甘苦寒、治腹臟風壅、咳嗽上氣、解蠱[?]毒、腹痛、面目青黄林露骨並煑汁飲。

桔梗　辛而微温、入肺經氣分、兼入腎經。清肺利竅、温中消穀。除寒熱、風痺、利五臟腸胃、清頭目咽喉、主口舌生瘡、鼻塞目赤、開胸膈滯氣、痰涎積聚、破癥瘕肺癰、胸脇刺痛。霍亂轉筋、腹痛腸鳴、瀉痢、蠱毒、小兒驚癇、並宜苦辛以開之。爲諸藥舟楫、載之上浮。能引苦瀉峻下之劑、至於至高之分成功。養血排膿、補內漏

忌猪肉。甘桔湯、治少陰咽痛、及通治咽喉口舌諸病。桔梗一兩、甘草二兩、水煎分數服、看症加減。○肝風眼黑目睛痛、肝風盛也。桔梗丸、桔梗一斤、黑牽牛頭末三兩、共末蜜丸梧子大、每温水服四十丸。○中蠱下血如鷄肝、晝夜出四藏皆損、惟心未毀。桔梗末、酒服二錢。又方加犀角、剉末等分。○小兒客忤死不能言、桔梗燒研末三錢、米湯調服、仍吞射香豆許

蘆頭　吐上膈風熱痰實研末白湯服一錢探吐。

黃精　甘平補中益氣安五臟益脾胃潤心肺塡精髓助筋骨除風濕補諸虛止寒熱下三尸虫以其得坤土之精粹久服不飢。洗淨久蒸晒用忌梅實。大風癩瘡營氣不精久風入脈而成癩鼻壞色敗黃精去皮洗淨二斤曝乾納粟米飯中蒸至米熟時時食之

玉竹　萎蕤　甘平補中益氣除煩悶止消渴治時疾寒熱頭痛腰痛天行熱狂心腹結氣風淫濕毒目痛眥爛中風暴熱不能動搖勞傷虛損腰腳疼痛莖寒失精小便頻數風溫自汗勞瘧寒熱。一切不足之証用代參耆不寒不燥大有殊功。赤眼濇痛玉竹赤芍當歸黃連

等分煎湯薰洗○小便卒淋、玉竹一兩芭蕉根四兩滑石二錢煎分三服○痢後虛腫小兒痢病產後血氣虛熱在皮膚身面俱腫、玉竹、葵子、龍膽茯苓前胡等分末每服一錢水調下

知母　辛苦氣寒上清肺金而瀉火、下潤腎燥而滋陰、入二經氣分兼入足陽明經○涼心去熱、益氣安胎、消痰止嗽○止子煩、定驚悸、下水氣通小腸治傷寒久瘧消渴熱中傳尸骨蒸、心煩躁悶、熱厥頭痛肢體浮腫、下痢腰痛喉中腥臭產後蓐勞○治相火有餘、辟射工溪毒○然寒胃滑腸多服令人瀉○妊娠子煩胎氣不安煩不得眠知母一兩末棗肉搗丸彈子大每人參湯下一丸○妊娠腹痛未足月如欲產之狀知母二兩末蜜丸梧子大每粥飲送下二十九

肉蓯蓉　甘酸鹹溫入腎經血分、補命門相火不足、除莖中寒熱

痛潤五臟暖腰膝益精補髓壯陽強陰日御過倍補中止痢治五勞七傷絕陽不興絕陰不產男子洩精血餘瀝女子血崩帶下陰痛能峻補精血驟用反動大便滑忌鐵斅曰凡用酒浸一宿去浮甲劈開去中心白膜如竹絲草蒸用○強筋健骨蓯蓉大鱔魚等分搗焙末黃精搗汁丸服力倍加○汗多便閉老人虛人皆可用蓯蓉酒浸去甲二兩沉香一兩末麻子汁丸豆大每服十丸○腎虛白濁蓯蓉鹿茸山藥茯苓等分末米糊丸梧子大每棗湯下三十丸○破傷風口噤身強蓯蓉切片曬干用一小盞底上穿定燒烟於瘡上薰之屢效

鎖陽　甘溫大補陰氣潤燥養筋起痿弱益精血利大便虛人大便燥結者啖之可代蓯蓉煮粥彌佳不燥結者勿用

天麻　辛溫入肝經氣分益氣開竅通血脈利腰膝強筋力消癱

腫。治諸風眩運頭旋眼黑語多恍惚善驚失志風濕痹癱瘓不隨寒疝下血小兒風癇驚氣殺鬼精物蠱毒惡氣血液。類中風者忌用紙包煨熟切片酒浸一宿

各二兩絹袋二個各盛藥熱炙互熨痛處汗出愈香再

還筒子天麻定風補虛勿劑二錢[illegible]筒子少貫各半兩金銀花二兩破故紙酒炙[illegible]末蜜丸梧子大每服湯溫酒任下

辛苦甘溫味厚氣薄入脾胃心腎肝小腸六經在氣補氣在血補血無汗能發有汗能止強脾胃補腰膝止瀉痢長肌肉消瘀逐水益氣和中暖胃消穀生津止渴治風寒濕痺風眩頭

痛、目淚自出、心腹脹滿、嘔逆反胃。利腰臍間血、消脚脛濕腫、補肝風虛。主舌本強、食則嘔、胃脘痛、痓癖氣塊、婦人癥瘕、利小便。解肌熱、得只實消痞除滿、佐黃芩安胎清熱。血躁無濕者慎用。能生膿作痛、潰瘍忌之。米泔浸切片、壁土炒、或蜜、人乳拌蒸曬用。

參朮膏、治虛損、益元氣。漂白朮一斤、黨參八兩、有力用高麗、東洋、參蒸煎熬濾汁、再熬去滓、熬成稀稠、煉蜜收之、瓶盛、每白湯點服。○婦人肌熱血虛、白朮、白芍、茯苓各一兩、甘草半兩、末、姜棗湯服。小兒蒸熱不思食同方。○脾虛盜汗、白朮四兩、二兩同牡蠣粉炒、一兩同石斛炒、一兩同麥麩炒、去三味、揀朮為末。每粟米湯下三錢、食遠服。○小兒久瀉、脾虛米穀不化、不思食、白朮炒、半夏麯炒各二錢、半丁香半錢、末、姜汁麪糊丸、隨大小米飲下。○久瀉腸滑、白朮炒、茯苓各一兩、糯米炒二兩、末、棗肉煎、拌食或丸服。○牙齒日長漸難食、名髓溢、白朮煎漱服。

蒼朮、甘溫辛烈、燥胃強脾、發汗除濕、入手足陽明太陰、為足陽
明經本藥、能升發胃中陽氣、逐痰水、消腫滿、辟惡氣、總解諸鬱、
散風寒濕、為治痿要藥、治大風痹痺、心腹脹痛、山嵐瘴氣、霍亂
吐瀉、死肌痙疸、筋骨軟弱、痃癖氣塊、婦人癥瘕、療濕痰留飲、或
挾瘀血窠囊、及脾濕下流、濁瀝帶下、滑瀉腸風、燥結多汗者忌。
用糯米泔浸三日、焙炒、或脂麻炒、制其燥烈。面黃食少、嗜臥無血色、蒼朮一斤、熟
地半斤、乾薑炮、薑春秋各七錢、夏五錢、冬一兩、為末、糊丸梧子
大、每溫水下五十丸〇小兒癖疾潽、蒼朮四兩為末、羊肝一具、
竹刀批開、入朮末、內線紮、入沙鍋內煮熟、搗丸、每服二十丸〇
好食生米、脾滯腸胃生蟲、萎黃傾食漸危、蒼朮米泔浸焙末、蒸
餅丸梧子大、每食前米飲下五十丸〇青盲雀目、蒼朮米泔漂
四兩焙末、每用三錢、豬肝三兩批開、摻藥在內、紮定、粟米一合

仝入沙鍋水煮熟蕪服臨卧食脤飲汁○脾濕水腫下困弱
水穀不化腹痛蒼朮二兩白芍一兩茯苓半兩桂二錢每服一
兩水煎溫服○臍中怪病腹如鐵石臍中水出旋變作虫行遶
身匝痒難忍撥掃不盡蒼朮煎濃湯浴之仍以蒼朮末入射香
少許水調服○辟一切惡
氣蒼朮同猪蹄甲燒烟驗

苗　作飲甚香去水氣止自汗。

狗脊　苦、苹、微溫、強肝腎、續筋骨、強關機、利俛仰、堅脊、健骨。治風
虛、緩急、寒濕、周痺、毒風、軟脚、腎氣虛弱、腰膝背疼、痿、失溺、不節。
切片去毛、酒炒用。○男子諸風、四寶丹、狗脊炒、蘇木、萆薢、生川烏、
等分末、醋丸梧子大、每服二十丸、溫酒鹽湯
下。○室女白帶、狗脊炒、白斂各一兩、鹿茸酒蒸焙二兩、爲末、艾
煎醋汁打糯米糊丸梧子大、酒下五十丸○固精強骨、狗脊炒
遠志肉、茯神、當歸等分、末、煉
蜜丸梧子大、每酒服五十丸

貫衆 味苦微寒有毒而能解腹中邪熱氣諸毒殺三虫去寸白
破癥瘕除頭風治下血崩帶產後血氣脹痛止鼻衂金瘡解斑
疹毒漆毒化骨哽治豬疫病汁能制三黃化五金伏鍾乳結砂
制汞解毒軟堅產後亡血過多心腹徹痛貫衆一枚去毛醋蘸
慢火炙令透香熏爲末每空心米飲服二錢赤
白帶下同方○痘瘡不快快斑散貫衆赤芍各一錢升麻甘草
各五分淡竹葉三片煎服○漆瘡作痒貫衆末油調塗○鷄魚
骨哽貫衆砂仁甘草等分粗末綿包含之嚥汁久則隨痰自出
○解輕粉毒齒縫出血臭腫貫衆黃連各半兩煎水入冰片少
許時時漱之○鼻衂不止貫衆爲末水服一錢○諸般下血腸
風酒痢血痔鼠瘻諸疾貫衆去毛焙末空心米飲服二錢或加
麝香少許或醋糊丸米飲下○女子血崩貫衆半兩酒煎服立
止○頭瘡白禿貫衆白芷等分爲末酒調塗○便毒腫痛貫衆
酒服
二錢

花　治惡瘡、令人瀉。

巴戟天　甘辛微温、入腎經血分。補中增志、强陰益精、安五臟、補血海、強筋骨、去風疾。治夢遺失精、陰痿不起、大風風癩、頭面遊風、少腹陰中相引作痛、療水脹、治脚氣、酒浸去心焙用。嗜酒患脚氣甚危、巴戟半兩、糯米同炒、去糯米、大黄一兩、爲末、蜜丸、水服五十丸、禁酒愈。

遠志　苦温、足少陰氣分藥。其功専於強志益精、精志強故能上通於心而定心氣、利九竅、益智慧、止驚悸、壯陽道、助筋骨、聰耳明目、定魄安魂、治迷惑善忘、欬逆傷中、心下膈氣、皮膚中熱、面目黄、婦人口噤失音、小兒客忤、腎積奔豚、一切癰疽、殺天雄附子、烏頭毒、煎汁飲之。去心、甘草水浸一宿焙用。胸痺心痛逆氣不下食遠志細辛干姜桂心川椒各三兩附片六錢爲末蜜丸梧子大每米泔下三丸日三服不知加倍忌猪肉冷水。○吹乳腫痛及一切癰疽遠志三錢酒煎服以滓傅患處。○喉痺作痛遠志爲末吹之涎出愈。○小便赤濁遠志甘草各半斤益智茯神各三兩末酒糊丸梧子大每空心棗湯下五十丸。

葉　益精補陰氣、止虛損夢洩。

淫羊藿　辛香甘溫。手足陽明、命門、三焦藥。益精志、堅筋骨、補腰膝、强心力、利小便、消瘰癧赤癰、下部有瘡洗之出虫。治絕陽不興、絕陰不産、老人昏耄、中年健忘。一切冷風勞氣、筋骨攣急、四肢不仁、陰痿絕傷、莖中作痛。久服令人有子。去枝梗用根葉、羊脂拌炒、得酒良。北部有淫羊一日百遍合蓋食此霍又名仙靈脾。小兒雀目淫羊霍根晚蚕蛾各半兩射干炙甘草各二錢半為末用羊子肝一具切開摻藥二錢紮定以黑豆一合米泔一盞煎熟分二次服以汁送之。偏風不遂仙靈脾酒淫羊霍一斤酒二斤器盛浸三日每日暖飲。三焦咳嗽腹滿氣逆淫羊霍覆盆子五味子炒各一兩末煉蜜丸梧子大每姜茶下二十九

仙茅　辛溫、有小毒、益陽道、填骨髓、補勞傷、明耳目、開胃消食、下氣定喘。治心腹冷氣不能食、腰腳冷痺不能行、及一切風氣。暖腰腳、助筋骨、益房事不倦、老人失溺無子。然性熱、補三焦命門之藥、惟陽弱精寒、體素怯者宜之。若體壯、相火盛者忌。竹刀刮去黑皮、糯米泔或黑豆水浸一宿、出毒用、忌鐵器。仙茅丸壯筋骨益精神明

目黑髮仙茅二斤糯米泔浸五日去赤水銅刀刮皮暴乾蒼朮二斤米泔浸五日切焙夏月俱浸三日各取一斤枸杞一斤車前子十二兩茯苓小茴柏子仁各八兩生地熟地各四兩末酒煮糊丸梧子大食前溫酒服五十丸日二○定喘下氣補心腎神秘散制仙茅二兩人參二錢半阿膠雞內金燒各一兩末空心米飲下二錢日二

玄參　苦鹹微寒○色黑入腎能壯水以制火解胸中氤氳之氣散無根浮游之火補虛明目强陰益精解斑毒利咽喉止煩渴通○小便治心驚煩躁骨蒸傳尸傷寒勞復溫瘧洒洒熱風頭痛陽毒狂邪忽忽不知人懊憹不眠散堅癥血瘕消瘰癧瘤癭○脾虛瀉者忌用反藜蘆勿犯銅器○諸毒鼠瘻元參漬酒日日飲○急喉痺風元參牛子半生半炒各一兩末新汲水調服○鼻中生瘡玄參末塗或水浸軟塞○年久瘰癧元參搗傳日二易○發斑咽痛玄參升麻甘草各半兩用

水煎温服

地榆　苦酸微寒、體沉而降、入下焦、除血熱、消酒除渴、明目止汗。治膽氣不足、止冷熱疳痢、水瀉、除惡肉、化膿血、止吐血鼻衄、腸風瘀諸瘻。惡瘡、熱瘡。婦人月經不止、血崩帶下、乳產痓痛、胎前產後諸血症。汁釀酒飲、治風痺。搗汁、塗虎犬蛇虫傷。研末、止金瘡血。油調、塗湯火灼傷。葆元血熱痢者宜之、虛寒人及水瀉白痢者慎用。久病腸風痛痒、地榆五錢、蒼朮一兩、水煎空心服。毒蛇螫人、地榆搗汁飲、滓漬患處。瘋狗毒發欲死、急救神效、人被其咬、或被啣衣、即觸受毒、急則七日發、緩則四十九日發而死、此方雖牙關緊閉、撬開灌下、可以回生、服此藥一劑、嚼生黃豆、如不作生氣、再進一劑、仍令嚼豆試之、如口中作生氣、心惡欲嘔、是毒已化盡、勿服可也。孕婦不忌。地榆一兩、敍黨

本草綱目易知録　卷一　十二

羌活獨活前胡柴胡生姜甘草各三錢枳殼炒桔梗茯苓川芎名二錢柴竹根一大把河水煎服鮑伯熙太守經驗方○虎犬咬傷地榆五錢煎服并爲末傳患處忌酒○代指腫痛地榆煎汁漬之○小兒面瘡赤痛地榆一兩水煎濃汁洗效

丹參 氣平而降、味苦色赤、入心經與包絡、血分。破宿血、生新血、安生胎、落死胎、調經脈、除煩渴、功兼四物、爲女科要藥。養神定志、通利關脈。治冷熱勞、骨節疼痛、腰脊強躄、風痺足軟、四肢不遂、濕熱狂悶、頭痛眼赤、腸鳴腹痛、癥瘕積聚、寒疝急疼。止血崩帶下、調血邪、心煩、主中惡邪魅、腹痛腫毒、丹毒瘡癬、癭贅、排膿生肌。反藜蘆。○驚癇發熱丹參摩膏丹參雷丸各半兩猪膏二兩熬枯去滓瓶盛每蘸少許摩兒身上日三次○婦人乳癰丹參白芷赤芍各二兩以醋淹一夜猪膏半斤入藥熬枯去滓傅之○熱油火灼丹參八兩取羊脂二兩入熬去滓塗

瘡上

紫草　甘鹹氣寒入手足厥陰血分涼血活血利九竅通水道利大腸治心腹邪氣五疸腫脹痛癬惡瘡斑疹痘毒以合膏塗小兒瘡及面皶血熱毒盛二便閉濇者宜之瀉者忌用。火黃身熱身黃赤點黑點者不治宜烙手足心背心百會下廉內服紫草湯紫草吳藍木香黃連各一兩水煎服。痘毒黑疔紫草三錢雄黃一錢為末以臙脂汁調勻銀簪挑破點之

白頭翁　辛苦而寒涼血逐血明目消贅入手陽明經血分治熱毒血痢下重腹痛温瘧狂易寒熱齒痛百節骨痛鼻衄金瘡癩瘡瘰癧癭氣癥瘕積聚陰疝偏墜一切風氣暖腰膝得酒良。白頭翁湯治熱

本草綱目易知録　卷一　廿三

痢下重白頭翁一兩黄連黄蘗秦皮各三兩水煎分數服産後痢虛極加甘草阿膠各二兩。下痢咽腫春夏宜用白頭翁黄連各五錢木香一兩水煎分三服。陰癩偏腫白頭翁生者搗傳腫處一宿當作瘡二十日愈。外痔腫痛白頭翁搗塗。小兒禿瘡白頭翁搗傳一宿作瘡半月愈

花　治瘧疾寒熱、白禿頭瘡。

白及　味苦而辛性濇而收得秋金之令入肺止吐血、肺損者能復生之治胃中邪氣、賊風鬼擊、痱緩不收、驚癇、血痢、風痹、赤眼、溫瘧、癥結、發背、瘰癧、腸風、痔瘻、白癬、疥虫、結熱不消、跌打撲損、湯火灼、刀箭傷、惡瘡、癰腫、敗疽、死肌、去腐生肌、除面上皯皰、塗手足皸裂、令人肌滑、反烏頭。鼻衄不止津調白及末塗山根上仍以水調服。重舌鵝口白及末

乳汁調塗足心○婦人陰脫白及川烏等分末絹裹一錢納陰戶入三寸腹內熱卽止○打跌骨折白及末酒調二錢服其功不減古文錢自然銅○湯火灼白及末油調傅

三七　甘苦微温入陽明厥陰血分、止血散血、治吐衄下血、血痢崩中、經水不止、產後惡血不下、血運血痛、赤目癰腫、虎咬蛇傷、金瘡杖瘡、箭傷跌撲、血出不止者、末服並塗。杖瘡傷損瘀血淋漓卽嚼三七罨之血卽止青腫者卽消若受杖先服則血不攻心杖後尤宜服產後服亦良○吐衄血多三七二錢末米湯下血痢下血婦人血崩產後血多俱同方○男婦赤眼重者山漆磨汁塗四圍○虎咬蛇傷山漆末米飲服三錢仍塗

葉　治折傷跌撲出血、傅之卽止、青腫經夜卽散、功同三七。

黃連　大苦大寒入心瀉火、鎮肝凉血、燥濕開鬱、止渴除煩、益肝

胆、潤心肺、定驚悸、止盜汗。調胃厚腸、明目止淚、益氣止血、除疳殺蟲、治天行熱病、陽毒發狂、腸澼腹痛、下痢膿血、骨熱時邪熱、壅、內閉腹中、潮漫神昏譫語。○森元鬱熱在中、煩躁惡心、兀兀欲吐、心下痞滿、目痛、眥傷、心積伏梁、酒毒胎毒。同猪肚丸服、治小兒疳熱、羸瘦、去心竅惡血、療婦人陰中腫痛、實熱者宜之、虛寒人忌用。殺烏頭、巴豆、輕粉毒、忌猪肉、隨症制用。五疳八痢、四治黃連丸黃連一斤作四分、一分酒浸炒、一分姜汁拌炒、一分吳萸湯泡炒、一分同益智炒去益智不用、酒炒白芍、使君子仁各四兩、廣木香二兩為末蒸餅丸綠豆大、每食前米飲下三十丸、忌猪肉冷水、日三。○小兒口疳、黃連、蘆薈等分末、蜜湯調服五分。走馬牙疳同方、入蟾灰等分、青黛減半、射香少許。○小兒鼻䘌、鼻下兩道赤色、防疳、米泔洗、黃連末傅、日三次。月蝕瘡同方。○小兒食土、取好黃土以黄連煎汁搜之晒乾與食○腹中兒哭黄連煎汁令母呷之○中巴豆毒下痢不止黄連乾姜等分爲末水服○爛弦風眼黄連二錢槐花一錢輕粉五分末乳和飯上蒸帛裹熨眼上日三次屢效○陽毒發狂奔走不定黄連寒水石等分末每服三錢甘草湯下○小兒赤眼黄連末水調貼足心○小兒疳熱流注遍身瘡蝕或潮熱肚脹作渴猪肚黄連丸猪肚一具洗淨黄連五兩切片水浸納入肚中縫定放在五升粳米上蒸爛入石臼搗千杵或入少飯同杵丸綠豆大每服二十丸米飲下蓋小兒病久非疳則實熱常須識此大人消渴方同○消渴尿多黄連五兩花粉五兩末生地搗汁丸梧子大每牛乳下五十丸日二服忌猪肉○積熱下血聚金丸或因酒毒下血黄連四兩黄芩防風谷一兩末麵糊丸梧子大米泔浸只殼水送五十丸冬月加酒大黄一兩○暑熱時邪保按劉河間云此邪由三焦而入不循表裏若大熱神昏舌絳邪已入營防逆傳膻中以黄連犀角連翹銀花等服

胡黄連　苦寒明目補肝膽厚腸胃理腰腎去陰汗治骨蒸勞熱

五心煩熱、三消、五痔、霍亂、瀉痢、咳嗽、溫瘧、女人胎蒸、虛驚、小兒驚癇、寒熱、久痢成疳、去萬子積、爲小兒驚疳良藥。乳汁浸點目甚良、解巴豆毒、忌猪肉。小兒疳熱肚脹、潮熱髮焦、用三黃湯恐生別証。胡連五錢、五靈脂一兩、末、猪膽汁丸綠豆大、每米飲服二十丸。○小兒黃疸、胡連、黃連各一兩、末、黃瓜一条去瓤留蓋、入藥在內、蓋定、麵裹煨熟、去麵、搗丸綠豆大、量兒大小服、水下。○肥熱疳疾、胡連丸、胡連、黃連各半兩、硃砂二錢半、末、入猪膽內紮定、杖勿懸於沙鍋內、漿水煮久、取出、暴入蘆薈一錢、射香一分、共末、飯擣丸麻子大、每米飲下十丸。○嬰兒赤目、胡連末、茶調塗手足心、即愈。○痔瘡疼歷痛甚、胡連末、鵞膽汁調塗。○血痢不止、胡連、烏梅肉、竈心土等分、末、臘茶清送

黃芩　苦入心、寒勝熱、瀉心肺邪火、除脾經濕熱、兼入大腸、三焦、膽經。補膀胱寒水、清肌表之熱。治風濕邪熱、肺熱火嗽、頭痛奔

豚肺痿喉腥目中膿赤瘀血壅盛及諸失血腸澼瀉痢小腹絞痛天行熱疾疔瘡排膿乳癰發背熱毒骨蒸寒熱往來腸胃不利黄疸五淋女子血閉淋露下血小兒腹痛消痰利水下氣消穀養陰退陽解渴安胎酒炒則上行猪膽汁拌瀉肝膽火過服損胃血虚寒中禁用經水不斷婦人七七歲後天癸當絶每月仍行或過多黄芩四兩米醋浸七日炙乾又浸又炙如此七次爲末醋糊丸梧子大每空心温酒下七十丸○崩中下血黄芩爲末霹靂酒下一錢係秤錘燒赤淬酒中之酒○灸瘡血出不止黄芩末酒服二錢即止○眉眶痛風熱有痰黄芩白芷等分末茶服二錢產後血燥渴飲水不止黄芩麥冬水煎服○膚熱如火燎嗽痰日盛詠黄芩一兩水煎分服

子　治腸澼膿血

秦艽 苦辛微温入手足陽明兼入肝膽除陽明之風濕而益膽氣去頭風解酒毒療疳疾除煩渴利大小便瀉熱下水養血榮筋治寒濕風痺肢節疼痛通身攣急手足不遂陽明風濕酒黄黄疸胃熱口瘡口噤牙疼虚勞發熱傳尸骨蒸腸風瀉血左紋者良○五種黄疸秦艽半兩酒半升浸絞取汁空腹服飲酒人易治又方秦艽三兩牛乳一升煮取七合分數服或加芒硝六錢○急勞煩熱身體酸疼秦艽柴胡各一兩甘草五錢末每白湯服三錢○小兒骨蒸潮熱減食瘦弱秦艽炙甘草各一兩每用一二錢水煎服効錢匕加薄荷五錢

柴胡 苦平微寒味薄氣升爲陽主陽氣下陷能引清氣上行而平少陽厥陰之邪熱宣暢氣血散結調經消痰止嗽下氣消食

爲足少陽發散表藥、而平肝膽三焦包絡相火、治傷寒、邪熱痰熱結實、濕痺拘攣、骨節煩疼、肩背熱痛、虛勞肌熱、嘔吐、心煩、諸瘧寒熱、頭眩目赤、胸痞脇痛、口苦耳聾、婦人熱入血室、經水不調、胎前產後諸熱、小兒痘疹餘熱、五疳羸瘦、散十二經瘡疽血凝氣聚、功同連翹。陰虛火炎氣升者禁用。小兒骨蒸十五歲以下、遍身如火、漸瘦盜汗、欬嗽煩渴、柴胡四兩、鏡面砂三兩末、獖猪膽汁和飯上蒸熟丸綠豆大、每服一丸、桃仁烏梅湯下、日三服。濕熱黃疸、柴胡一兩、甘草二錢半、白茅根一握、煎汁任意時時服盡。眼目昏暗、柴胡一錢、決明子三錢、人乳汁和傅目上、久久夜見五色

苗　治卒聾、擣汁頻滴耳中。

前胡　甘辛、氣平、入手足太陰陽明經、性陰而降、功耑下氣、降火、

而消痰。消肺熱、化熱痰、散風邪、去實熱、開胃下食、明目安胎。治傷寒頭痛、骨節煩悶、氣喘咳嗽、反胃嘔逆、胸脇痞脹、心腹結氣、霍亂轉筋、小兒一切疳氣。有推陳致新之績，爲痰氣要藥。小兒夜啼：前胡研末，蜜丸小豆大，日服一丸，熱水下，以瘥爲度。

防風　辛甘微溫，升浮爲陽，爲手足太陽本藥。搜肝氣、瀉肺實、止冷淚瘰癧、痰遏、利五臟關脈。治三十六般風，散頭目中滯氣、經絡中留濕。主上焦風邪、上部見血、頭痛目眩、脊痛項強、頰滿脇痛、週身盡疼、金瘡內痙。又能安神定志，主勞傷羸損、盜汗心煩。乃辛伍卑賤之職，隨所引而至。若補脾胃，非此引用不能行。凡瘍瘡在上部、雖無太陽証、亦當用之、以其能散結去風也、症非風濕外邪、慎服、泄人元氣、殺附子毒、杲曰防風能制黃耆黃耆得防風其功愈大蓋曩本草相畏相惡俱不載、但載相反、然亦有並用者、運用得宜、守法中行權可也。○小兒解顱、防風白及柏子仁等分末、乳汁調塗一日一換。○破傷中風、牙關緊急、防風南星等分末、每童便一盌煎服二錢。○偏正頭風、防風白芷等分爲末、蜜丸彈子大、每嚼一丸、茶湯下。○解野菌毒、防風煎汁飲、並解烏頭天雄芫花毒、同方

花 治四肢拘急、行履不得、經脈虛羸、骨節疼、心腹痛。

子 療風疾、更優、研調食之。○葉 治中風熱汗出。

獨活 辛苦微溫、氣細善搜、入足少陰經氣分、以理伏風、治本經內風頭痛、兩足濕痹、難動中風、濕冷手足攣痛、皮膚苦痒、風熱

齒痛、癱瘓、諸賊風、百節痛風、奔喘、逆氣、癇痓、奔豚、女子疝瘕。○中風不語：獨活一兩，酒二斤，煎汁，烏豆五合炒有聲，以藥酒投之，令熱，溫之取汁溫服。○歷節風痛：獨活、羌活、松節等分，酒煎，空心飲。○風牙腫痛：獨活酒煎熱漱。○產後風虛：獨活、白鮮皮各三兩，水煎入酒分三服。○中風口噤，通身冷，不知人：獨活四兩，酒一升，煎半升服。

羌活　辛苦，性溫。氣雄而散，味薄上升。入足太陽經，以理遊風，兼入足少陰、厥陰氣分，瀉肝氣，搜肝風，小無不入，大無不通。治風寒濕痹、酸痛不仁、諸風眩掉、頸項難伸、骨節痠疼、督脈為病、脊强而厥、剛痓柔痓、中風不語、手足不遂、口面喎邪、癘痒血癩、頭旋眼赤、伏梁水氣，去腎間風，散肌表八風之邪，利周身百節之痛、爲却亂反正之主藥、散癰疽敗血。若血虛頭痛身痛者、二活並禁用。妊娠浮腫、羌活蘿菔子各一兩仝炒、只取羌活研末、每溫酒服二錢、日二服。風水浮腫仝方。○喉痺口噤、羌活三兩、牛子二兩、水煎入白凡少許灌之。○睛垂至鼻、目睛忽垂至鼻、如黑角、痛不可忍、或大便時下血、名曰肝脹、羌活煎汁服自愈。○產後腹痛、羌活二兩、酒煎服。產腸脫出方同。

升麻　甘辛微苦、足陽明太陰引經藥。得葱白白芷、亦入手陽明、太陰。表散風邪、升發火鬱、能升陽氣於至陰之下、引甘溫之藥上行、以補衛氣之散而實其表。治斑疹、行瘀血、解肌肉間風熱、去皮膚中風邪。治頭痛寒熱、中惡腹痛、時氣毒癘、喉痛口瘡牙齦腐爛、風腫諸毒、肺痿肺癰、欬唾膿血、下痢後重、久瀉脫肛、遺

濁崩帶、血淋下血、足寒陰痿、小兒驚癇、熱壅不通。爲發痘疹瘡
家要藥。又能安魂定魄、治鬼附啼泣、疳䘌、遊風、解百毒、殺精鬼、
辟疫瘴、邪氣、蠱毒。入口皆吐出。陰虛火動者忌。豌豆斑瘡歲疫有病天行發斑
瘡、頭面及身、須臾周匝、狀如火燒瘡、皆戴白漿、不早治、數日即
死。此惡毒之氣。以蜜煎升麻、時時飲、并以水煎升麻濃汁、棉沾
拭洗。○辟瘴明目七物升麻丸：升麻、犀角、黃芩、朴硝、巵子、大黃
各二兩，豆豉二升，微炒，全擣末，蜜丸梧子大，每服三十丸，取微
利爲度。○喉痺作痛：升麻切片含嚥，或以半兩煎服取吐。○小
兒尿血：升麻煎水服，一歲兒只用五分。○解野莪蒁若桃生蠱
毒，并以升麻多煎濃汁頻飲，俱解。○口舌
生瘡：升麻一兩，川連三分，爲末，棉裹含嚥。

苦參　苦寒、沉陰、足少陰腎本藥。安五臟、養肝膽氣、利九竅、平胃
氣、殺疳蟲、止渴、醒酒、明目止淚、治腸風瀉血、熱痢血痢、腸澼脫

肛、黄疸、溺赤、心腹結氣、癥瘕積聚、腹中冷痛、中惡腹痛、熱生風、濕生虫。又能逐水、袪風殺虫、治熱毒皮肌煩躁、赤癩眉脫、大熱嗜睡、癰腫惡瘡。然苦寒妨胃、火衰精冷、年老人勿服、反藜蘆。

熱病狂邪、不避水火、欲殺人、苦參末、蜜丸梧子大、薄荷湯下二十丸、或末、水服二錢。○穀疸、食數頭旋、心怫鬱不安、發黄、由肌後大食、胃氣薰沖所致、苦參三兩、膽草一兩五錢、末、牛膽汁丸梧子大、大麥苗汁下十丸。○夢遺食減、苦參三兩、白朮五兩、牡蠣四兩、煅、共末、猪肚一具、洗淨、砂罐煮爛、石臼内搗和藥、稀乾則加肚汁、丸梧子大、每服四十丸、日三、米湯下、久服、食進、夢遺止。○大腸脫肛、苦參五倍子、陳壁土等分、煎湯洗、木賊爲末塗。○齒縫出血、苦參一兩、枯凡一錢、末、揩之。○大風癩疾、苦參末二兩、猪肚一具、洗淨、盛縫合、煮熟、取出去藥、先餓一日、次早先飲新汲水一盞、將猪肚食、如吐再食、待一二時、以肉湯調無憂散五七錢服、取出大小虫萬數爲效、後以不蛀皂角一斤、去皮子、煮汁入苦參末調糊、下首烏二兩、防風一兩半、當歸一兩、芍藥五錢、蘗參三錢、其末丸、梧子大、每服四五十丸、溫酒或茶下、日三、仍用麻黃、苦參、荆芥、煎水洗○腎臟風毒、及心肺積熱、皮膚生疥癩癬、癢時出黃水、及大風、手足壞爛、一切風疾、苦參二斤、荆芥一斤、末、水發丸梧子大、每茶下三十丸○鼠瘻惡瘡、苦參二斤、露蜂房二兩、麴二斤、水二斗、漬二宿、去滓、入粟米二升釀熟、飲日三次○赤白帶下、苦參二兩、牡蠣一兩半、末、豬肚一具洗淨煮爛、擣泥和藥杵、丸梧子大、每溫酒下百丸○瘰癧結核、苦參四兩、末、牛膝汁丸豆大、每溫水下二十丸○鼻瘡膿臭有虫、苦參枯凡各一兩、生地汁三合、水煎滴

實　久服輕身不老、明目、餌如槐子法有驗　十月收采

白鮮皮　氣寒、善走、味苦性燥、入脾胃、除濕熱、兼入肺、大腸經、而通小腸膀胱。利水道、通關節、利九竅、及血脈、為諸黃疸風痺要藥。治一切熱毒風、惡風、風瘡、疥癬赤爛、眉髮脫落、脆皮肌急壯

熱惡寒○解熱黃、酒黃、急黃、穀黃、勞黃、療天行時疾、頭痛、眼疾、瘡痺、死肌、不可屈伸、起止行步○小兒驚癇、女子陰中腫痛、產後餘痛○鼠瘻已破出膿血白鮮皮煮汁服一升當吐若鼠子也○產後中風虛人不可服他藥者一物白鮮皮湯用新汲水煮汁温服、

延胡索　辛苦而温入手足太陰厥陰經能行血中氣滯、氣中血滯、通經絡、理腎氣、暖腰膝、通小便、活血、利氣、止痛、除風、治氣凝血結、上下內外諸痛、破癥癖、撲損瘀血、婦人月經不調、腹中結塊、崩中淋露、產後血運、及諸血病、暴血上衝、因損下血、止暴腰痛、小腹疼、疝氣、心痛、神驗、然辛温走而不守通經落胎血虛無

瘀滯者愼用。生用破血、炒則調血、酒炒行血、醋炒止血。止鼻血不止、延胡爲末、綿裹塞耳內、左衄塞右、右衄塞左。○熱結心痛、或發或止、身熱足寒、延胡、川楝子、等分末、溫酒下一錢、小兒小便不通、同方、白湯滴麻油數點調服。○小兒盤腸氣痛、延胡、小茴等分末、空心米飲下。○疝氣危急、延胡鹽炒、全蠍等分末、空心鹽酒下、半錢。○婦人血氣腹痛、延胡醋炒、當歸各一兩、橘紅二兩、末、酒煮米糊丸梧子大、每服百丸、空心艾醋湯下。○偏正頭痛不可忍、延胡七枚、青黛二錢、牙皁二挺、去皮子、末、水疊丸如杏仁大、每以水化一丸、灌鼻內、隨左右、口咬銅錢一個、當有涎出成盆而愈。○小兒尿血、延胡一兩、朴硝七錢半、末、每水服四錢。○膜外氣痛及氣塊氣疼、延胡不限多少、爲末、猪胰一具、切塊子、炙熟蘸末、頻食之

川貝母　味淡微寒、色白體潤、手太陰肺經藥。潤心肺、清虛痰、安五臟、利骨髓。能散心胸鬱結之氣、而清虛咳喘促之痰、治虛勞

煩熱汗出惡風、咳嗽上氣、吐咯衂血、肺痿肺癰、及時邪結胸、喉痺乳難、黃疸淋瀝、瘰癧癭瘤、胞衣不下。除煩止渴、順產安胎、斂瘡口、點目瞖、反烏頭、凡用去心。○頌曰：江左有商人左膊上有瘡，如人面，亦無他苦。商戲以酒滴口中，其面亦以物食之，亦能食，或不食，則一臂痺焉。有教以貝母，其瘡乃聚眉閉目、商人喜，遂以小葦筒毀其口灌之，數日成痂遂愈。○憂鬱不伸、胸膈不寬，川貝去心，姜汁炒末，姜汁麪糊丸，每服七十丸，征士鎖甲煎湯下。○小兒晬嗽，百日內咳嗽痰壅者，川貝一兩去心，甘草半生半炙，共四錢，末，沙糖丸芡子大，每米飲化一丸。妊婦咳嗽同方，噙化。○妊婦尿難，飲食如故，川貝、苦參、當歸等分末，蜜丸梧大，每飲下十丸。○小兒鵝口，滿口白爛，川貝末，熱水入蜜少許，和半錢，繳淨抹之，日三次。○目生弩肉，川貝、血丹等分末，乳和點。

浙貝母　味苦、氣薄，色白而枯，入肺經氣分，功耑散結除熱消腫

敗癰。療腹中結實、心下滿、洗洗惡風、傷寒煩熱、頭痛目眩、寒熱
汗出、喉痺、乳難、脇痛、項腫、時疾黃疸、淋瀝、疝瘕、金瘡、風痓。酒服
療産難、下胞衣。同連翹服、消項下癭瘤。燒灰油調、傅惡瘡、斂瘡。反烏
頭。條按貝母本草未分川浙兩種、使今用者胡猜、故照綱目主
治特詳分別。以細小尖頂色白光潤爲川貝、理虛痰潤肺燥
功勝。其技大色黃而枯、瓣分味苦爲浙貝、解風熱消癰腫最良。
又以詳形、以便省目。○乳汁不下、二母散、知母、浙貝母、牡蠣粉
等分末、每猪蹄湯調服二錢。○吹奶作痛、浙貝母末吹鼻中效。
○乳癰初腫、浙貝末酒服二錢、仍令人吮其乳。○蜘蛛咬傷、縛
定咬處、勿使毒行、浙貝末、酒服半兩、至醉、
酒化水自瘡出、水盡、用末敷。蛇蠍咬、仝方。

山慈姑 俗名毛慈姑　甘微辛、有小毒。治疔瘻、癰腫、瘰癧結核、醋磨傳之、
亦剝人面皮、除皯䵟、又主疔腫、攻毒破皮、解諸毒、蠱毒、蛇虫、狂

犬傷。時珍曰、慈姑、冬月生葉如水仙花而狹、二月中抽一莖如箭簳、高尺許、莖端開花白色、亦有紅色黃色、上有黑點、其花乃衆花簇成一朶、如絲紐成、三月結子、有三稜、四月初苗枯、卽掘取、遲則苗腐難尋、根苗與石蒜相類、但石蒜根無毛、而慈姑有毛殼布裹爲異、用之去毛殼。○風痰癎疾、山慈姑一個、研末、日中時以茶清調下、卽卧、良久吐物如雞子大、永不發、如不吐、以熱茶投之便吐。○癰疽疔瘡及惡瘡黃疸、慈姑、蒼耳草等分、搗爛、酒一鍾和、濾汁飲、干者爲末、酒服三錢。○粉滓面䵟、山慈姑磨、夜塗日洗。○牙齦腫痛、山慈姑煎湯漱吐。

葉　治乳癰便毒及瘡腫、入蜜同搗、塗瘡口、候清血出效。

花　治小便血淋澁痛、同生地、黃柏、花陰乾末、水煎服。

石蒜　老鴉蒜、一枝箭。根辛甘溫、有小毒、傳貼腫毒、治疔瘡惡核、河水煎服、取汁及搗傅之、中溪毒者、酒煎半升服、取吐良。時珍曰、石蒜春生濕地、葉如蒜

劍脊七月苗枯乃抽出一莖如箭簳莖端開花四五朵六出紅
花其苗狀如蒜皮紫肉白○小兒驚風大叫一聲就死名老鴉
驚以麻纏住脇下及手心足心以燈火爆之用乾石蒜合車前
子等分末水調貼手心仍以燈心淬手足心及肩膊眉心鼻心
即醒○産腸脫下老鴉蒜一把水煎一盤熏洗效
○便毒諸瘡石蒜擣塗若毒甚者生酒煎服取汗

水仙花金盞銀臺 治婦人五心發熱同乾荷葉、赤芍等分爲末白湯服
二錢熱自退也。作香澤塗身、理髮、去風氣。

根 苦辛寒滑擣汁服、下魚骨哽。水磨塗癰腫、毒腫、葆核溫熱時毒初腫
一邊眼角漸延滿面頸項水仙根磨汁塗留頂出毒氣
內服普濟消毒飲若破皮流水以三黃加乳香、沒藥傅

白茅根 甘寒能除伏熱而入脾胃經。解酒毒、利小便、下五淋、止
渴堅筋、補中益氣。治勞傷虛羸、肺熱喘急、傷寒噦逆、黃疸水腫

通血脈淋瀝除客熱在腸胃化瘀血血閉寒熱止吐衂諸血婦人崩中及月經不勻。溫病冷噦因熱甚飲水成暴冷噦茅根切枇杷葉拭毛炙各半斤水煎去滓稍稍飲○溫病熱噦乃伏熱在胃令胸滿氣逆則噦或大下胃中虛冷亦噦茅根葛根各半斤水煎溫飲噦止即停○五種黃疸穀疸酒疸女疸勞疸也黃汗者乃大汗出入水所致身體微腫汗出如黃蘗汁茅根一把切細猪肉一斤合煮作羹食○竹木入肉茅根燒末猪脂和塗之風入成膿者亦良

茅針　甘平下水破血止消渴通小腸治鼻衂及暴下血水煎服癰腫軟癤未潰者酒煮服一針潰一孔二針潰二孔生挼傳金瘡止血。

花　甘溫煎飲止吐血衂血并塞鼻又傳灸瘡不合罯刀箭金

瘡止血止痛

屋上敗茅 苦平、治卒吐血、剉三升、酒浸煮一升、服、和醬汁研傅斑瘡及蠶嚙瘡。 四角茅主鼻紅。痘瘡潰爛難靨不乾、多年墻屋上爛茅洗焙末摻之、取其性寒解毒、又受雨露霜雪之氣久兼能燥濕○婦人陰痒、墻頭爛茅、荊芥、牙皂等分煎水薰洗○卒中五尸、腹脹痛、氣難息、上沖心胸、旁攻兩脇、或磈礧起、或牽腰脊、乃身中尸鬼接引為害、取屋上四角茅入銅器中、以三尺帛覆腹、著器布上、燒茅令熱、隨痛追逐、蹠下痒即瘥

芒

莖甘平、煮汁服、散血、治人畜為虎狼等傷、恐毒入內、取莖和葛根濃煎汁服、亦生搗汁服。時珍曰芒於花將放時、剝其籜皮為繩箔草履、莖為掃帚

敗芒箔 治產婦血滿腹脹、血渴、惡露不盡、月經閉、止好血、下

惡血去鬼氣疰毒癥結酒煮服亦燒末酒下彌久者良。

龍膽　苦濇大寒沉陰下降入足厥陰少陽經氣分益肝膽之氣而瀉其邪熱兼瀉膀胱火續絕傷止驚惕殺蠱毒療瘡疥除下焦濕熱之腫與防杞同功酒浸亦能外行上行治骨間寒熱驚癇邪氣時氣溫熱熱瀉下痢除胃中伏熱去腸中小虫小兒壯熱骨熱客忤驚癇入心疳氣熱狂時疾黃疸寒濕腳氣風熱喉痛睛赤腫脹瘀肉高起癰腫口乾其性大苦寒過服恐傷胃中生發之氣虛寒者慎用。穀疸勞疸龍膽一兩苦參三兩為末牛膽汁和丸梧子大先食以麥飲服十丸日三不愈稍增。勞疸龍膽加倍卮子三七枚猪膽汁丸。○暑行目澁龍膽擣汁一合黃連浸汁一匙和點。○眼中漏膿龍膽當歸等分末每溫水服二錢○小兒盜汗身熱龍膽防風等分末每米飲服一錢○蛔虫心痛吐清水膽草一兩水煎隔食勿食平旦頓服之○卒然尿血膽草一兩水煎分為五服

細辛　辛溫散風邪故風濕痺痛百節拘攣皮風濕痒咳嗽上氣頭痛脊強者宜之辛散浮熱故口舌生瘡喉痺鼻淵齒痛齒䘌者宜之辛益肝膽故膽虛驚癇暗風癲疾風眼淚下者宜之水停心下則腎躁細辛之辛能行水氣以潤之雖手少陰引經乃足少陰厥陰血分藥能通精氣利九竅故耳聾鼻齆目中倒睫大便燥結者宜之開滯結通血閉治婦人血瀝腰疼溫中下氣破痰下乳口含之去口臭然味厚性烈勿過用多用反藜蘆承目

細辛單用不可過一錢、多則氣悶塞、不通而死、其死無傷驗、藏
按此非毒物、服多則氣壅、洩而斃。○暗風卒倒、不省人事、細辛
末吹入鼻中。○口舌生瘡、細辛、黃連等分末、摻漱涎甚效。○諸
般耳聾、細辛爲末、溶黃蠟丸鼠屎大、綿裹一丸、塞之、數次愈、戒
怒。○小兒口瘡、細辛、末醋調貼臍
上。○鼻中息肉、細辛末、時時吹之。

馬蹄香 杜衡、土細辛 辛溫、消痰飲、破留血、下氣、殺虫、治風寒咳逆、氣奔
喘促、消項間癭瘤、作湯浴、香人衣體。○喉痺腫痛、馬蹄香草根擣
汁、井華水調下。○痰氣哮
喘、馬蹄香焙末、每服二錢、正發
時淡醋調下、少許吐出痰涎愈。

白微 苦鹹平、陽明衝任之藥、利陰氣、下水氣。治暴中風、身熱肢
滿、忽忽不知人、溫熱多眠、熱淋遺尿、狂惑邪氣、寒熱酸疼、溫瘧
洗洗、發作有時、驚風狂痓、百邪鬼魅。婦人傷中淋露、産後虛煩

○嘔逆金瘡出血爲末傳、婦人遺尿、不拘胎前産後、白微、白芍、各一兩末、酒服一匙、血淋、熱淋、全方、○肺實鼻塞、不知香臭、白微、貝母、冬花各一兩百部二兩末、每米飲服一錢○婦人血厥、平居無疾苦、忽如死人身不動目閉口噤或微知人、眩冒移時方寤此名血厥、亦名鬱冒、原出汗過多、血少陽氣獨上氣塞不行故身如死、氣過血還、陰陽復通故移時方寤婦人多此症宜服白微湯白微、當歸、各一兩人參半兩甘草一錢半、每溫水服五錢

白前　辛甘、色白、入肺、長於降氣、下痰、止嗽、治肺氣煩悶、胸脇逆氣、咳嗽、氣促、呼吸欲絕、賁豚腎氣、能開肺氣、壅閉、體實而有痰者宜之、若虛而長噎氣、或久病者忌用。○久咳上氣、體腫短氣脹滿、晝夜倚壁不得臥、常作水雞聲、宜白前湯白前二兩、紫菀、半夏、各三兩大戟一兩煎分十服、禁食羊肉、飴糖、○人嗽唾血、白前、桔梗、桑皮各三兩甘草炙一兩、水煎分十服、忌猪肉、菘菜

黑金牛　辛平、解毒破血、去風痰、治痔瘊、腸氣。葆按予幼年未識此藥肆中亦不采为近戒洋煙方中用之名紫背金牛取其性味亦屬中病

當歸　甘溫和血、辛溫散內寒、苦溫能助心散寒、入心肝脾三經。乃血中氣藥。治虛勞寒熱、欬逆上氣、溫瘧、澼痢、頭痛、腰痛、心腹諸痛。除客血內塞、中風痓、汗不出、濕痺、中惡、癰疽、瘡瘍、排膿止痛、養血生肌、破惡血、養新血。止嘔逆、化癥癖、潤腸胃筋骨皮膚、主痿癖嗜卧、足下熱而痛。衝脈為病、氣逆裏急、帶脈為病、腹痛腰溶溶如坐水中、婦人瀝血腰痛、漏下絕子、崩中胎動、補俱不足、胎產惡血上衝及一切血證、陰虛而陽無所附者、然滑大腸

瀉者忌用。久痢不止，當歸二兩、吳萸一兩，同炒，去萸不用，末，蜜
丸梧子大，每米飲下三十丸。○室女經閉，當歸尾、沒
藥各一錢，紅花酒調，面北服。○產難胎死，橫生倒生，當歸三兩、
川芎一兩，末，先以黑豆炒焦，入流水、童便各一盞，煎汁，分二服。
○產後血脹，腹痛引脇，當歸二錢，炮姜五分，煎，入鹽酢少許服。
○湯火灼瘡，麻油四兩、當歸一兩，熬枯去滓，入黃蠟一兩溶化，
攤貼。葆元驗。加黑猪毛一兩，全熬，更效。○月經逆行，從口鼻出
血，先以京墨磨服止之，次用歸尾、紅花各三錢，水煎服即止。○
產後自汗，壯熱氣短，腰脚疼難轉，當歸三錢、黃芪、白芍炒各二
錢，生姜五片，煎服。○產後腹痛，當歸末五錢，白蜜一合，水煎，分
二服。不
效再服。

芎藭　辛溫升浮，入手足厥陰氣分，為少陽引經，乃血中氣藥。助
清陽而開諸鬱，潤肝燥，補肝虛，調經脈，破癥結，上行頭目，下行
血海，搜風散瘀，止痛調經，補五勞，壯筋骨，破宿血，生新血，治風

濕在頭、血虛頭痛、腦風、腹痛、氣鬱、血鬱、吐衂、血淋、濕瀉、血痢、寒痺、筋攣、腰脚軟弱、半身不遂、面上遊風、目淚多涕、風木爲病。○婦人血閉無子、胞衣不下、腦疽、發背、痔瘻、瘡疥、瘰癧、癭贅、及男婦一切風、一切氣、一切血、一切勞損。○齒齦出血、含之。多痰、其性辛散、能走泄眞氣、久服單服、令人暴亡。○經閉驗胎、經水三個月不行、川芎三錢爲末、空心艾湯服一半、腹内微動再服、又動是胎、不動非胎。跌撲墜損、胎不安、或子死腹中、同上方、酒服立活。○產後乳懸、兩乳忽長、其細如腸、垂過小腹、痛難忍、危在頃刻、川芎當歸各一斤、以半斤煎頻服、仍者、剉碎置於病人桌下、燒煙、令將口鼻吸煙氣、用盡未愈、再作一料、以萆蔴子一粒、擣貼頂心。

蘼蕪 川芎苗 辛溫、治欬逆、定驚氣、辟邪惡、去三蟲、除蠱毒鬼疰、主

身中老風、頭中入風、風眩作飲、止泄瀉。時珍曰此川芎嫩苗有二種大葉如芹者名江蘺細葉似蛇床者名蘼蕪既結根後乃爲川芎

蛇床子　辛苦甘平。入右腎命門及手少陽三焦氣分藥。强陽益陰、補腎壯寒、溫中下氣、祛風燥濕。暖丈夫陽氣、陰痿不起。益婦人陰器、子臟溫熱、利關節、縮小便。治男婦虛濕、毒風瘰癧、腰胯酸疼、四肢頑痺。浴男子陰、去風冷、大益陽事、去陰汗癬濕、陰痛陰痒、赤白帶下、小兒驚癇、齒痛、濕癬、頑瘡、惡瘡、撲損瘀血。煎湯浴大風身痒。凡服去皮殼取仁微炒、洗藥生用。陽事不起蛇床子、五味子、菟絲等分末、蜜丸梧子大、每酒服三十丸。⊙子宮寒冷、溫中坐藥。蛇床子仁末入白粉少許、和勻如棗大、綿裹納之自溫。○赤白帶

下蛇床子白凡等分末醋糊丸彈子大胭脂爲衣綿裹納陰戶、如熱極即換○婦人陰痒、床子一兩、白凡二錢煎湯頻洗○男子陰腫脹痛、床子末鷄子黃調傳○小兒癬瘡床子末、豬脂調塗○小兒甜瘡、頭面耳邊破皮流水極痒、床子一兩輕粉三錢末、麻油調搽、○冬月喉痺腫痛難用藥、床子燒煙於瓶中、口含瓶嘴吸煙其痰自出愈○產後陰脫絹盛床子、蒸熟熨之、又法床子五兩烏梅十四個、煎水洗日五次○大腸脫肛床子、甘草、各一兩、爲末每白湯服一錢日三、并以床子末傳○耳內濕瘡床子、黃連各一錢輕粉三分末吹之

藁本 辛溫雄壯、爲太陽經風藥、頭痛連巔頂齒頰者、必用之、治督脈爲病、脊強而厥、既除風、又去濕、故療頭面身體皮膚風濕。一百六十種惡氣鬼疰流入腰痛冷、又能下行、療婦人疝瘕陰寒腫痛、腹中急痛、胃風泄瀉、癎疾、粉刺、面皰、酒皶。大實心痛已用利藥藁本

半兩蒼朮一兩水煎分兩服〇夏英公病泄太醫以虛治不效
霍曰此風客於胃也飲以膏本湯而止〇乾洗頭屑藁本白芷
等分為末夜擦
旦梳垢自出也

白芷　辛散風溫除濕芳香通竅而表汗行手足陽明入手太陰
而為陽明主藥。治陽明頭痛、中風寒熱、眉稜骨痛、齒痛、鼻淵、鼻
衄、目痒、目赤、胬肉、面皯、瘢疵、肺經風熱、頭面皮膚風痹燥痒、小
便去血、大腸風秘、腸風、陰腫、痔瘻、乳癰、瘰癧、疥癬、發背、癰疽、止
痛排膿。婦人血瀝、腰疼、血崩、血閉、胎產、傷風、血風、眩運、胎漏、滑
落。反胃吐食、解砒石、蛇傷、刀箭金瘡。其性升散、血熱有虛火者
慎用。家園種之能辟蛇。偏正頭風百藥不效白芷二兩五錢川芎炙甘草川烏半生半熟焙各一兩末

毎細辛薄荷湯服一錢○眉稜骨痛、腸風熱、與痰白芷黄芩等
分末、毎茶清服二錢○風熱牙痛白芷一錢漂硃砂五分末、蜜
丸芡子大頻用擦牙或以白芷吳茰等分浸水漱涎○婦人白
帶白芷四兩石灰半斤淹三宿去灰切片炒末酒服二錢又一方
腸有敗膿淋露不已腥穢殊甚臍腹痛知有敗膿所致白芷一
兩單葉紅蜀葵根二兩白芍枯凡各半兩末蠟化丸豆大毎空
心食前米飲下十丸俟膿盡再服補藥○胎前產後烏金散治
胎產虛損月經不調及橫生逆產白芷百草霜等分末沸湯入
童便醋調服二錢丹溪用滑石芎歸湯下○鼻衄不止就以所
出之血調白芷末塗山根立止○乳癰初起白芷貝母各二錢
末溫酒服○毒蛇傷螫臨川有人被蛇傷即昏死一臂如股少
頃遍身皮脹黄黑色一道人以新汲水調白芷一斤灌之覺臍
中搰搰然黄水自口出腥穢良久消縮而愈又方新汲水洗傷
處以白芷末入膽凡射香摻之惡水涌出一月平復○解砒石
毒白芷末井水服二錢○小兒丹毒遊走入腹必死初
發急以截風散截之白芷寒水石等分為末葱汁調塗
葉 作浴湯去尸虫及丹毒癮疹風瘙、小兒身熱白芷苗苦參等分煎入塩洗之

白芍　苦酸微寒，入肝脾經血分，為手足太陰行經藥。瀉肝火，安脾肺，固腠理，和血脈，收陰氣，斂逆氣，去水氣，利膀胱大小腸，緩中止痛，益氣除煩，補勞退熱，斂汗安胎。治時行寒熱，瀉痢後重，腸風瀉血，腹痛腰痛，心痞脇痛，善噫，肺急脹逆喘咳，脾虛中滿，勞瘵骨蒸。其收降之體，又能入血海而至厥陰，散惡血，逐敗血，治鼻衄崩血，調肝血不足，陽維為病苦寒熱，帶脈為病苦腹痛滿，婦人胎前產後及一切血病。反藜蘆。腹中虛痛，白芍三錢，炙甘草一錢，夏月加黃芩，惡寒加桂枝，冬月大寒加肉桂，水煎服。○鼻血咯血，白芍二錢，犀角末四分，水煎服。○經水不止，白芍、香附、艾葉各一錢半，煎服。○木舌腫脹，塞口殺人，白芍、甘草煎服。○崩中下血，小腹痛，炒白芍一兩，炒柏葉六兩，末，空心酒服二錢，或酒水煎，分十服。

○消渴引飲，白芍、甘草等分，末，每水煎服一錢。○赤白帶下，年久不瘥，白芍三兩，乾姜半兩，全炒黄色，爲末，空心米飲服二錢。

赤芍 功同白芍，尤能瀉肝火，散惡血，利大小腸，治腹痛堅積，血痺疝瘕，經閉腸風，癰腫目赤。白芍補而收，益脾，能於土中瀉木；赤芍散而瀉，化瘀，能行血中之滯。凡産後及肝血虚，不可更瀉，禁用，反藜蘆。○小便五淋，赤芍一兩，檳榔一個，麵煨，爲末，每空心水服一錢。○衄血不止，赤芍爲末，新汲水服一錢，血止爲度。血崩帶下，赤芍、香附等分，爲末，每服二錢，鹽一捻，溫湯服，十服見效。

牡丹皮 辛苦微寒，入手足少陰厥陰經，瀉血中伏火，和血涼血而生血，除煩熱，去風痺，續筋骨，破積血，通關腠，血脈，消撲損瘀血，爲吐衄必用之藥，治時氣頭痛，客熱，五勞骨蒸熱，中風驚癇瘛澀風、噤癩疾、化堅癥瘀血、留舍腸胃、瘰癰瘡、下胞胎、女子經脈不通、血瀝腰痛、產後一切冷熱血氣、退無汗之骨蒸、酒蒸、用。忌蒜、胡荽、伏砒。○癱瘓偏墜、氣脹難動，丹皮、防風等分末，酒服二錢。○婦人惡血攻聚上面、多怒，丹皮、乾漆燒炭各半兩，煎服。○損傷瘀血，丹皮二兩，䗪虫二十枚，蒸枯，共為末，每旦溫酒服一錢。

木香　辛苦而溫、三焦氣分藥，能升降諸氣、散滯氣、瀉肺氣、行肝氣、和胃氣。治一切氣痛、九種心痛、嘔逆反胃、霍亂瀉痢、痰壅氣結、痃癖癥塊、溫瘧蠱毒。大腸氣滯、則後重裏急，膀胱氣不化、則癃淋。○衝脈為病、氣逆裏急。○女人血氣刺心痛難忍，為末酒服。○溫志健脾、消食安胎、御瘴霧、去腋臭、療一切癰疽、解婆痞蠱痳殺鬼精物生用理氣。麪裹煨熟實大腸過服泄真氣。心氣刺痛、木香皂角炙一兩末糊丸梧子大每湯服五十丸。一切下痢木香黃連等分、仝煮乾去黃連用木香焙末、作三服一服橘皮湯下二服陳米湯下、三服甘草湯下。腸風下血、木香黃連等分末、入猪大腸頭內紮定煮爛去藥食腸頭或連藥搗丸服。小便渾濁如精狀、木香沒藥當歸等分末、以刺棘心自然汁丸豆大每鹽湯下三十丸。惡蛇虺傷、木香水煎服。腋臭陰濕或作瘡、木香醋浸夾腋下、陰濕末傳之。內釣腹痛、木香乳香沒藥各五分、水煎服。小兒陰腫陽明風熱濕氣相搏陰莖無故腫或痛縮宜寬此經木香只殼麩炒、各二錢半、炙甘草三錢水煎服 一

甘松　甘溫芳香理元氣去氣鬱、少加入脾胃藥中甚醒脾氣。治惡氣卒心腹痛、黑皮䵟䵴、風疳齒䘌、野雞痔病、得白芷附子良。脚膝氣浮、煎湯淋洗。痞虫牙齦肉露、甘松鉛粉各二錢半、蘆薈五錢猪腎一對切炙、共爲夜漱口後貼之、

有涎吐出。○面野風瘡，香附、甘松各四兩，牽牛半斤，末，日用洗面。○蔡驗截瘧方，甘松、山柰各二分，細辛、蓽茇各一分，共末，分作六包，臨發日黎明一包安顖門上，男左女右，一包安臍上，俱用帛縛，是夜將藥棄之，三次無不截。

山柰　辛溫，暖中，辟瘴癘惡氣，治心腹冷氣痛、寒濕霍亂、風虫牙痛，入合諸香用。○心腹冷痛，丁香、當歸、甘草等分，醋糊丸梧子大，每酒下三十丸。○面上雀斑，山柰、鷹糞、密陀僧、蓖麻子仁等分，研勻，乳汁調，夜塗旦洗去。○風虫牙痛，山柰研末，鋪紙上，捲作筒，燒吹滅，乘熱和藥吹鼻內，痛即止。又方，肥皂一個去穰子，入山柰、甘松各三分，花椒、食鹽不拘多少，填滿，麵包煅，取研，日用揩牙，漱去。○一切牙痛，山柰一錢，麵包煨熟，入射香二字，爲末，隨左右𬤊一字入鼻內，口含溫水，漱去，神效。

良薑　辛熱，純陽，入足太陰陽明經。健脾胃，寬噎膈，破冷癖，除瘴瘧，療反胃，消宿食，解酒毒，治胃中冷逆、霍亂腹痛、轉筋瀉痢、嘔惡滑水、去風冷痺弱、腹冷氣痛、噎逆胃寒人、霍亂吐瀉。胸胃熱者忌。心口痛、凡男女心口一點痛者、乃胃脘有滯、或有虫、多因怒及受寒而起、遂終身不除、俗言心氣痛非也、良姜酒洗七次、香附醋洗七次、各焙末、因寒良姜二錢、香附一錢、因怒香附二錢良姜一錢、寒怒兼有各一錢半、米飲入姜汁一匙、鹽一捻、服之立止○心脾冷痛、良姜丸、良姜四兩切片作四分、一兩用陳米半合炒去米、一兩用壁土炒去土、一兩用巴豆三十四個炒去豆、一兩用斑蝥三十四個炒去斑蝥、再以吳茰一兩酒浸一宿同良姜合炒爲末、浸吳茰酒糊丸梧子大、每空心姜湯下五十丸、又方良姜三錢、靈脂大錢、末、每醋湯下三錢○妊娠瘧疾傷寒變成、良姜切片、猪胆汁浸一宿、壁土炒黑、去土、炙肉十五枚、和良姜三錢焙末、將發時水服三錢○暴赤眼痛、良姜末、吹入鼻、取嚏血出

紅豆蔻 子、良姜子 辛溫、入手足太陰、溫肺醒脾、散寒燥濕、解酒毒、去宿食、溫腹脹、消瘴霧毒氣、治腸虛水瀉、心腹絞痛、噎膈反胃、霍

氣痢疾、虛瘧寒、服冷氣腹痛、嘔吐酸水。最能動火、致衄傷目、脾肺素有伏火者忌。風寒牙痛紅豆蔻末隨左右以少許入鼻中并摻牙取涎或加射香

草豆蔻仁　辛熱、香散、入足太陰陽明經。除寒燥濕、破氣開鬱、健脾胃、化食滯、消酒毒、止霍亂、去口臭氣。治瘴癘寒瘧、傷暑濕痢疾、飲積痰痞滿、吞酸、婦人惡阻帶下、殺魚肉毒、制丹砂。一切寒濕痰鬱者服之捷效。熱鬱者慎用。若多服反助脾熱、傷肺損目。煨去外殼用。赤白帶下蓮殼草菓一枚乳香等分麵裹煨焦和麵研末每米飲服二錢○脾寒瘧疾寒多熱少或單寒不熱或大便漏小便多不能食草菓仁附片各二錢姜七片棗二枚水煎服氣虛瘧疾同方

草豆蔻　功同草菓、而性辛香氣和、能暢胃調中、健脾消食、理

氣宣鬱燥濕豁痰治時行瘴疾傷暑吐下寒客胃痛霍亂瀉痢噎膈反胃腹脹痞滿散冷滯氣消膈上痰解酒毒魚肉毒其性雖無草菓辛烈然味辛香不無耗氣傷津溫脾燥鬱者亦忌麪裹煨取用胃弱嘔逆不食草蔻二枚艮姜半兩水煎取汁入姜汁半合和白麪作撥刀以羊肉臛汁煮熟食○脾腎不足草蔻小茴各一兩仝炒去小茴吳萸湯泡七次以故紙各一兩仝炒去故紙葫蘆巴山萸肉各一兩仝炒去萸肉右三味為末酒糊丸梧子大鹽湯下○時珍曰滇廣產者形長如柯子有殼名草菓味辛氣烈建甯州產者形圓如龍眼無殼名草蔻味辛氣和按草菓草蔻本草統名時珍註分別使人易曉亦未詳註分別愚自臨症以氣烈氣和審體之强弱用之屢驗特為分列

花　辛熱下氣調中止嘔逆除霍亂補胃氣消酒毒

白豆蔻　仁辛大温能消能磨流行三焦輸轉營衛尚入肺經散胸中滯氣、温暖脾胃消穀進食、理元氣收脫氣、開噎膈解酒毒、治寒積冷氣吐逆反胃、脾虛瘧疾、感寒腹痛、赤白睛翳膜赤眼、暴發太陽經目大眥紅筋、去殼用。○小兒吐乳胃寒者、白蔻砂仁各十四個甘草生炙各二錢末常摻入兒口中。○脾虛反胃、白蔻砂仁各二兩丁香一兩陳米一把黃土炒焦去土研末、薑汁丸梧子大、每薑湯下百丸名大倉丸。○產後呃逆白蔻丁香等分末桃仁湯服一錢即止

殼　味薄氣浮清上焦達膜原退目中膚翳、解温熱時邪葆按治時邪發熱温病條辨用攻直入膜原輕可去實意退目翳者功同於仁其殼尤勝

砂仁　辛苦温濇、補肺醒脾、養胃益腎、快氣調中、通行結滯、治噎

勞冷瀉、宿食不消、赤白瀉痢、腹中虛痛、散寒飲脹痞、噎膈嘔吐、
上氣咳嗽、霍亂轉筋、奔豚崩帶、驚癇鬼疰、祛痰逐冷、和中醒酒、
止痛安胎、散咽喉口齒浮熱、化銅鐵骨哽。小兒脫肛、砂仁一錢末、猪腰一枚、批開摻
末在內縛定煮熟與兒食、次服白凡丸如氣逆腫喘不浴○遍
身腫滿陰亦腫、土狗一枚、砂仁等分研末、酒服○妊娠胎動或
跌撲傷痛極、砂仁炒熱、酒服二錢、覺腹中熱極胎動即安子癇
昏冒同方○魚骨哽咽、砂仁甘草等分末、棉裹含之嚥汁當隨
痰而出○悞呑諸物、金銀銅錢、
等物不化、濃煎砂仁飲之即下、

砂仁殼　味淡、體輕、色黃、氣薄、通滯氣、進飲食、舒噎膈、滲濕熱。
醒脾、不助胃熱、保肺、能益腎陰。治邪熱、停膈胃壅、不宜寒飲腫
脹、上氣咳嗽、子癇昏冒、妊娠內動、熱壅咽疼、囊濕瀉痢。炒研末、

搽口吻生瘡。子癇昏冒，砂仁、砂殼等分，炒焦，酒下，或米飲下二錢。○熱壅咽痛，砂殼爲末，水服二錢。葆按：凡脾弱不食，胃挾虛火，用砂仁誠恐燥胃劫津，取其殼不辛，味平，和冬瓜仁服，屢效驗。

益智仁　辛熱，本脾藥，兼入心腎，主君相二火，補心氣、命門、三焦之不足，能濇精固氣，又能開發鬱結，使氣宣通，溫中進食，攝涎唾，縮小便，益脾胃，理元氣。治客寒犯胃，冷氣腹痛，腎虛滑濿遺精，虛漏，心氣不足，夢洩，赤濁，熱傷心系，吐血血崩。但大辛熱之性，少加脾肺腎三經補藥中，大有子母相關之義。若脈實有邪火者，忌。夜多小便者，同鹽煎服，奇效。夷堅志云：秀川陸某忽得吐血不止，驚顛狂躁，直視至夜深，欲拔戶而出，夢觀音投一方：益智仁二兩，生硃砂二錢，青橘皮五錢，射香五分，末，每空心燈心湯下一錢，漸愈。○心虛尿滑及赤白濁益智茯苓白朮等分末每湯下三錢○小便赤濁益智茯神各二兩遠志甘草炒各半斤爲末酒糊丸梧子大每薑湯下五十丸○漏胎下血益智半兩砂仁一兩末每空心湯服三錢

蓽茇 辛熱入手足陽明經溫中下氣暖胃消食除寒冷調臟腑補腰腳殺腥氣治水瀉氣痢虛冷腸鳴嘔逆醋心陰疝痃癖霍亂冷氣心痛血氣産後瀉痢其性辛能散陽明之浮熱爲頭痛牙疼鼻淵要藥然多服走泄真氣動脾肺之火損目令人腸虛下重凡服醋浸一宿以刀刮去皮粟子令淨免傷人肺 暑瀉身冷自汗欲嘔小便清脈弱蓽茇肉桂各二錢半良姜乾姜各三錢半末糊丸梧子大每薑湯下三十丸○風虫牙痛蓽茇末揩之煎蒼耳湯漱去涎○胃冷口酸流清水心下連臍痛蓽茇半兩川朴一兩末入熱鯽魚肉搗丸菉豆大每米飲下二十丸○瘴氣成

塊、在腹蓽茇、大黃、各一兩末、入射香、少許、蜜丸豆大、每冷酒服三十九〇婦人血氣、作痛及無時下血或月事不調蓽茇鹽炒蒲黃、炒等分末、蜜丸豆大、每空心酒下三十九、〇氣痢經久、蓽茇牛乳煎服效

蓽勃没根蓽茇辛溫治五勞七傷冷氣嘔逆心腹脹滿、食不消化、陰汗寒疝核腫、腰腎冷除血氣、婦人內冷無子集註蓽茇生波斯國叢生莖葉似蒟醬其子緊細辛烈於蒟醬其根名蓽勃没似柴胡而黑硬今嶺南特有之多生竹林內、

蒟醬矩土蓽茇根葉子氣熱味辛溫中燥脾破痰下氣消穀、解酒食氣、散結氣、解瘴癘、去胸中邪惡氣、治欬逆上氣、胃弱虛瀉、霍亂吐逆、心腹冷痛、及虫痛。時珍曰産兩廣滇南、其苗名蔞葉、蔓生、依樹根大如筯、彼人食檳榔、以此葉及蚌灰少許同嚼、云辟瘴癘、去胸中惡氣〇牙疼、蒟醬細辛、各半兩大皂筴五鋌去子入青鹽燒炭末、頻擦去涎

肉豆蔻　辛温氣香入手足陽明經暖脾胃固大腸温中消食開胃止瀉下氣解酒毒消皮外絡下氣治積冷心腹脹痛霍亂中惡鬼氣冷疰嘔惡冷沫止小兒乳霍吐逆腹疼宿食痰飲心腹虫痛脾胃冷氣冷熱虛瀉赤白下痢米粥服之初起忌用凡服糯米粉裹糠火煨勿犯鐵器、八瀉不止肉蔻一兩木香二錢半末棗肉丸梧子大每米飲服四十丸○老人虛瀉肉蔻三錢麵裹煨去油乳香一兩制末陳米粉糊丸豆大每米飲下七十丸○小兒泄瀉肉豆蔻五錢煨去油乳香二錢半生姜五片同炒焦去姜旋丸菉豆大量兒大小米飲下○暖胃除痰進食消食肉豆蔻二個糯米粉裹半夏姜汁炒五錢木香二錢半末蒸餅丸芥子大每食後津液下十丸

補骨脂　辛苦大温入心包命門補相火以通君火暖丹田興陽

事縮小便、明耳目。治勞傷風虛、骨髓傷敗、腎冷精流、遺諸冷頑痺、腎虛洩瀉。男子腰疼、膝冷、囊濕、婦人血脫、氣陷墜胎。凡用水浸三日蒸、鹽水炒。忌芸薹及諸血。補骨脂丸治下元虛敗，補骨脂酒蒸、菟絲子各四兩，胡桃肉一兩去皮、制乳香、沒藥、沉香各二錢半，末，煉蜜丸梧子大，空心鹽湯下三十丸。○胃虛腰痛，骨脂酒浸炒、杜仲姜汁炒各一斤，胡桃肉二十個去皮，以大蒜搗膏一兩，和丸梧子大，每空心酒服二十丸，婦人淡醋湯下。○小兒遺尿，膀胱冷，夜屬陰，故小便不禁，骨脂鹽水炒，末，每夜熱湯服一錢，嬰孩減半。○玉莖不痿，精滑無歇時，如針刺，捏之則脆，此名腎漏，炒骨脂、韭子各一兩，末，每熱水服三錢，早夜兩服，愈即止。○打撲腰痛，瘀血凝滯，炒骨脂、小茴、炒肉桂等分，末，每酒服二錢。○鄭相國傳方，破故帋十兩，淨，擇去皮，洗，曝，研細末，胡桃肉二十兩，湯浸去皮，細研和末如泥，更以老蜜和合如飴，瓷器盛，早以暖酒調藥一匙服，便以飯壓，不飲酒者熱水服，彌久延年，忌羊血。

姜黄　辛苦色黄入足太陰經理血中之氣下氣破血除風熱消癰腫、功力烈於鬱金治心腹結積、氣脹痃癖癥瘕血塊撲損瘀血止暴風痛冷氣下食產後敗血攻心通月經辟邪惡。片子姜黄治風寒濕氣能入手臂而除痺痛。心痛難忍姜黄一兩肉桂三兩爲末醋湯服一錢○胎寒腹痛啼哭吐乳大便色青狀若驚搐出冷汗姜黄一錢乳香沒藥各二錢末、蜜丸芡子大每鈎籐煎湯化下一丸○產後血痛有塊姜黄肉桂等分末酒服一錢○酒積腹痛便閉姜黄蘇木各一錢酒煎服蔡驗

鬱金　辛苦寒其性輕揚上行入心及包絡治血分病。利胸膈散肝鬱、下逆氣、破惡血、止血生肌、涼心護心。治血淋尿血、吐衄金瘡陽毒入胃下血頻痛溫熱時邪、胸脇氣逆元蔡婦人經血逆

行、血氣諸痛宿血心疼冷氣積聚、產後敗血攻心失心顛狂、下
桃生蠱毒。、厥心氣痛不可忍鬱金附子干姜等分末醋糊丸梧
子大硃砂為衣每服三十丸男酒女醋下、○產後心
痛欲死鬱金炒炭末醋調服二錢○中砒霜毒鬱金末二錢入
蜜少許冷水調服○桃生蠱毒嶺南飲食中行厭勝法魚肉能
反生人於腹中而人死驗後其家被其害者初覺心腹痛句日
即死即用升麻或胆凡湯探吐之若膈下急痛以米飲調鬱金
末二錢服吐惡物或合升麻等分服不吐則瀉愈○經血逆行
上為吐衄鬱金末韭汁童便姜汁沖服二錢血自下痰血加竹
瀝○失心顛狂鬱金七兩明凡三兩末
薄糊丸豆大每湯下五十丸數服愈

莪蒁蓬莪茂　苦辛溫入肝經血分破氣中之血消瘀通經開胃化食、
解毒食飲不消、破痃癖冷氣。治心腹諸痛中惡鬼疰霍亂吐酸、
婦人血氣結積、丈夫奔豚、內損瘀血、撲損下血雖為泄劑亦能

益氣、醋酒炒用。一切冷氣搶心發則欲死及久患心腹痛醋煮莪蒁二兩煨木香一兩末每淡醋湯服一錢○婦人血氣遊走痛莪朮、乾漆等分末、酒服三錢○小兒盤腸內弔莪朮半兩阿魏一錢焙末紫蘇湯每服三分○久患心脾痛莪朮麵裹煨研末、酒醋湯調服一錢

荊三稜　苦平、色白屬金、入肝經血分、而通積血、破血中之氣。散一切血瘀氣結、老癖癥瘕、積聚結塊、積氣氣脹、消撲損瘀血、癰腫堅硬、飲食不消、婦人血脈不調。心腹痛、產後腹痛、血運、惡血血結、下乳汁、通月經、墮胎妊。然力峻、能瀉真氣、虛者勿用。痃癖氣塊三稜、青皮、陳皮、木香各半兩、肉荳蔻、檳榔各一兩、硇砂二錢、末、糊丸梧子大、每薑湯下三十丸○脇下痃癖硬如石、三稜一兩、炮大黃一兩、共末、醋和熬膏、每空心生薑橘皮湯下一匙、以消利為度○渾身燎泡如棠梨狀、每個出水、有石一片如指甲大、其

泡復生拙蠹肌膚肉則不治三稜莪朮等分末每早晚酒服三錢○反胃嘔心藥食不下三稜泡一兩丁香三錢爲末每服一錢沸湯下

香附　辛微苦甘、入手足厥陰手少陽經、乃血中氣藥、兼行十二經、及八脈氣分。利三焦、解六鬱、理一切逆氣、除胸中熱、充皮毛、治常日憂愁不樂、心忪少氣、腹中容熱、膀胱腎氣、腸疼、腳氣、消飲食積聚、痰飲痞滿、胕腫腹脹、霍亂吐瀉、肢體頭目齒耳諸痛。既可調氣、又能理血、治癰疽瘡瘍、吐血下血尿血血淋、婦人崩帶月候不調、胎前產後。百病生用則上行腹膈、外達皮膚。熟用、則下行肝腎、旁徹腰膝。炒黑、又能止血去毛一切氣疾腹脹噎噫吞酸痰逆嘔惡及宿酒不解香附一斤砂仁八兩炙甘草四兩共末每早晚入鹽湯服一匙名快氣湯○妊娠惡阻胎氣不安二香散香附二兩藿香甘草各二錢末每沸湯入鹽少許調服二錢○臨產順胎要九十個月者服此永無驚恐香附四兩砂仁三兩炙甘草一兩末每米飲服二錢○小便血淋痛甚香附陳皮赤茯等分煎服○產後狂言血運煩渴生香附末薑棗湯服二錢○女人百病香附一斤分作四股醋酒鹽水童便各浸四兩春三夏一秋五冬七日淘淨晒乾末醋煮麵糊丸梧子大每酒下七十丸○下血血崩香附炒焦末每酒服二錢甚者加棕灰

苗及花　煎飲散氣鬱利胸膈降痰熱治心肺虛風客熱膀胱連脇下時有氣妨煎洗皮膚癮疹瘙痒及常覺憂愁心忪少氣少食日漸瘦宜多取苗花煎湯浴令汗出

茉莉　花辛熱蒸油取液作面脂潤燥香肌長鬟亦入茗湯

根　有毒以酒磨服一寸則昏迷一日二寸服則二日凡跌打接骨用此則不知痛。

排草香　排草　辛溫辟臭穢、去邪惡鬼魅、天行時氣、並宜梗燒和生姜芥子煎湯浴風癧甚效。時珍曰原出交趾今嶺南亦蒔之草根也狀如細柳。

零陵香　零草　甘平明目止淚、下氣、濇精治惡氣上逆心腹痛滿、風邪沖心、血氣腹脹、虛勞疳䘌牙齒腫痛。婦人浸油飾頭香無以加。頭風旋運痰逆噁心懶食零陵香藿香莎草根等分末、每茶下二錢日三服○風牙疳𧏾零草炙蓽茇炒等分末摻之○婦人斷產零草末酒服二錢服至數兩一年絕妊蓋血聞香即散也○夢遺失精零草人參白朮白芍生地各二兩茯神桂心炙草各二兩大棗十二枚水煎服○五色諸痢返魂丹零草去根葉酒浸半日炒每兩入木香一錢為末、裏急腹痛冷水服一

錢半、通了三四日、
熱米湯下忌生梨

薰草　辛温辟惡去口臭氣、治傷寒頭痛上氣腰疼、狐惑食肛、
牙疳鼻䶑鼻中息肉多服耗真氣令氣喘、浸油飾頭良。傷寒下痢薰草
當歸各二兩、黃連四兩、水煎分十服日三○傷寒狐惑食肛薰
草黃連各四兩、切以白酸漿漬一宿煎分二日服日三○小兒
鼻塞薰草一兩、羊髓三兩、銚內慢火熬去滓敷膏、日摩背上數
次○牙齒痛薰草煎水含漱、○頭風白屑薰草白芷等分、水煎
入鷄子白攪勻、類傳自去、○葆按集註零草名零陵香以其零
陵所出之香名、零陵即今永州、乃湘水之源多生此近市由嶺
南販來草屬也長不滿尺、圓梗色青葉似薄荷、有小鈴佳味淡
微香其氣融和薰草亦名零陵香、今鎮江丹陽、皆蒔而刈之以
酒灑制貨之、芬香烈於零草方莖色黃葉
如雞蘇薄荷無小鈴價廉浸油飾頭技勝

藿香　辛甘微温、入手足太陰經、助胃氣去惡氣開胃口進飲食、

止霍亂心腹痛、爲脾胃吐逆、要藥、温中快氣、治肺虚有寒上氣壅熱、風水毒腫。飲酒口臭、煎湯漱之。霍亂吐瀉垂死者、霍香陳皮各半兩、水煎服。○暑月吐瀉、滑石二兩、藿香二錢半、丁香五分、末、每米飲調服二錢。○胎氣不安、氣不升降、嘔吐酸水、香附藿香甘草、各二錢、末、沸湯入鹽少許、調服二錢。

蘭草　省頭草　孩兒菊　色青味辛、其氣清香、調肝舒脾、通利三焦、生血養營、調氣散鬱、止渴生津、通神明、潤肌肉、利水道、調月經、除胸中痰澼、滌腸胃垢、大能醒脾進食、爲治消渴脾癉要藥、殺蠱毒、消癰腫、辟不祥惡穢、可作膏塗髮良。食牛馬肉毒、殺人者、省頭草連根葉煎水服即消。○條按蘭草、其葉似菊、高不滿尺、蒔之最易繁盛、江右人植花鈎內或園地、長夏女人取鮮者插髮內、省頭避汗、解髮臭、俗名避汗草醫不考究用者故補之。又按脾癉症，口甘是也。經言因嗜食甘肥所致。素問云：五味入口，藏於脾胃，以行其精氣，津液在脾，令人口甘，其氣上溢，轉爲消渴，治之以蘭草，除陳氣也。陳氣者，即甘肥釀成陳腐之氣也。

澤蘭　氣香而溫，味辛而散。入足太陰、厥陰血分。通九竅，關節，養血氣，肌肉，破宿血，調月經，消癥瘕，通小腸，治頭風目痛，面黃，水腫，吐血，鼻血，婦人勞瘦，血瀝腰疼，頻產血氣衰冷，癥成勞，產後腹痛，金瘡內塞，血虛受風，惡寒發熱。葉爲婦人胎前產後要藥。消撲損瘀血，癰腫瘡膿。○產後水腫，及血虛浮腫，澤蘭防杞等分末，每醋酒服二錢。○產後陰翻，陰戶燥熱，遂成翻花。澤蘭四兩，煎湯熏洗二三次，再入枯凡洗之。時珍曰：蘭草走氣道，故能利水道，消痰癖，殺蠱辟惡，而爲消渴良藥。澤蘭走血分，故能治水腫，塗癰毒，破瘀消癥而爲婦人要藥。雖一類而功用不同。

地笋澤蘭根嫩時可食　甘辛溫、利九竅、通血脈、排膿、治血、止鼻衄吐血、治產後心腹痛、產婦作蔬食佳。

蘭花及葉　稟金水之氣而似有火、其花乾者煎服、治胸刺痛。其葉能散久積陳鬱之逆氣。葆集朱震亨蘭草註補之、條辨淸宮湯用葉心取去逆護心意。

馬蘭　根葉辛平、入陽明經血分、故治血病、與澤蘭同功、破宿血、養新血、合金瘡、斷血痢、解酒疸、治瘧疾寒熱、腹中急痛、消痔瘡、堅藥、止鼻衄吐血、小兒羸瘦發熱。葆元解諸菌毒、蠱毒、生搗塗蛇咬。

時珍曰、馬蘭湖澤卑濕處甚多、二月生苗、赤莖白根、長葉有刻齒、狀如澤蘭而氣臭、南人多采汋曬乾爲蔬、及饅餡、入夏高二三尺、開紫花、有細子。葆按山人名馬蘭芹、治小兒羸瘦發熱、用之屢效。○喉痺口緊、馬蘭根或葉、搗汁、入米醋少許、滴鼻中、或灌喉中，取痰自開。○絞腸沙痛，馬蘭根葉，細嚼嚥汁立安。○纏蛇丹毒，馬蘭葉搗醋和搽。○諸瘧寒熱，馬蘭根葉搗汁，入水少許，發日早服，或入糖服。○痔漏效方，馬蘭春夏取生者，秋冬用乾，白水煮食，或酒煮，或焙末，糊丸，米飲下，日日服，仍用煎汁入鹽洗。又方治痔，用根搗傳片時，肉平即去，遲恐其肉反出。

香薷　辛，微溫，屬金與水。利小便，散水腫，去熱風，止鼻衄，調中溫胃，下氣，除煩熱，療嘔逆冷氣，霍亂腹痛，吐下，卒轉筋，及脚氣寒熱。○其性能徹上下，清化肺氣，治水氣甚捷，為夏月中暑解表之要藥。若涉虛及內傷暑邪者，忌。煎汁漱口，去臭氣。陳者良。冷服。○遍身水腫，暴水風水，氣水，香薷乙斤，水煎去渣，熬膏，加白朮末七兩，和丸梧子大，每米飲服十丸，小便利為度。○舌上出血如鑽孔，香薷煎汁服。○鼻衄不止，香薷為末，水服一錢。○普濟散，鮑大守伯熙經驗方，治傷寒暑氣，時行疫癘，風濕相搏，陰陽兩感外寒內熱、或外熱內寒、肢節拘急、頭項腹脊俱痛、喘逆喘咳、鼻塞聲重、及傷飲食生冷、胸膈飽悶、脇脹痛、手足逆冷、腸鳴瀉瀉、水穀不消、小便不利、下痢紅白、若紅多、用黃連三分煎水調服、白痢用吳萸五分煎水調服、餘症俱用熱水調服二三錢、無不應效。香薷一兩五錢、甘葛、銀花、陳皮各八錢、扁豆一兩五錢、茯苓、川朴各一兩、蒼朮、川芎、獨活、山查、防風、只殼、麥芽炒、澤瀉各五錢、檳榔、桔梗、麥冬、木通、腹皮、木香、柴胡各六錢、草菓仁炒七錢、藿香九錢、茯苓、白菊花、川朴各一兩、白芷、細辛、半夏各四錢、其研細末、瓷罐收藏。

荆芥　辛苦芳香、入肝經氣分、兼行血分、其性升浮、能發汗散風熱、清頭目、利咽喉、消癰腫、治傷寒頭痛、頭旋目眩、手足筋急、中風口噤、身強項直、惡風賊風、口面喎邪、目中黑花、遍身瘙痺、血風勞氣、背脊疼、煩腳氣、陰癩。其氣溫散、又能助脾消食、下氣醒

酒、通利血脈、治吐衄腸風、崩中血痢、產風血運、瘰癧痔瘻、疔瘡
濕疽、破結下瘀、清熱解毒、爲風病血病瘡家聖藥。治血炒黑用
反魚蟹、河豚、驢肉、無鱗魚。○風熱牙痛、荊芥鳥桕根葱白等分煎
湯頻含漱。○小兒驚癇一百二十種
荊芥二兩、白凡半生半枯共一兩末、糊丸黍米大朱砂爲衣每
姜湯下二十丸。○產後中風口噤瘛瘲角弓、產後血運不省肢
強直吐瀉、荊芥穗子焙末、每服三錢、黑豆炒淋酒調下、或童便
服、口噤則挑牙灌之、名愈風散。○小兒脫肛、荊芥皂角等分煎
湯洗、以鐵漿塗之、子宮脫出仝方。○產後下痢、荊芥炭入射香
少許、沸湯調服三錢、勿以藥微輕之。○癃閉不通、小腹急痛無
問新久、荊芥大黃末水服二錢。
○九竅出血、荊芥酒煎通口服。

薄荷　辛、能發散、涼、能清利、手太陰足厥陰經藥。搜肝氣而抑肺
盛、尊於消風散熱、利節通關、能去高巔及皮膚風熱、發毒汗而

去憒疾、治賊風傷寒頭痛頭腦風眼目咽喉口齒諸病、及中風失音小兒風涎驚狂壯熱瘰癧瘡疥風瘙癮疹心腹脹滿宿食不消。杵汁服主心臟風熱。挼葉塞鼻止衄血、擣汁含漱去舌苔語澁。煎洗漆瘡搏塗蛇傷蜂螫。瘦弱人久食動消渴新病瘥及氣虛人忌。清上化痰利咽膈、治風熱薄荷末蜜丸或白糖杵餅噙化。○瘰癧結核、或破未破薄荷二斤擣汁皂莢半斤浸汁全沙糖熬膏連翹半兩青皮陳皮牽牛半生半炒各一兩皂莢仁一兩半末同膏擣丸梧子大每服三十丸連翹湯下。○舌苔語蹇薄荷自然汁和白蜜姜汁擦之又葆驗方治舌苔黃燥津枯口渴薄荷桑皮各一錢烏梅一個泡汁鹽青布蘸汁揩之含汁漱口自退

積雪草 胡薄荷　苦辛寒治風邪浮熱胸膈氣、壅瘰癧鼠瘻寒熱往來

大熱惡瘡、皮膚赤腫、小兒寒熱、腹內熱結、擣傳熱腫丹毒。和鹽擣貼風瘮疥癬、研汁點眼赤、風眼。性過辛烈、老人體弱忌。時珍曰：積雪草、似薄荷、但味辛、少甘、江浙人多以作茶飲、俗呼新羅薄荷。葆按：山人俗名小葉薄荷、以其葉小而厚、蒔飲內作茶飲甚辛涼快膈、搗和白糖印餅、供菓食、覺胸膈爽快、但大耗氣、凡病虛及體弱食定、陡然氣陷、慎之

雞蘇 龍腦薄荷 辛而微溫、清肺下氣、理血辟惡、消食解暑。治頭風目眩、氣疾、腳腫、肺痿、咳嗽、吐衄、唾咳、淋痢、諸血、喉腥、口臭、女人血崩、帶下、產後中風、惡血不止。作茹食、除胃中酸水。時珍曰：雞蘇三月生苗、方莖中虛、葉似紫蘇而微長、密齒、面皺、色青、對節生、氣辛烈、七月開花成穗、水紅花穗中有子。葆按：吾鄉植園或蒔欽內、以其葉大名大葉薄荷、作茗芳香、解暑邪。○漏血、吐血、下血、雞蘇煎汁飲。○吐血咳嗽、雞蘇末、米飲每服一錢。○衄血不止、雞蘇、豆豉、搗如

棗核大塞鼻又和生地等分末冷水服二錢○臟熱鼻淵肺壅
多涕雞蘇麥冬川芎桑皮黃芪炙草生地等分末蜜丸梧子大
每黨參湯下四十九○蛇虺傷雞蘇研末酒
服并塗○耳卒聾雞蘇葉擣棉裹塞耳內

紫蘇　味辛入氣分色紫入血分香溫散寒通心利肺開胃益脾
發汗解肌和血下氣寬中化食消痰定喘止痛安胎通大小腸
理一切冷氣治霍亂轉筋心腹脹滿脚氣寒熱解魚蟹毒蛇犬
螫傷以葉生食作羹殺一切魚肉毒多服泄真氣忌鯉魚○損傷出血
不止以陳蘇葉蘸所出之血擣爛傳之立止不作膿○欬逆短
氣紫蘇蘿蔔參各二錢煎服○風狗咬傷紫蘇葉嚼傳之○飛絲
入目令人舌上生泡紫蘇嚼爛白湯嚥下

梗莖　主治同蘇葉性稍和緩能宣通風毒利氣化痰疎風散

寒、順氣安胎、虛者宜之。保元

子　辛溫、潤心肺、益五臟、消五膈、破癥結、下氣定喘、止嗽消痰、利膈寬腸、通大小便、治上氣咳嗽、肺氣喘急、霍亂反胃、風濕脚氣、解魚蟹毒、主治雖與葉同、而發散風氣宜用葉、通利上下則宜用子。忌和鯉魚食、生惡瘡。順氣利腸、蘇子火麻仁等分研爛水濾取汁、同粳米煮粥食○一切冷氣、蘇子、良姜、橘皮等分、蜜丸梧子大、每空心酒下十丸○風濕脚氣同方○風寒濕痺、肢攣、脚腫不可踐地、蘇子二兩杵碎、水研取汁、粳米二合煮粥、和葱椒姜豉食之愈。

菊花　味兼甘苦、性稟平和、備受四氣、飽經霜露、得金水之精、能益金水二臟、以制火而平木、木平則風息、火降則熱除、故能養目血去翳膜而主肝氣不足治頭目風熱風旋倒地腦骨疼痛、淚出目欲脫、皮膚死肌惡風濕痺去身上一切遊風、濕痺四肢腰疼、除胸中煩熱作枕明目。痘瘡入目生翳障白菊花谷精草綠豆皮等分末每用一錢以乾柿一枚粟米泔一盞同煮候泔盡食柿日照法食三枚半月效○疔腫垂死菊花一握搗汁服野菊更勝冬月用根○女人陰腫菊花莖搗煎湯先熏後洗○風熱頭痛菊花川芎石膏等分末每茶調一錢半服○膝風疼痛菊花艾葉作護膝久則愈○病後生瞖白菊花蟬退等分末每用二錢入蜜少許湯調服、

葉　擣汁服明目消風熱解濕毒、治頭面熱腫、疔瘡惡毒孫元

花上水　益色壯陽、治一切風。

野菊苦薏　根、莖、葉、花苦辛溫、有小毒、調中、止瀉、破血、婦人腹內宿

血者宜之。治癰腫疔毒、瘰癧眼瘜。癰疽風腫、一切無名腫毒、野菊連莖搗爛、酒煎服取汗、以渣傳之。又方加蒼耳草。○瘰癧未破、野菊根搗爛、煎酒服、渣傳自消。○天泡瘡、野菊根棗木煎湯洗。

菴閭子 淹閭 辛苦微寒。入肝經血分。益氣散血、消食明目、散五臟瘀血、心下堅滿、膈中煩熱、腹中水氣臚脹、留熱、心腹脹滿、風寒濕痺、腰腳、膀胱、骨節諸痛、女子月經不調、男子陰痿不起、酒服。治閃挫腰疼、産後血氣痛。頌曰、生山澤、春生苗、葉如艾、七月開花、八月結實、九月采。時珍曰、菴閭葉不似艾、似菊葉而薄、多細丫、面背皆青、高者四五尺、其莖白如艾莖而粗。八九月開細花、結細實、如艾實、結子繁衍、藝花者以之接菊、人家種之辟蛇、其高莖老可以覆蓋、名菴閭。○月水不通、菴閭子一升、桃仁二升、去皮研勻、入瓶內、以酒二斗浸五日、每飲三合、爲宿有風冷、留血積所致。○産後血痛、菴閭子一兩、水一碗、童便二盃煎服。

蓍實　益氣。充肌膚、明目、聰慧先知、久服不飢、輕身不老。

葉　治痞疾、腹中痞塊。蓍葉獨蒜、甲珠末和塩醋搗成餅量痞大小貼之、兩炷香、其痞化膿血、從大便出、別錄云蓍生少室山谷、須曰、今生蔡州上蔡縣、白龜祠旁、其生如蒿作叢高五六尺、一本一二十莖至多五十莖生便條直秋後有花出於枝端形似菊花、紅紫色結實如艾實、所生之處獸無虎狼虫無毒螫此神草也其莖可爲筮、

艾葉　苦辛、生温熟熱、純陽之性、能回垂絕之元陽、通十二經、服之則走三陰、而逐一切寒濕。主心腹冷氣、鬼氣、理氣血、暖子宮、温中逐冷、開鬱、止血、調經、安胎。治吐衄、下血、腹痛、冷痢、霍亂轉筋、腸痔、金瘡、殺蚘。治癬、下部䘌瘡。婦人血漏、崩中帶下。又主帶脈爲病、腹脹滿、腰溶溶如坐水中。以之灸火能透諸經而治百

病血熱病者禁用、陳者良。洪氏云艾難著力、若入茯苓數片同研、登時可作細末。○舌縮口噤、生艾搗傳、乾艾浸濕搗亦可。○咽喉腫痛、嫩艾搗汁細嚥、或和醋搗爛傅喉上。○鬼擊中惡、卒然如刀刺在胸脇腹內、不可按、或吐衄下血、一名鬼排、熟艾如鷄子大三枚、煎服。○小兒臍風撮口、艾葉燒灰填臍中、以帛縛定效、或隔蒜灸、候口中有艾氣愈。○蚘虫心痛如刺、口吐清水、艾一握煎服、取吐、或生艾搗汁、五更時先食香脯一片、乃飲汁、當下虫出。○野雞痔、或大如黄瓜、貫腸頭、先以槐柳湯洗、以艾灸七壯、覺熱氣入腸、瀉血愈。○婦人血崩不止、熟艾二錢、乾姜一錢、煎汁去滓、入阿膠半兩溶化、分三服、一日盡。○産後腹痛欲死、因感寒起、艾揉茸斤許焙、敷臍上、以絹覆住、熨斗熨之、口中覺艾氣出愈。○鼻血不止、艾燒灰吹之、亦可煎服。○妊娠下血、或漏下、半産、四物湯加艾葉甘草酒煎去滓、入阿膠半兩溶化、服。○婦人面生瘡、名粉花瘡、鉛粉五錢、菜油調勻、罐內用艾燒煙熏之、候乾取下、調搽、無瘢痕、亦易生肉。○疔瘡腫毒、艾燒灰淋汁、和石灰調如稀糊、先以針刺瘡至痛、乃點藥三次、其根自拔。○鵝掌風、真蘄艾四兩、煎入大口瓶內盛之、用麻布二層縛之、將手心放瓶上熏、如冷再熱熏

○小兒爛瘡、艾葉燒灰傅。○面上皯䵳、艾灰、桑灰、各三升、熱水淋汁、再淋三遍、以五色布納於中、同煎、令可丸、時每以少許傅之、自爛脫、甚效、

艾實　苦辛熱、明目、壯陽、暖子宮、助水臟、補腰膝、療一切鬼氣。訣曰、艾實和乾姜等分、末、蜜丸豆大、空心服三丸、以飯三五匙壓之、日再服、有百惡神鬼、自速走去、

茵陳蒿　苦燥濕、寒勝熱、入足太陽經、發汗利水、以瀉太陰陽明之濕熱、為疸黃之君藥。治風濕寒熱邪氣、熱結、遍身發黃、小便不利、除煩熱、去伏瘕、通關節、去滯熱、療大行時疾、熱狂、癇瘧、頭痛、頭旋、風眼赤腫、女人癥瘕、閃損乏絕。遍身風痒生瘡疥、茵陳一斤、秫米三斗、麴半升、釀酒日飲。○癇黃如金、好眠吐涎、茵陳、鮮皮等分、水煎服。○遍身黃疸、茵陳一把、生姜一塊、同搗爛、於

腳前四肢日日擦之〇男子酒疸茵陳四根巵子七個大田螺一個連殼搗爛以百沸酒沖飲〇傷寒留熱發黃茵陳巵子各三兩秦艽升麻各四錢共末每用三錢水煎服服二十日病盡退

青蒿　苦寒得春木少陽之氣最早故入少陽厥陰血分補中益氣明目殺蝨治骨蒸勞熱蓐勞虛熱風毒心痛熱黃鼻衄瘧疾寒熱冷熱久痢癥瘕惡瘡鬼氣尸疰婦人血氣腹滿生擣傅金瘡止血止痛燒灰淋汁治惡瘡瘜肉黶瘢〇鼻衄不止青蒿擣汁服并塞鼻中〇鼻中息肉青蒿石灰等分淋汁熬膏點之〇骨蒸煩熱青蒿一握猪膽汁一枚杏仁四十粒去皮童便大盞煎空心溫服〇赤白下痢端午日采青蒿艾葉等分同豆豉擣作餅日乾每用一餅煎服〇耳出膿青蒿末棉裹納耳〇

子　甘冷炒服明目開胃治勞瘦壯健人小便浸用之煎洗惡

瘡疥癬風瘮、積熱眼澁，青葙花子，陰乾末，每井華水空心服二錢，目明可夜看書。節間虫見虫部。

益母草 茺蔚 味辛微苦，入手足厥陰血分。活血破血，調經解毒。治胎漏產難、胞衣不下、子死腹中、血風血痛、崩中漏下、尿血瀉血、㿗痢痔疾、大小便不通、產後血運、血脹。搗汁服，主浮腫，下水，消惡毒乳癰、疔腫丹遊等毒。服，併傳搗汁入耳，主聤耳。傳蛇虺傷。作浴湯，治癮瘮。入面藥，治粉刺，令光澤。御硫黃、雄黃、砒石。產難胎死及產後血運、小便尿血，俱搗益母草汁服。產後血閉，酒和汁服。乾者末服。○一切癰疽、妬乳、乳癰、小兒頭瘡及浸淫瘡疽、陰蝕，並煎益母草洗。○急慢疔瘡，益母草搗汁服，並搗封之，或燒末，用小尖刀十字劃開疔根，出血，捻血盡，以稻草心蘸藥，撚入瘡口，令到底良久，當有紫血出，拭淨再撚藥，見紅血乃止。一日夜撚藥三五度，重者二日根爛出，輕者一日出。有瘡根脹起，則是根出以針挑之仍傅藥生肌愈○喉痺腫痛益母擣新汲水絞汁飲隨吐愈○新生小兒益母煎湯浴不生瘡疥○胎死腹中益母擣以暖水少許和絞汁服○聤耳出汁取益母莖葉擣汁滴耳內

茺蔚子　辛甘微溫亦入手足厥陰明目益精養肝益心止滿潤肺順氣活血解除水氣通血脈填精髓安魂魄治血逆大熱頭痛心煩調女人經脈崩中帶下產後血脹行中有補為婦人經血胎前產後一切血氣諸病久服令人有子然惟辛溫主散瞳子散大者忌○時珍曰若治手足厥陰血分風熱明目益精調女人經脈則單用茺蔚子若治腫毒瘡瘍消水行血婦人胎產諸病則宜用根莖葉蓋草根莖當於行而子則行中有補故也

鹿銜草　麋銜　無心草　苦平微寒治風濕痺歷節痛驚癎吐舌悸氣賊風

鼠瘻癰腫、暴癥、逐水、療痿蹷。久服輕身明目。若婦人服之絕產無子。煎洗漆瘡、甲疽、懸癰。黃帝曰：有病身熱解墮，汗出如浴，惡風少氣，此爲何病？岐伯曰：此名酒風。治以澤瀉、朮、麋銜各五分，空心服。○小兒破傷風，拘急口噤，麋銜半兩，白附泡二錢半，末，薄荷湯下。

夏枯草　辛苦微寒。氣禀純陽，補肝血，緩肝火，解內熱，散結氣。治寒熱瘰癧、鼠瘻、頭瘡、濕痺、腳腫，破癥，散癭，療目珠夜痛。一男子至夜目珠痛連眉稜骨，及頭半邊腫，以黃連藥點之反甚，諸藥不效，以夏枯草、香附各二兩，甘草四錢，共末，每清茶調服錢半，下咽則痛減半，末盡劑而愈。肝虛目痛，冷淚不止，同方。○瘰癧馬刀，已潰未潰，或日久成漏，夏枯草六兩，煎，分服，甚者熬膏服，并塗患處，兼以十全大補加香附、貝母、遠志尤善。○血崩不止，夏枯草末，米飲調服二錢。○汗斑白點，夏枯草煎汁，日日洗。○產後血運，心氣欲絕，夏枯草搗汁服大盞。

劉寄奴（莖葉花子）苦溫、破血化瘀、止痛下脹、治心腹痛、下逆氣、水脹血氣、通婦人經脈癥結、止霍亂水瀉、產後餘疾、小兒尿血、止金瘡血、極效、多服令人下痢。○大小便血、劉寄奴末、空心茶調服二錢。○折傷瘀血在腹、劉寄奴、碎補、延胡各一兩、水煎、童便酒和服。○赤白下痢、劉寄奴、烏梅、乾薑等分、水煎服。○湯火灼、先以糯米漿、鷄翎掃上、後以劉寄奴研末掺之、不痛亦無痕。凡湯火灼後、即用鹽水浸過、掺藥妙。○血氣脹滿、劉寄奴末、每服三錢、酒煎服、勿用多。

旋覆花（金沸草）鹹能軟堅、苦辛能下氣行水、溫能通血脈、入肺大腸經、開胃止嘔、消堅軟痞、除水氣、利大腸、化胸上痰結唾如膠漆、心胸痰水、脇下結氣、止嘔逆、治噫氣、膀胱留飲、風氣濕痺、皮間死肉、目中瞖淚、大腹水腫、去頭目風。然性走散、虛者慎用、多服冷利大腸祿按其花有毛妨喉引咳凡服者須用布濾或另布包仝煎○月蝕耳瘡蜀葵花燒末麻油調搽○小兒眉癬眉毛倒睫因癬不生蜀葵花末麻油防風等分末洗淨麻油調塗○半產漏下金匱旋覆花湯蜀葵花三兩蔥汁四莖新絳五分煎服

青葙子、　味苦微寒入足厥陰經鎮肝明耳目堅筋骨益腦髓理唇口青去風寒濕痺肝臟熱毒沖眼赤障青盲翳腫惡瘡疥瘡

時珍曰青葙生田野嫩苗似莧可食長則高三四尺苗葉花實與雞冠花一樣但雞冠花穗或有大而扁而團者此則稍間出花穗尖長四五寸狀如兎尾水紅色亦有白黄色子在穗中○鼻衄不止眩冒欲死青葙子搗汁灌鼻中

莖葉　苦微寒治邪氣皮膚中熱風瘙身痒殺三蟲惡瘡疥蝨痔蝕下部䘌瘡擣汁服大療温癘止金瘡血

雞冠花　甘涼治痔漏下血赤白下痢崩中赤白帶下分赤白色

用、結陰便血鷄冠花椿根白皮等分末蜜丸梧子大每黃芪湯
下三十丸日二服○五痔紅腫久不愈變成瘻雞冠花鳳眼
草各一兩煎湯頻洗○下血脫肛白鷄冠花防風棕炭羌活各一
兩末米飲下二錢或蜜丸米飲下○婦人白帶白雞冠花曝末
每空心酒服二錢忌魚腥赤帶用紅者○白帶沙
淋白雞冠花苦壺蘆等分燒灰每空心酒服二錢

子　甘涼止腸風瀉血赤白下痢崩中帶下入藥炒用

苗　甘涼治痔瘡及血病

紅花　辛溫入肝經血分活血潤燥止痛散腫通經治經閉便難、
產後血運口噤腹內惡血不盡絞痛胎死腹中胞衣不下酒服
又能入心包行男子血脈通女人經水少用則養血多用則破
留血亦主蠱毒　蓀按近世備要載過用能使血行不止而斃所
病女科者毋如斯物使醫用而支吾排謗查綱

目無此句其所破者留血也夫留者積滯之謂也則備要云過者、必數兩上非此數錢許也故諸之以解病醫疑〇六十二種風紅花一兩酒煎分四服〇喉痺壅塞不通紅花絞汁服無鮮者、用乾者浸溫絞汁煎服〇熱病胎死紅花酒煎汁飲胎衣不下同方〇噎膈拒食端午采頭次紅花酒拌焙乾血竭等分末酒一盞初服用末二分次日四分照服愈爲度〇聤耳出水紅花三錢枯凡四錢共末以棉杖繳拭水吹又方去枯凡

子　功與花同治天行瘡疽水吞數顆血氣刺痛紅花子一升、擣碎好酒一升拌子曬乾末蜜丸梧子大空心酒下四十九〇女子中風紅花子五合炒末旦日取一匙煎汁嚥下、

苗　生擣塗遊腫

燕脂　甘平、活血解痘毒、浸汁滴小兒聤耳、時珍曰燕脂有數種一種以紅花汁染胡粉而成、一種以山燕脂花汁染粉而成一種端州山間有花叢生葉類藍正月開花似蓼土人采含苞者爲燕脂粉亦可染帛

如紅花者蓀按似今名洋紅類也一種以紫鉚染綿而成南人多用之蓀按則今名燕脂片也大抵皆可入血病藥用○乳頭裂破燕脂蛤粉末傅○嬰孩鵝口白厚如紙燕脂乳汁浸搽之一宿效男用女乳女用男乳

大薊　根甘溫治女子赤白沃安胎令人肥健擣汁服止吐血鼻衄崩中血下○　葉　治腸癰腹臟瘀血作運及撲損擣研酒和童便服之仝塩擣署惡瘡疥癬○

小薊　根甘溫養精保血破宿血生新血開胃下食退熱補虛損治熱毒風胸膈煩悶止嘔血下血血崩金瘡出血絞汁溫服蜘蛛蛇蠍咬毒服之亦佳○　苗生研汁服去煩熱作菜食除風熱夏月熱煩不止擣汁服二盞即瘥○大薊小薊皆能破血

但大薊兼消癰腫、而小薊專主血、不能消癰腫也。頌曰：小薊處處有之，俗名青刺薊，二月生苗，二三寸時併根作菜茹，食美，四月高尺餘，多刺，心中出花，如紅花而青紫色，四月采苗，九月采根。其大薊根苗相似，但肥大耳。○舌硬出血不止：大小薊搗汁，和酒服，乾者末，冷水服。九竅出血：仝方。○崩中下血：大小薊根一升，酒一斗，漬五宿，飲，或酒煎，或生搗汁溫服。又方：小薊莖葉汁、生地汁各一盞，白朮半兩，煎服。○金瘡出血不止：小薊苗搗爛塗。○墮胎下血：小薊根葉、益母草各二兩，水煎服。○癰瘡作發：小薊葉搗汁服。○婦人陰痒：小薊煎湯，日洗三次。○疔瘡惡腫：小薊苗、乳香各一兩，明凡五錢，末，溫酒服二錢，出汗為度。

續斷　辛苦微溫。去諸濕毒、宣通血脈、助氣血、補勞傷、暖子宮、縮小便、破癥結瘀血、消瘰癧、乳癰、腸風痔瘻、止洩精尿血。○治婦人乳難、崩中漏血、胎前產後一切病、胎漏、子宮冷、面黃虛腫。○又主金瘡、癰瘡、折跌、續筋骨及踠傷惡血、腰疼、關節緩急、止痛、生肌。

爲女科要藥、酒浸用。時行血痢、平胃散一兩入續斷末三錢、水調服二錢○妊婦胎動兩三個月墮、預服續斷酒浸、杜仲薑汁炒、等分末、棗肉丸梧子大、每米飲服三十丸○打撲損傷閃肭、骨接、續斷葉搗爛罨之○產後諸疾、血運心悶、煩熱、氣欲絕、乍寒熱、續斷皮一握、水煎服、間再煎服、此藥救產後垂危

漏盧 鹹寒。入手足陽明經。通小腸、下乳汁、通經脈、消熱毒、排膿、止血、生肌、殺虫。治皮膚熱毒、發背疽痔、乳癰、瘰癧、濕痺、熱瘡、遺溺、洩精、腸風、尿血、風熱赤眼、小兒壯熱、金瘡撲損、能續筋骨、及預解時行痘疹熱。腹中蛔虫、漏蘆末以餅臛和服○小兒無辜疳、肚脹、或瀉痢冷熱、豬肝一兩入漏蘆末一錢、塩少許、同煮熟、空心食○冷勞瀉痢、漏蘆一兩、艾葉炒四兩、末、米醋一斤、入末一半、同熬成膏、入後末和丸梧子大、每溫水

下三十丸產後帶下、全方○乳汁不下乃乳脈壅塞并治經絡
凝滯、乳內脹痛、邪畜成癰服之自內消、漏蘆二兩蛇退十条炙
焦栝樓十個燒炭其末、溫酒下二錢良久熱羹投之以通為度
○歷節風痛、筋骨拘攣、古聖散漏蘆麩炒、地龍炒、各半兩、姜汁
二兩蜜三兩同煎三五沸
入酒五合、每熱水服一錢、

苧麻 根、甘寒、安胎大能補陰而行滯血、治天行熱疾大渴大狂
解心膈熱、漏胎下血、胎前產後心煩、作枕止血運、安腹上止腹
痛。解服金石藥人心熱。署毒箭蛇虫咬。貼熱丹毒。漚苧汁飲止
消渴。小便血淋苧根煎湯頻服、五種淋疾及諸淋同法、方
○脫肛不收苧根擣煎頻洗○雞魚骨哽苧根擣汁以
匙灌之立下、○小便不通苧根蛤粉等分末每空心水服二錢
又苧根擣爛攤絹上貼少腹連陰際須臾自通、○肛門腫痛、苧
根擣爛塗○痰哮咳嗽苧根炭末生豆腐蘸食○效
娠胎動苧根一觔去黑皮銀八兩水煎[illegible]和服

葉　治金瘡傷折、血出、瘀血。蛇虺咬傷、青麻嫩頭搗汁和酒等分服、以渣傳、毒從竅中出、

苘麻　實苦平、去眼翳瘀肉、起倒睫拳毛、治赤白冷熱痢、炒末蜜湯每服一錢。癰腫無頭、吞一枚易消潰。時珍曰苘麻今之白麻也、多生卑濕處、人亦種之、葉大如桐葉而有尖、六七月開黃花、結實如半磨形、有齒、嫩青老黑、中子扁黑、狀如黃葵子、其莖輕虛、北人取皮作麻、以莖蘸硫黃作焠灯、引火甚速、其嫩子、小兒亦食、○一切眼疾、苘麻子一升末、以豶猪肝批片、蘸末炙熟、再蘸再炙、末盡為末、每陳米飲下一錢、○目生翳膜、久不愈、苘麻子以柳木作磑磨去殼、馬尾篩取肉、黃肉去外黑殼、每十兩可得四兩、非此法不能去殼、用猪肝薄切、滾藥慢炙為末、醋和丸、每湯下五十丸、一方苘實袋盛蒸熟、乾末、蜜丸服、

大青　莖葉甘鹹大寒、能解心胃熱毒、治時氣頭痛、大熱口瘡、溫疫寒熱、斑狂煩亂、熱毒攻心、口渴煩悶、毒痢黃疸、喉痺丹毒、小

本草綱目易知録　卷一　五三

兒熱疾風瘳解金石藥毒擣塗癰腫時珍曰大青處處有之高二三尺莖圓葉長三四寸
面青背淡對節而生八月開小紅花成簇結青實大如椒粒九
月色赤四月釆莖葉○喉風喉痺大青擣汁灌之○熱毒發斑
赤色大青四物湯大青一兩阿膠甘草各二錢半豆豉二合煎
服又方大青七錢半犀角二錢巵子十枚豆豉二撮煎分二服
○小兒口瘡大青一錢黃連六分煎服○熱病下痢困篤大青
湯大青四錢甘草赤石脂各三錢阿膠二錢豉半合水煎服○
肚皮青黑小兒卒然肚皮青黑乃血氣失養
風寒乘之危惡証大青末納口中酒送下

胡盧巴　辛大温純陽暖丹田益右腎命門治元陽不足冷氣潛
伏不能歸元得附子硫黃治腎臟虛冷腹脇脹滿面色青黑得
小茴桃仁治膀胱氣甚效及冷氣疝瘕寒濕脚氣酒浸炒用○蘆巴
丸治大人小兒奔豚偏墜小腹有形如卵上下走痛不可忍蘆
巴八錢小茴六錢巴戟去心附片各二錢川楝子四錢去核共

萸五錢同炒末、酒糊丸梧子大、每服十五丸、小兒五丸、鹽酒下、○腎臟虛冷腹脇脹滿、蘆巴三兩、附子、硫黃各七錢半、共末、麵糊丸綠豆大、每鹽湯下四十丸、○冷氣疝瘕、蘆巴酒洗曝、蕎麥粉各四兩、小茴一兩、末、酒丸梧子大、每空心鹽酒下五十丸、服至兩月、大便出白膿除根、○陰癩腫痛、下元虛冷、內消丸、沉香、木香各半兩、蘆巴酒炒、小茴炒各二兩、末、酒糊丸梧子大、鹽酒下五十丸、○寒濕脚氣、腿膝疼痛、行步無力、蘆巴酒浸一宿、故紙各四兩、全炒香爲末、以木瓜切頂去瓤、安藥在內令滿、用頂合住簽定、蒸爛搗丸梧子大、每湯下七十丸

馬藺子 蠡實 甘平、堅筋骨、長肌膚、療黃疸、消酒毒、治風寒濕痺、皮膚寒熱、胃熱喉痺、心胸煩滿、小腹疝痛、腹內冷積、水痢腸紅、消一切瘡癤、利大小便、止吐衄崩帶、婦人血氣煩悶、經血不止、產後血運、止金瘡血、殺蕈毒、傳蛇虫咬 時珍曰馬藺生荒野中、叢生、一本二三十莖、苗高三

四尺其嫩苗微辛後去苦味可作菜食老可作馬刷北人呼爲鉄掃帚頌曰今陝西諸郡近汴尤多葉似薤而長厚三月開紫碧花五月結實作角子如麻子而赤色有稜根細長黃色人取爲刷○喉痺腫痛馬藺子二錢升麻五分水煎入蜜少許細呷又方馬藺子入錢牛子六錢末空心服二錢○腸風下血有疙瘩瘡破者不治馬藺子一斤打酒浸曬乾首烏半斤雄黃雌黃各四兩末以浸酒攪糊丸梧子大每服三十丸溫酒下○寒疝諸痛不能食及一切諸疾馬藺子每日取一把以麵拌煮吞之

根葉花　去白虫療喉痺治胸腹飽脹癰疽惡瘡多服令人消渴睡死不寤馬藺根一握搗水絞汁稍稍灌之○喉痺腫痛馬藺根二兩搗煎徐嚥○面皰鼻皶馬藺花搗傅

牛蒡子 鼠粘 惡實 辛平補中明目潤肺散氣解熱毒諸結利咽膈風痰消斑疹毒通利小便利腰腳氣主皮膚風通十二經治風熱癮疹咽腫喉痺去風毒腫諸瘻散諸節筋骨煩熱毒解服丹石毒

風熱癮𤺋、炒牛子、浮萍、等分末、薄荷湯服二錢○喉痺腫痛、牛子、馬藺子等分末、每服二錢、仍以牛子三兩食鹽二兩炒熱包熨喉外○咽喉痘疹、牛子二錢桔梗一錢半、甘草節七個煎服○歷節腫痛、風熱攻手指赤腫甚則攻肩背膝或便閉、牛子三兩豆豉炒羌活各一兩末、湯服二錢

根莖葉　苦寒、去風逐水、治傷寒寒熱汗出中風頭面目暴腫、消渴熱中牙疼、脚弱勞瘧、癰疽、咳嗽傷肺肺疝瘕積血、通十二經脈、洗五臟惡氣酒浸服、祛風毒惡瘡。作菜食令身健。拌豆豉飯食消脹壅、煎洗去皮間習習如虫行、和葉擣傳金瘡杖瘡、入鹽擣搨一切腫毒。同鳳仙花莖葉、和油熬膏貼更良。○葆按方詳驗方新編名陽和膏貼諸腫毒惟小兒熱癤更良、頌曰、牛旁葉如芋葉、大而長實殼多刺、鼠過之則綴惹難脫故名鼠粘、時珍曰、子種以肥壤

栽之、剪苗汋淘爲蔬、取根洗曝爲脯、三月生苗、莖高三四尺、四月開花成叢、淡紫色、結實如楓球、而小、萼上細刺百十攢簇之、一球有子數十顆、其根大者如臂、七月采子、十月采根。○傷寒搐搦、汗後覆蓋不密、致腰背手足搐搦、牛蒡根散、牛蒡根十條、麻黃、牛膝、南星各六錢、酒拌炒焦、末、每溫酒服一錢。○一切風疾、二十年者、可治、牛蒡根、生地、枸杞、牛膝等分、用袋盛、藥酒浸、任意飲。○頭面忽腫、熱毒風氣內攻、或連手足赤腫、觸着即痛、牛蒡根熬膏、絹攤貼腫處、仍以熱酒調膏服、自消、亦摩頭風掣痛。○小兒咽腫、牛蒡根搗汁、細嚥之。○項下瘰癧、牛蒡根煎汁服、或焙末、蜜丸常服。○耳卒腫痛、牛蒡根搗汁、熬膏塗之。○積年惡瘡、反花瘡、漏瘡不瘥、牛蒡根搗、和臘豬脂、日日封之。○月水不通、結成癥塊、腹肋脹大、欲死、牛蒡根二斤、剉蒸三遍、袋盛酒二斗、浸三日、每食前飲一盞。

蒼耳子　甘溫、去風明目、善發汗、清肝熱、散風濕、暖腰脚、上通腦頂、下行足膝、外達皮膚。治頭痛目暗、齒痛鼻淵、風濕周痹、四肢拘攣、瘰癧、瘡疥、惡肉死肌、遍身瘙痒、炒去刺用、忌猪馬肉、米泔。大腹水腫、小便不利、蒼耳子、葶藶等分末、每服二錢、○鼻淵流涕、蒼耳子末、每湯服二錢○牙齒痛腫、蒼耳子四兩、煎濃汁熱含之、冷卽吐、又含又吐、亦可入鹽、

莖葉　苦辛微寒、有小毒、治風寒頭痛、大風癲癇、頭風濕痺、毒在骨髓、腰膝風毒、夏月采、曝末、酒服、或蜜丸服、滿百日病根出如瘑疥、汁或斑駁甲錯、皮起皮落、則肌如凝脂、除諸毒螫、殺虫疳、濕䘌。挼葉安舌下、出涎、去目黃、好眠、燒灰和臘猪脂搗、封疔腫出根、酒煮服、治狂犬咬毒。萬應膏治一切癰疽、發背惡瘡、疔癤臁瘡、杖瘡、牙疼、喉痺、端午日、取蒼耳根葉數担、入鍋熬去渣、再熬成膏、磁罐收藏、每以敷貼、卽愈、如牙疼、貼牙上、喉痺、安舌上、或噙化、俱效、○諸風頭運

蒼耳葉曬乾末，每酒服一錢，或蜜丸服二十丸，效。婦人血風攻腦，頭旋悶絕，欲死倒地，仝方。○毒攻手足，欲斷，蒼耳莖葉搗汁漬，并以滓傅。○毒蛇螫，及溪毒沙蝨射工所傷，口噤眼黑，手足强直，攻腹內成塊，逡巡不救，蒼耳嫩苗搗汁，和酒溫灌之，并以滓傅。○面上黑斑，蒼耳葉焙末，每食後酒服一錢。○赤白汗斑，蒼耳嫩葉尖和青鹽搗，五六月擦效。○大風癘疾，蒼耳葉、荷葉等分末，酒服二錢，常服。又方蒼耳葉末，大楓子油丸豆大，每茶湯下四十丸。又取五更帶露蒼耳葉熬膏，作錠子，用鱧魚一尾剖開，不去腸肚，入藥一錠，線縫，酒煮熟食，不過三五尾魚，依法食自愈。○反花惡瘡，肉突如飯粒，破之血出，隨生，蒼耳葉搗汁并頻塗。○一切疔腫，蒼耳葉童便浸絞汁冷服，又方蒼耳根三兩，烏梅肉五個，葱白三根，酒煎服，又蒼耳根燒炭，醋調塗，平再塗。○花蜘蛛咬人，與蛇無異，蒼耳苗搗汁服，滓傅。

天名精（地菘　杜牛膝）莖葉根甘寒，吐痰、止瘧、破血、生肌、逐水、大吐下、援傳，止金瘡血，去痺，除小虫，止煩渴，利小便，止鼻衄，殺三虫，治胸

中結熱、血瘕、下血、驚風、口噤、喉痺、牙疼、除諸毒、腫痔、漏疔、瘡搯
癮瘮、身痒、解惡虫蛇螫毒、能下胎、妊婦忌、療猪瘟病。○時珍曰、天名精併根
苗也、地菘獨言苗葉也、杜牛膝指其根也、其功皆同、故搗汁服
止痰瘧、漱之止牙疼、挼之傅蛇咬、凡男婦乳蛾、喉嚨腫痛、及小
兒急慢驚風、牙關緊急、以其根名杜牛膝搗爛入酒灌之立甦。
仍以渣傅項下。○男婦吐血、初起根苗曬末、莓花湯下二錢。○
諸骨哽咽、地菘馬鞭各一握、白梅肉一箇、白凡一錢、搗作彈丸、
棉裹含嚥、其骨自下。○風毒瘰癧、地菘搗爛傅。○生胎欲去、杜
牛膝一握酒煎空心服、仍以蜀根杜牛膝、塗射香、入牝戶中。○
喉痺乳蛾、鮮杜牛膝一握、艾葉七片、搗和人乳取汁、灌鼻中、須
臾痰涎從口出愈。○折傷悶朒、杜牛膝
搗罨之。○惡蛇咬傷、天名精搗爛傅。

鶴蝨 天名精子 苦辛有小毒、止瘧、傅惡瘡、殺五臟虫、治蚘蟯虫病、爲末
以肥肉臛汁服、蚘虫心痛、爲末醋服一錢、或蜜丸空腹蜜水服。

大腸虫出不斷，行坐不得，鶴蝨末，水服二錢。小兒蚘虫，嚙心腹痛，鶴蝨末，以肥猪肉汁下五分，立止。

稀薟　苦辛，生則性寒，擣汁服，令人吐，能截瘧，治久瘧、痰瘧、熱䘌、煩滿不能食；蒸曝，性則溫，安五臟，生毛髮，治肝腎風氣，四肢麻痺，骨痛膝弱，風濕諸瘡，生擣傳虎傷、狗咬、蜘蛛、蠶咬、蠼螋溺瘡。金瘡斷血，止痛生肉，除諸惡瘡，消浮腫，擣封湯漬並良。發背疔瘡，稀薟、五爪龍、小薊、大蒜等分，擣入熱酒絞汁服，汗出愈。反胃吐食，稀薟末，蜜丸綠豆大，每沸湯下三十丸。中風不遂，稀薟蒸曝九次，蜜丸服。葆按：治詹某年五旬外，由粵歸家，患手足癱瘓，先以祛風活絡，接補氣血藥，精神較健，手足稍舒，未全愈。予曰：此風乘虛入絡，宜用藥酒緩圖。鮮稀薟一斤，鮮五加皮八兩，仝曝蒸九次，當歸、牛膝、續斷各二兩，紅花、片子薑黃各一兩，共末，蜜丸梧子大，每早晚溫酒送下五十丸，未終劑而病愈。

箬葉　甘寒、通小便、利肺氣、開喉痺、消癰腫、止吐衂嘔血、咯血、下血、吹奶乳癰、俱燒存性服。一切眼疾、箬葉燒灰、淋汁洗之、久自效。○咽喉閉痛、箬葉炭、灯心炭等分吹之藤驗加龍腦少許。○耳忽作痛、或紅腫內脹用經霜箬葉在外將朽者、燒炭末傳耳中、痛卽止。○肺壅鼻衂、箬葉燒炭、白麵各三錢、末、每井水服二錢。○經血不止、箬葉炭、鹽帋灰等分末、每米飲服二錢。○男婦血淋、多年煮酒缸上箬葉每用七片燒炭、入麝香少許、陳米飲下。○吹奶乳痛、端午粽糉、箬葉、燒炭、酒服二錢卽散。

蘆根　甘益胃、寒降火、開胃氣、止噎噦。治反胃嘔逆不下、食胃中熱、傷寒內熱、寒熱時疾、消渴、客熱煩悶、瀉痢、妊婦心熱、止小便利數、解魚蟹河豚毒。骨蒸肺痿不進食、蘆根飲、蘆根、麥冬、骨皮、生姜各十兩、橘皮、茯苓、各五兩、水煎、分五服。○食狗肉毒、及馬肉、河豚蟹、幷中藥箭毒、心下堅、腹脹、口乾、發熱妄語、蘆根煮汁服。○反胃上氣、蘆根茅根等分煎服。○霍

亂煩悶、蘆根三錢、
麥冬一錢水煎服、
莖葉 甘寒治霍亂嘔逆、肺癰煩熱、欬嗽吐血、發背癰疽。燒灰
淋汁煎膏蝕惡肉去黑子。 葉 治金瘡生肉滅瘢。吐血不、止蘆荻
外皮燒灰末入蚌粉少許研勻麥冬湯服二錢。○肺癰咳嗽煩
滿微熱心胸甲錯、葦莖湯葦莖切二升水煎汁入桃仁五十粒
薏苡仁瓜瓣各半升煮取
汁二升徐服當吐膿血愈
筍 味小苦冷止渴利小便治膈間客熱、解河豚、及諸魚蟹毒、
并解諸肉毒忌巴豆
花 蓬蕽 甘寒煮汁服治乾霍亂及中魚蟹毒。燒灰末、吹鼻止衄、
血亦治崩中血。○乾霍亂心腹脹、蓬蕽煎汁服。○諸般血病
蘆花紅花槐花茅花白雞冠花等分煎服

芭蕉 甘、大寒、生食止渴、潤肺、破血、合金瘡、解酒毒、乾者解肌熱煩渴、除小兒客熱、壓丹石毒、蒸熟曬裂、舂取仁食、通血脈、填骨髓、性冷不益人、多食動冷氣。宏景曰、甘蕉本出廣州、今江東並有、無異性子不堪食、異物志云、甘蕉卽芭蕉株大者、一圍長丈許、其莖虛軟如芋、皆重皮相裹、根如芋魁、花着莖末、形色如蓮花、子各爲房、實隨花長、子凡三種、未熟時苦澀、熟時甜脆、一種大如拇指、長四五寸、銳似羊角、兩兩相抱、名羊角蕉、一種大如雞卵、有類牛乳、名牛奶蕉、味減一種、大如蓮子、長四五寸、形正方、味最弱、並可蜜藏菓食、葆承粤友送羊角蕉、味美、故附載、仍有數種不錄、但江南者花而不實也、星槎勝覽云、南番阿魯諸國無米穀、惟種芭蕉椰子、取實代粮也

根 甘、大寒、治天行熱狂、煩悶、消渴、黃疸、牙疼、頭風、遊風、產後血脹悶、癰腫、結熱、患癰毒、并金石藥發動燥熱、口乾、並絞汁服。

搗爛傅腫、去熱毒、發背欲死芭蕉根搗爛塗赤遊風癥風熱頭痛及一切腫毒仝方、○產後血脹芭蕉根搗汁、溫服二合、天行熱狂、及消渴飲水、同方俱冷服○血淋澁痛芭蕉根旱蓮草、等分煎服

蕉油　甘冷止煩渴淸頭風熱、及湯火傷、暗風癎病涎作、昏悶欲倒者、飲之取痰奇效。用梳頭、止女人髮落令長而黑。以竹筒插入皮中、取出瓶盛之、○小兒截驚芭蕉汁、薄荷汁煎勻、塗頭項留顖門、塗四肢留手足心勿塗取效、○風虫牙痛、取蕉油一碗煎滾令嗡漱○瘡口不合芭蕉取汁抹之、○風邪熱毒、頭面項腫、芭蕉汁塗葆驗方

葉　腫毒初發、搗末、和生姜汁塗、岐毒初起芭蕉葉燒炭入輕粉少許、麻油調塗即消、

花　治心痺痛、燒炭為末、鹽湯點服二錢、

蘘荷　根辛溫有小毒、治中蠱及瘧疾、搗汁服、及溪毒沙虫蛇毒、

諸惡瘡、根心主稻麥芒入目、以汁注目即出、赤眼澁痛、擣汁點之○頌曰、蘘荷、荆襄江湖間多種、北地亦有、春初生葉似芭蕉、根似姜牙而肥、其葉冬枯、根堪爲葅、崔豹云蘘荷似芭蕉而白色、其子花生根中、花未敗時可食、久則消爛、根似姜、宜陰地依蔭而生、二月種之、一種永生、不須鋤耘、但加糞、八月初、踏其苗令死、則根滋茂、九月取旁生根爲葅、亦可醬食、十月以糠覆其根、過冬不凍死○卒中蠱毒、下血如雞肝、日夜不絕、臟腑敗壞待死、以蘘荷葉密置病者席下、勿令知、必自呼蠱主姓名○喉中似物、吞吐不出、腹脹羸瘦、取蘘荷根擣汁服、蠱自出○吐血痔血、向東蘘荷根一把、擣汁服、婦人腰痛、仝方○雜物入目、蘘荷根心絞汁、滴目中自出

蘘草 蘘 苦甘寒、辟不詳、解邪氣、治溫瘧寒熱

麻黃 辛溫微苦、入足太陽、兼入手少陰陽明經、而爲肺家常藥、發汗解肌、去營中寒邪、洩衛中風熱、調血脈、通九竅、止好睡、開

毛孔皮膚、治中風傷寒、頭痛、溫瘧、欬逆上氣、痰哮氣喘、壯熱溫疫、山嵐瘴氣、洩邪惡氣、破堅癥積聚、消赤黑斑毒、毒風疹痺、皮肉不仁、散目赤腫痛、水腫風腫、產後血滯。過劑則汗多亡陽。夏月禁用。虛者、蜜炒、去根節用。傷寒、黃疸、表熱者、麻黃醇酒湯、麻黃一把、棉裹、美酒五升、煎取半升、頓服、取小汗、春月用水煎。○裹水黃疸、一身面目黃腫、甘草麻黃湯、麻黃四錢、甘草二錢、煎服、覆汗出、不汗再服。○中風諸病、麻黃一秤、去根、揀旺相日、乙卯日取東流水熬、去滓、再熬成膏、瓷瓶收藏封之、一二年不妨、每服一二匙、熱湯化下、取汗、熬時要勤攪、勿令着底、恐焦、仍忌雞犬婦人見、劉守真方。○小兒慢脾風、因吐瀉後而成、麻黃長五寸十箇、去節、白朮指面大二塊、全蝎二箇、生薄荷葉包煨、末、二歲下一字、三歲上半錢、薄荷湯下。

根節　甘平、止汗、夏月雜粉撲之。（權曰、麻黃根節止汗、以故竹扇杵末、和根節末撲之、又牡）

蠣粉、粟粉、并麻黄根等分末、生絹袋盛撲、手摩之○小兒盜汗、麻黄根三分、蒲扇灰一分、乳汁頻服、仍以乾姜三分和前合末撲之○諸虛自汗、夜卧即甚、久則枯瘦、黄芪、麻黄根各一兩、牡蠣米泔浸洗煆、爲末、每服五錢、小麥百粒煎服○産後虛汗、黄芪、當歸、麻黄根各三錢、煎服○陰囊濕瘡、腎有勞熱、麻黄根、石硫黄各一兩、米粉一合、共末傳之○内外障翳、麻黄根一兩、當歸一錢、同炒焦、人射香少許、共末頻用𠾃鼻即退、

本賊 甘溫、微苦、中空、輕揚、與麻黄同形、同性、亦能發汗解肌、止淚、止血、升散火鬱、風濕、益肝膽、治腸風、療目疾、退翳膜、消積塊、收脫肛、去風濕疝痛、止痢、及婦人月水不斷、崩中赤白、胎動不安。○舌硬出血、木賊煎水漱即止○腸痔下血、年久、木賊、枳殼各二兩、乾姜一兩、大黄二錢、全炒焦、末、粟米飲服二錢○婦人血崩、無拘遠近、痛甚、木賊、香附各一兩、朴硝半兩、末、每服三錢、色黑者、酒下、色紅、水調服、臍下痛者、加乳香、没藥、當歸各一錢

煎服。忌生冷猪魚油膩酒麪。○胎動不安，木賊、川芎等分末，每服三錢，金銀各一錢，煎湯下。○急喉痺塞，木賊以牛糞火燒炭，每冷水服一錢，血出即安。○目昏多淚，木賊去節、蒼朮米泔浸各一兩，末，每茶調下二錢。

石龍芻草 龍鬚 苦微寒。治內虛不足，汗出痞滿，心腹邪氣，小便不利，淋閉，莖中熱痛，風濕鬼疰，消惡毒，療蚘虫腫不消食。時珍曰：龍芻叢生，狀如孛薺苗直上，夏月莖端開小穗花，結細實，無枝葉，吳人多栽蒔織席。

敗席 治淋及小便卒不通，取彌敗有垢者，方尺，煮汁服。

燈芯草 莖及根甘寒。降心火，瀉肺熱，通五淋，止血通氣，散腫止渴，行水。治陰竅不利，除水腫癃閉。燒灰，吹急喉痺甚捷，塗乳上飼小兒止夜啼，和輕粉、射香為末，搽陰疳。○時珍曰：燈心難研，以粳米粉漿染，曬乾易研末入水澄之浮者是燈心也曝用蓀按燈心亦難燒炭以小竹筒盛燈心撮緊泥裹炭火燒内自結成炭取用○癬瘡有虫以燈心縛成把擦摩極痒時虫從燈草出浮水可見用十數次可斷根○衂血不止燈心一兩丹砂一錢共末每米飲服二錢○喉風痺塞燈心炭入炒食塩少許吹之愈○濕熱黄疸燈心根酒水各半煮露服

煙草 相思草 辛温微毒治風寒濕痺滯氣停痰山嵐瘴霧頭風眩運辟壁蝨解鴉片煙毒作煙吸直先熏肺故不循常度以肺朝百脈頃刻而過一身令人通體俱快今人若作酒茶終身不厭然火氣熏灼損肺耗血人自不覺耳○蓀按煙草俗名相思草俗傳夫妻相愛妻死其夫思之夢其妻曰我塚上出草一本取其葉作煙吸可舒解故名查綱目未載予照備要文增損附方○解洋煙毒悞吞洋煙者以烟草濃煎汁灌之取吐瀉即解○辟壁蝨以新乾煙草鋪牀底自絕○水煙筒水倒坑中蛇自避

鮮生地　大寒、入心腎、瀉丙火、清燥金、解諸熱、利水道、消瘀通經、滋陰退陽、平諸血逆。治婦人崩血不止、產後血上薄心悶絕、胎傷下血、胎不落下、跌墜踠折、瘀血留血、吐衂溺血、皆擣汁飲之。多服損胃、搗懸腹、能消瘀血。然性大寒、胃弱者慎、恐損胃氣。忌同乾生地。

小兒便血小兒初生七日、大小便血、乃熱傳心肺。不可服涼藥、以鮮生地汁五匙、酒半匙、蜜三匙和服。○小便血淋鮮生地汁、車前草汁等分煎服。○物傷睛突瞼胞腫痛者、目睛突出、但目系未斷者、即納入、急以鮮生地搗泥、綿裹傅之、外以避風膏藥護其四邊、無鮮者乾者水浸搗。○牙齒挺長出一分者、常咋鮮生地妙。○一切心痛無問新久鮮生地汁、搜麪作餺飥、或冷淘食、良久當利出蟲、長尺許、頭似壁宮、而斷根。

乾生地　甘苦而寒、沉陰而降、入手足少陰、厥陰及手太陽經、

填骨髓長肌肉滋陰退陽涼血生血補腎水真陰除皮膚燥火
去諸濕熱治血虛發熱勞心損肺寒熱積聚瘦痺驚悸吐血尿
血齒痛牙疳掌心火灼足下熱痛折跌續筋婦人崩中血運胞
漏下血産後腹痛調經安胎利大小便又能殺虫治心腹急痛
酒炒則上行外行姜制則不泥膈忌蘿蔔葱蒜銅鐵器。時珍曰本經謂
乾生地即乾地黃乃將生地陰乾或日乾火乾稾按近産懷慶
其性經火曝而味甘寒別録云生地者乃新掘鮮者未經火曝
其性大寒二月生葉時珍曰生地初生如山白菜而毛澁葉深
青又似小芥葉而頗厚不叉莖上有細毛莖稍開小筒子花紅
黃色結實如小麥粒頌曰其實作似連翹中子甚細根長四五
寸細如手指皮赤黃色如羊蹄根及胡蘿蔔曝乾乃黑生食作
土氣俗呼其苗爲婆婆奶古人種子今人惟種根宜正九月采
佳葆按近處不種要用鮮者掘取野生根甚細亦難得物或有

鮮者由江浙而來以黃土藏之不善藏易爛設有用鮮者因其難得以乾生地水浸絞汁而性不同矣○小兒陰腫以葱椒湯煖處洗之唾調乾生地焙末傅外腎熱甚者雞子白調或加牡蠣少許○打撲損傷骨碎及筋傷爛乾生地熬膏厚裹以竹筒夾急縛勿令轉動日夜可十易之瘥○溫毒發斑乾生地二兩六錢豆豉一兩六錢豬膏十兩合之露一宿煎減三分之一去滓入雄黃一錢射香一分和勻分五服毒從皮中出忌蕪荑○耳中常鳴生地煨熟塞之○鼻出衄血乾生地地龍薄荷等分末冷水調下○男女虛損或大病後或積勞後肢重骨痛呼吸少氣或少服拘急腰背強口乾燥不進食多臥久者積年輕者百日乾生地二斤麵一斤搗爛炒乾爲末每空心酒服一匙日三○地黃粥大能利血生精乾生地粳米各二合罐煮熟以酥二合蜜一合入內再煮熟食

熟地黃 甘而微溫入手足太陰厥陰經滋腎水補真陰填骨髓生精血聰耳明目黑髮烏髭治男子勞傷女子胞漏經候不調

胎產百病、去臍腹急痛、後脚股酸疼、坐而欲起、目䀮無所見、爲補血之上劑。忌萊菔、銅鐵器、葱、蒜。按近制熟地法、揀大乾生地一斤、約十枝上下一斤者、水浸半時、洗去泥土、每一斤入砂仁、廣皮各一兩、同入沙鍋內、桑柴火煮一週、去廣皮、加沙仁末一兩、和酒文火煮一周、取起瓷盤盛和汁蒸曬九次。○月經不調、久無子、乃衝任伏熱、熟地半斤、當歸二兩、黃連一兩、並酒浸一夜、焙末、煉蜜丸梧子大、每服七十丸、米飲溫酒任下。○妊娠胎漏、血下不止、二黃丸、生地、熟地、等分末、每白朮枳殼煎湯下二錢、日二。○妊娠胎痛、乃衝任虛、宜抑陽助陰、內補丸、熟地二兩、當歸一兩、末、蜜丸梧子大、每酒下三十丸。

葉　治惡瘡似癩十年上者、擣爛日塗、用鹽湯先洗。

花實　功同地黃、尤能治腎虛腰脊痛、爲末酒服。○內障青盲及久損失明、地黃花、黑豆花、槐花、俱曬乾、各一兩、猪肝一具、以水同煮、至上有凝脂、掠盡瓶收、每點少許、日三。

川牛膝　苦酸而平足厥陰少陰經藥能引諸藥下行酒拌蒸能調和氣血益肝腎強筋骨生用逐惡血破癥結墜生胎落死胎助十二經脈治寒濕痿痺四肢拘攣腰膝酸軟不可屈伸久瘧寒熱除腦中痛及腰脊痛五淋尿血莖中作痛喉痺乳蛾口瘡齒痛癰腫金瘡折傷閃肭止痛排膿婦人經水不通血結產後心腹痛血運然性下行而滑竅夢遺失精及脾虛下陷因而腿膝腫痛者禁用川產良忌牛肉○婦人陰痛牛膝酒炙每服三錢○胞衣不下牛膝八兩葵子一合煎分五服○口舌瘡爛牛膝浸酒含漱○女人血病月經淋閉不行遶臍疝痛產後血氣不調腹結癥瘕牛膝酒浸乾漆燒炭各一兩末生地汁一升熬稀膏入末杵丸梧子大每空心服五丸○生胎欲去牛膝一握酒煎空心服○喉痺乳蛾牛膝一

握鮮艾葉七片搗汁和乳勻灌鼻中取涎

懷牛膝　味甘微苦體潤氣清入足少陰厥陰經主傷中少氣助十二經脉補肝臟風虛能調和氣血養肝腎利陰器填骨髓壯筋骨起陰痿强机關治虛羸痿痺腰痛脊疼腰膝軟怯足痿冷弱男子陰消老人失溺酒蒸久服輕身耐老其性甘平無滑竅墮胎之患補劑宜之忌牛肉　葆按川牛膝色微紅粗如拇指氣溫味苦故雖理血而破血墮胎滑竅懷牛膝色黃細如燈草能和經脉而補血氣產自懷慶故名本草未分而近用者多故補之

莖葉川牛膝　治寒濕痿痺老瘧淋閉諸瘡功同根春夏宜用

紫菀　辛溫潤肺苦溫下氣調中補虛消痰止渴益肺氣主息賁

止喘悸潤肌膚治胸中寒熱結氣欬逆上氣欬唾膿血肺經虛熱小兒驚癇去蠱毒痿蹷尸疰鬼魅○能開喉痺取惡涎為纏喉風要藥○婦人小便閉卒不得出紫菀末井華水服二錢即通小便尿血服即止全方○纏喉風痺欲死紫菀一莖洗淨指納喉中待取惡涎出瘥更以牙硝少許津嚥之斷根○久嗽不瘥冬花紫菀各一兩百部半兩末每服三錢姜三片烏梅一箇煎湯下○小兒咳嗽聲不出者紫菀杏仁等分末蜜丸芡子大五味子湯下一丸

女菀 白色紫菀 辛溫治風寒洗洗霍亂瀉痢腸鳴上下驚癇寒熱肺傷咳逆出汗膀胱久寒支滿飲酒夜食發病○面黑女真散女菀三分鉛丹一分末每醋漿服一分日三十日後大便黑十八日面如漆二十一日面令白止服年三十以後不可服忌五辛諸物

麥門冬 甘平微寒清心潤肺強陰益精瀉熱除煩消痰止嗽行

水生津、明目悅顏、治肺中伏火、嘔吐痰癖、虛勞客熱、肺痿短氣、肺痿吐膿、時疾熱狂、熱毒、大水面目浮腫、身重目黃、血熱妄行、經枯乳閉。但性寒、氣弱胃寒人慎用。消渴飲水、黃連三兩、研末、麥冬二兩、以肥大苦瓜汁、浸一宿、去心、日中搗泥、入黃連末、和丸梧子大、食後飲下五十丸、日再服、重者倍服、三日後其渴必定、覺虛、取白羊頭一枚、煮爛、細細飲汁、勿入鹽、勿食肉、自愈。○衄血不止、麥冬、生地各五錢、水煎服、立止。○咽喉生瘡、脾肺虛熱上攻、麥冬一兩、黃連半兩、末、蜜丸梧子大、麥冬湯下二十丸。○男女血虛、麥冬、生地等分、熬膏、湯點服、忌鐵。

萱草　萱花甘涼、消食利濕熱、除酒疸、煮食、治小便赤澀、身體煩熱、作菹、利胸膈、安五臟、令人歡樂無憂、輕身明目、多食動風發瘡。○風土記云、懷妊婦人佩其花即生男、故名宜男。董子云、欲忘人之憂、則贈之、名忘憂草、俗名黃花、名金針。

根　利小便、通沙淋、下水氣、消浮腫、治酒疸、遍身黃，搗汁服。大
熱衄血，擣汁一盞，和姜汁半盞，細呷之。吹乳、乳癰、腫痛，擂酒服，
以滓封之。○足背跌逆，俗名鯉魚翻，萱草根入酒糟食鹽搗爛傳帛縛。葆驗方。○遍身水腫，萱草根乾末，每米飲服
二錢。○小便不通，萱草根煎水頻服。○
大便後血，萱草根和生姜油炒酒冲服。

淡竹葉　甘寒。清心去煩熱，利小便。○葆按：淡竹葉有兩種，其一即前竹葉，而此生原野，高數寸，
葉莖似細竹，其根一窠數十鬚，鬚上結子，形似麥冬而堅
硬，根名碎骨子，墜胎，人采根苗取汁，和米作酒麴，甚芳烈。

竹雞草 鴨跖草　甘苦大寒。治寒熱瘴瘧、痰飲疔腫、小兒丹毒、發熱狂
癇、肉癥澀滯、大腹痞滿、身面氣腫、癰疽等毒，及蛇犬咬，擣汁點
喉痹，傅五痔。○和赤豆食，下水氣濕痺，通利小便。五痔腫痛，竹雞草挼軟納患處。

效○小便不通竹雞草、車前草各一兩、擣汁入蜜少許、空心服、

葵菜

甘寒滑脾之菜也潤燥利竅功與子同利胃氣、滑大腸、除客熱、宣導積滯、妊婦食之滑胎易產煮汁服利小腸治時行黃病、惡瘡膿血女人帶下小兒丹毒熱毒下痢服丹石人宜食燒灰止金瘡血○須曰葵作菜茹甚美但性滑不益人詵曰熱食之令人熱悶四月食發宿疾天行病後食令人失明勿合鯉魚粟米鮓食害人時珍曰凡被狂犬咬者永禁食食之即發食葵須用蒜又伏硫黃○天行斑瘡須臾遍身皆戴白漿此惡毒氣葵菜葉以蒜虀啖之○肉雛怪疾手足忽倒生肉刺如錐痛難忍但食葵菜愈時珍曰葵菜古人種爲常食今之種者鮮有紫莖白莖二種以白莖勝大葉小花紫黃色其食大如指皮薄而扁輕虛如榆莢四五月種者可留子六七月種者名秋葵八九月種爲冬葵經年收采正月復種爲春葵郊野甚多其菜易生爲百菜主

根　甘寒利竅滑胎通淋利小便止消渴解蜀椒毒散惡毒氣
疔瘡惡瘡小兒悞吞錢不出煮汁飲之○二便不通葵根二斤生姜汁一合和服即通○
漏胎下血血盡子死葵根莖燒炭酒服二錢○瘭疽惡瘡肉中
忽生一黤子大如豆粟或如梅李或赤黑白青色其黶有核核
有深根應心能爛筋骨毒入臟腑殺人但飲葵根汁可折其毒
○妬乳乳癰葵莖及子末酒服二錢○身面疳瘡出黃汁葵根
燒灰猪脂和塗小兒緊唇同方○口吻生
瘡葵根燒灰傅○蛇虺螫傷葵根搗汁傅

冬葵子　甘寒淡滑利竅通乳消腫滑胎通大便利小便滋氣
脉通營衛行津液消水氣治乳癰氣脉壅塞乳汁不行及經絡
凝滯奶房脹痛留蓄作癰炒香和砂仁等分末酒服二錢即效
出癰疽頭下丹石毒○小便血淋冬葵子二錢水煎服○關格脹
滿二便閉欲死葵子一升煎取汁半升納

猪脂一雞子大頓服。○妊娠水腫小便不利冬葵子茯苓各三兩共末飲服小便利則止若轉胞者加髮灰神效○倒生口噤及胎死腹中葵子末每酒服二錢○妊娠患淋冬葵子一升煮取汁二升分服妊娠下血至方。○産後淋瀝不通冬葵子一合朴硝八分煎入朴硝冲服○胞衣不下冬葵子一合川牛膝一兩煎服○面上皰瘡冬葵子柏子仁茯苓瓜瓣各一兩爲末每食後酒服一匙日三服

黄蜀葵 花甘寒滑通淋催生利小便消癰腫治諸惡瘡膿水久不瘥爲末傳之爲瘡家要藥浸油塗湯火傷 時珍曰黄蜀葵二月下種至夏始長葉如蓖麻子葉六月開花大如碗鵞黄色旦開午收隨即結角如拇指本大末尖六稜有毛者則黒色其稜自綻内有六房如芝蔴房其子累累在房内其莖長者六七尺剥皮可作繩索○沙石淋痛黄蜀葵花炒末每米飲服一錢○難産催生如聖散治胎臟乾澁難産劇者并進三服良久腹中氣寛胎滑即下黄葵花焙末熱湯服二錢無花用子半合末酒調去滓服胎死不

下同方加紅花。○小兒木舌，黃葵花一錢，黃丹五分，末，傅之。○湯火灼傷，用瓶盛麻油，用筯就樹采取黃葵花，收入瓶內，密封，遇傷者以油塗之。○小兒禿瘡，黃葵花、大黃、黃芩等分，末，米泔洗淨，菜油調搽。

嚮日葵　甘寒滑，去濕滲濕，解熱滑胎。纂要云名戎葵子也，莖高葉圓，花黃大如盤，其攢生盤內。葆按綱目此即黃蜀葵，非戎葵也，戎葵名蜀葵，無黃字，又名吳葵，其花有深紅、淺紅、紫、黑、白色，而此花是黃花，俗種塍塝邊，其子攢盤內，鄉人取炒食供果，述此以俟博考。

子及根　甘寒滑，治產難，通乳汁，消癰腫，利小便，治五淋及水腫。○打撲損傷，黃蜀葵子研酒服二錢。○便癰初起，黃葵子七七粒，皂角半挺，末，以石灰全醋調塗。○臨產催生，黃葵子四十九粒，研爛溫水服。經驗方用黃葵子二錢，焙研，井華水服，無子用根。

酸漿草（燈籠）　苗葉根莖　苦寒，利濕除熱，清肺化痰，利水道，消黃疸，治風熱煩滿、上氣欬嗽、傳尸鬼氣、腹內熱結、目黃不食、大小便澀、骨熱多睡、嘔逆痰壅、痃癖痞滿、小兒無辜瘧子、寒熱腹大、殺虫落胎、去蠱毒、研膏傳小兒閃癖○時珍曰酸漿五月後開小花黃瓣、但有五尖、結有鈴殼、凡五稜、一枝一顆、下懸如燈籠狀、殼中一子、狀如龍葵子○熱咳咽痛、酸漿爲末、白湯服、仍以酸漿傳喉外○喉瘡作痛、酸漿炒焦末、酒調噙之

子　酸平、定志益氣、除熱煩、利水道、消黃疸、產難者、吞之立產、尤益小兒、治骨蒸勞熱、尸疰疳瘦、痰癖熱結、萬莖功同

敗醬（苦蘵　苦菜）微苦帶甘、手足陽明厥陰藥○善排膿、補瘻、破血、消癰○治暴熱火瘡、疥癬疽痔、馬鞍熱氣、癰腫浮腫結熱風瘰痺、破多年凝

血、能化膿爲水、除血氣心腹痛、鼻衄、吐血、赤眼、障膜、弩肉、聤耳、熱疹、丹毒、瘡癧、疥癬、破癥結、下腹癰、女人赤白帶下、催生落胎、産後血運腹痛、擣塗蠼螋尿瘡。○腹癰有膿、苡仁一兩、敗醬五錢、附子二錢、爲末、水調服、小便當下愈。○産後惡露七八日不止、敗醬、當歸各六分、續斷、芍藥各八分、川芎、竹茹各四分、炒生地十二分、水煎、空心服。○産後腰痛、血氣流入腰眼、痛甚難轉、敗醬、當歸各八分、川芎、芍藥、桂心各六分、水煎服、忌葱。

款冬花。○辛溫純陽、入手太陰經。○潤心肺、益五臟、除煩、消痰、洗肝明目、治欬逆上氣、善喘、喉痺、驚癇、寒熱邪氣、消渴、喘息呼吸、咳連不絕、涕唾稠粘、肺痿、肺癰、咳吐膿血、及中風等症。○久嗽熏法、每旦取冬花五錢、少蜜拌潤、納一升鉄鐺中、上用一瓦覆、鑿一孔、孔內安一長小筆管、以麵泥縫、勿令漏氣、鐺下着文火、少時煙從管出以口含吸嚥之如胸中少悶須舉頭勿緊即將指頭按住管口勿使漏煙稍悶開又吸至煙盡止如是五日、照爲之至六日飽食羊肉癒。○痰嗽帶血冬花百合等分、爲末蜜丸龍眼大每臥時嚼一丸姜湯下、

鼠麴草 米麴 鼠耳 甘平調中益氣、止瀉除痰、壓時氣、去熱嗽、除肺中寒大升肺氣、亦治寒嗽○瀰米粉作粿食甜美過多食損目 葆按江右名水麴我婆名菓花、二月生苗寸許柔軟白茸如鼠耳毛寒食節前采煮搗和米粉作餜食甚爽口、

決明子 甘苦鹹平、助肝氣、益腎精、治肝熱風眼、眼赤淚出、白膜膚瞖、靑盲、雀目、及一切目疾、療唇口靑。研末塗太陽穴、治頭痛貼胸心、止鼻衄。○作枕、治頭風、明目、勝於黑豆。○研塗癰腫、解蛇毒、園中種此蛇不敢入。○ 葉作菜食、利五臟、明目甚良 苗名芒目 決明子一

丹、地膚子五兩末，米飲疊丸梧子大，每米飲下三十丸。○癖濟
延蔓決明子一兩末，入水銀、輕粉少許同研，不見星，擦破上藥
立差。○目赤澀痛，決明子炒研
末，茶調傅兩太陽穴，乾則易之

地膚子　甘苦而寒，補中強陰、聰耳明目、益精氣、利小便、入膀胱、除虛熱、消陰邪、癩疾、散惡瘡疝瘕。與陽起石同服，起丈夫陰痿、補氣益力，去皮膚中熱氣，使人潤澤、又治客熱丹腫、可作湯沐浴、去熱風。雷頭風腫不省人事，地膚子同生姜研爛，熱酒沖服，取汗愈。○狐疝陰㿗，超越舉重，卒得陰㿗，及小兒狐疝，地膚子五錢，白朮二錢半，桂心五分，末，米飲或酒服三錢，忌葱、桃、李。○血痢不止，地膚子五兩，地榆、黃芩各一兩，為末，每服二錢。○妊婦患淋，熱痛酸楚，地膚子一兩，水煎服。○肢體疣目，地膚子、白凡等分，煎湯洗

苗葉　苦寒，益陰氣、通小腸、為治諸淋上品，能濇腸胃，利氣止

瀉，主赤白痢，手足煩疼，解惡瘡疥，水煎洗目，去熱暗，傷目濇痛，
物傷睛陷，努肉突出，地膚子苗葉洗去
土二兩，擣絞汁，每點少許，乾者煎汁點。

瞿麥 苦寒，通心經，利小腸，養腎氣，止霍亂，治關格諸癃結，逐膀胱邪熱，爲治淋要藥，主關閉五淋，月經不通，出刺，破血塊，排膿，決癰腫，明目去翳，破胎墮子，性利善下，虛者慎用。○小便石淋，瞿麥末，酒服一錢，日三。○子死腹中，或産經數日不下，瞿麥煎汁服。○九竅出血，瞿麥一把，山梔二十個，生薑一塊，炙甘草半兩，燈草小把，北棗五枚，水煎服。○目赤腫痛，浸淫等症，瞿麥炒末，以鵞涎調塗眥頭效。○魚臍疔瘡，瞿麥燒灰，油調傅。○箭刀陷在肉，及胸腹咽喉諸處不出，瞿麥末，酒服一錢。○小便淋閉，下焦結熱，或有血出，瞿麥一兩，甘草炙七錢，梔子炒半兩，末，每服七錢，葱頭七個，生薑五片，燈心五十莖，水煎時時服。○咽喉骨哽，瞿麥末，水服二錢，竹木哽，仝方。

葉　治痔瘻、并瀉血作湯粥食療、眼目腫痛、小兒蛔虫及金石
毒發搐衛、癰癤、及浸淫瘡、并婦人陰瘡。
王不留行　草子甘苦而平、其性行而不住、能走血分、通血脈、乃
陽明衝任之藥、除風痺內塞、止心煩鼻衂、癰疽發背、惡瘡瘻乳、
遊風、風疹、婦人難產、經血不勻、下乳汁、利小便、止金瘡血出、竹
木刺、妊婦忌之。○婦人乳少因氣鬱者、涌泉散：王不留行、炒山甲、
龍骨、瞿麥、麥冬等分末、每服二錢、熱酒下、後食
猪蹄羹、仍以木梳梳乳、日三。○鼻衂不止、不留行
連莖葉陰乾煎服。○糞後下血、不留行末水煎服。
葶藶子　辛苦而寒、屬火性急、大能下氣、下膀胱水、通利水道、肺
中水氣臏急者、非此不能除。治肺壅喘促、胸中痰飲、上氣咳嗽、

積聚癥結、伏留熱氣、皮間邪水上出、面目浮腫、風熱痱癢、通月經、利小便、其性急、既瀉肺而易傷胃、須以大棗輔之、久服令人虛、炒用。○陽水暴腫、面赤煩渴、喘急、小便澀、葶藶一兩半、防杞二兩、綠頭鴨血及頭共搗丸豆大、空心水下十丸、五日止、小便利爲驗。○痰飲咳嗽、葶藶炒焦、知母貝母各一兩、末、棗肉沙糖各一兩半、入末搗丸彈子大、以棉裹一丸含嚥下。○肺壅喘急不得臥、葶藶炒末、蜜丸彈子大、棗十枚、煎汁、頓服五丸、支飲不得息仝方。○瘰癧已潰、葶藶二合、豉一升、搗如錢大厚二分、安瘡上、艾灸令溫熱、勿太熱破肉、數易之、初起忌灸、恐葶藶之氣入腦傷人、

車前子　甘寒、發肝肺、去風毒、導小腸熱、利小便而不走氣、與茯苓同功、強陰益精、令人有子、治男子傷中、女人淋瀝、止暑濕瀉痢、濕痺、氣癃、肝中風熱、毒風衝眼赤痛障翳、腦痛淚出、去心胸

煩熱，主婦人難產，壓丹石毒。小兒血淋，車前子研服二錢，車前草煎湯送。○石淋作痛，車前子二升，絹袋盛水煮濃汁服，須臾石下。○老人淋疾身體熱甚，車前子五合，棉裹煮汁，入青粱米四合，煮粥食，常服明目。○妊婦熱淋，車前子五兩，葵根一升，無根用冬葵子一兩代，煎汁分五服，以利為度。○滑胎易產，臨月車前子末酒服二錢，橫產不出同友。○補虛明目，駐景丸，治肝腎俱虛，眼昏黑花，或生障翳，迎風有淚，車前子、熟地各三兩，菟絲子酒浸五兩，末，蜜丸梧子大，每酒下三十丸。○久患內障，車前子、生地、麥冬等分末，蜜丸服。

草及根　甘寒。明目，止煩下氣，補五臟，利小便，通五淋，除小虫，止鼻衄、尿血、下血、金瘡，化瘀血、血瘕，泄濁陰，攢性滑利，多服則泄精氣，令小便不禁。初生尿澀，車前草搗汁，入蜜少許灌之。○鼻衄不止，車前草搗汁飲。○喉痺乳蛾，車前草、鳳尾草，全擂爛，入霜梅肉、煮酒各少許，絞汁，以鵝翎刷患處，隨手吐痰即消。○目中赤痛，車前草搗汁，調朴硝，臨臥塗眼

鮑上交早洗去○産後血暈大小腸草萹草汁一升、蜜一合和煎服、○尿血、車前草汁、空心服、

馬鞭草　辛苦微寒、破血通經殺虫消腫治癥瘕血瘕、下部䘌瘡、久瘧下痢、女子血氣肚脹月經不匀活血行血止金瘡血、搗傳男子陰腫女人乳癰、塗諸瘡腫、蠼螋尿瘡、○男子陰腫大如升核、痛難治者馬鞭草搗塗之、○婦人疝痛名小腸氣馬鞭草一兩、酒煎熱服以沸湯浴身取汗、○婦人經閉結瘕塊脹欲死馬鞭草五斤熬膏、每熱酒服一匙、日二、○魚肉癥瘕凡食魚鱠及生肉在腸不化成癥、馬鞭草搗汁飲一升、即消○乳癰腫痛馬鞭草一握酒一盌、生姜一塊搗汁服以渣傳、○疥瘡寒熱、馬鞭草五合、酒二合煎分二服、○馬喉痺風躁腫連頰吐血、馬鞭草一握去兩頭搗汁飲、○赤白下痢、馬鞭草五錢陳茶一握煎服○楊梅惡瘡馬鞭草煎湯、先熏後洗痛腫漸減

根　辛濇温、治赤白下痢、初起焙末每米飲服二錢

狗尾草、莖治疣目貫髮穿之、即乾滅、凡赤眼拳毛倒睫者翻轉目瞼以一二莖蘸水戛去惡血甚良。○時珍曰原野垣墻甚多生苗葉似粟而小其穗亦似粟黄白色而無實采莖竹筒盛以治目疾

鼠尾草、苦平微寒、治瘧疾、消水蠱、療鼠瘻、寒熱、下痢膿血、白花者主白痢、赤花者主赤痢。○集註鼠尾以穗形名生平澤中四月采葉七月采花田野甚多人采作染皂葉如蒿莖端夏生四五穗穗若車前花有赤白○大腹水蠱鼠尾草馬鞭草各十斤煮去滓再熬成膏每湯服一匙○反花惡瘡內生惡肉如飯粒破之血出隨生反出於外鼠尾草根擣和猪脂塗○久痢休息鼠尾草花末飲服

旱蓮草、甘酸、汁黑、益腎陰、通小腸、止血、排膿、烏鬚、固齒、傳疔瘡及一切瘡。擣汁塗眉髮、出速而繁。灸瘡血出不已、傳之立止。

點鼻中添腦。繫臂截瘧旱蓮草搥爛男左女右安寸口上以古錢壓定帛繫良久起泡名天灸瘧○痔漏瘡發旱蓮草搗爛冲酒取汁飲滓傅患處○小便尿血旱蓮草車前草搗汁服○疔瘡惡瘡旱蓮草嚼爛傅之○偏正頭痛旱蓮草搗汁滴鼻中愈○腸風臟毒下血不止旱蓮草瓦上焙末服二錢陳米飲下

連翹　苦平味薄形似心故入手少陰心手厥陰心包絡氣分兼入手足少陽手陽明經除脾胃濕熱而瀉心火治寒熱鼠瘻瘰癧癭瘤癰腫惡瘡結熱蠱毒通月經去白虫治耳聾利五淋通小腸利小便療中部血證以爲使散諸經血凝氣聚消腫排膿爲十二經瘡家聖藥○瘰癧結核連翹脂麻等分末時時食○項邊馬刀屬少陽連翹二斤瞿麥一斤大黃三兩甘草半兩每用一兩水煎食後熱服半月後灸臨泣穴三七壯照服二月決效○痔瘡腫痛連翹煎湯熏洗以刀上飛過

滌凡入射香少許研貼之

根 苦寒平下熱氣益陰精明目悅顏治傷寒瘀熱發黃。

蓼藍實 苦寒填骨髓明耳目利五臟調六腑通關節益心力治經絡中結氣使人健少睡療腫毒解諸毒殺蠱蚑疰鬼蠱毒。蚑言其小兒鬼也

○蓼藍葉汁 苦甘寒解五心止煩悶殺百藥毒解砒石朱砂狼毒射罔斑蝥蜂蠆毒。脚氣赤腫皮破水流浸淫襪帶褁布傳日二易數日赤退水止疼驗方 藍葉擣汁調如意金黃散傳油

吳藍 苦甘冷屬水能使敗血分歸經絡除煩止渴殺疳排膿治寒熱頭痛頭腫赤眼天行熱狂疔瘡遊風熱毒腫毒風疹鼻

吸吐血、產後血運、小兒壯熱、解金石藥毒、狼毒、箭毒、金瘡血悶、蛇虫傷、狼毒、射罔、蜘蛛咬毒。時珍曰藍凡五種惟藍實耑取蓼藍蓼藍葉如蓼五六月開花成穗細小淺紅花子亦如蓼、歲可三刈、菘藍葉如白菘、馬藍葉如苦蕒、冬藍俗所謂板藍。二藍花子並如蓼藍。吳藍長莖如蒿而花白、木藍長莖如決明子、高者三四尺、分枝布葉、葉如槐葉、俱藍雖分別不同、其作澱則一。○小兒中蠱、下血欲死、擣藍汁頻飲。○陰陽易病、傷寒初愈交合必病、拘急手足拳、小復急熱、頭痛當汗之猪四日難治、藍一把、雄鼠屎二七枚煎服取汗。○飛血赤目熱痛藍葉、車前草、淡竹葉等分、煎水溫洗。○腹中鱉瘕、藍葉一斤水絞汁服。○應聲虫病、腹中有物作聲、隨人語言、名應聲虫、藍汁一盞分三服。○唇邊生瘡、年八不瘥、八月藍葉擣汁洗、三度瘥。

藍澱　辛苦寒、合石灰作成、止血、斂毒、殺虫之功似勝於藍。水調飲之治噎膈、及誤吞水蛭、即瀉出、解諸毒、傳熱瘡及小兒熱丹

禿瘡。一僧病噎不下食數年、臨終命其徒曰、吾死後可開吾胸
喉、視有何物苦我。及死、其徒依命開胸中、得一物形似魚
而有兩頭、遍體肉鱗、安鉢中跳躍、戲投諸味、不見食皆化水、以
藍澱投之、卽躍走、須臾自化成水、故治噎病○小兒熱丹、藍澱
傅之、口鼻急疳同方○時行熱毒、
心神煩躁、藍澱一匙、新汲水調服、

青黛　鹹寒色青、瀉肝、消食積、殺惡虫、散五臟鬱火、解中下焦毒、
藴風熱。治天行發斑、頭痛寒熱、吐咯衄血、斑瘡陰瘡、疳疾小兒疳
熱丹毒、諸熱驚癇、又解諸藥毒。同雞子白調傳癰瘡、蛇虺螫傷、
肺熱咯血、青餅子、青黛一兩、杏仁去皮、以牡蠣粉炒一兩、去牡
蠣、黃蠟化和作三十餅、每用一餅、乾柿半個夾住、濕紙包煨香、
嚼食、粥飲送、日三服○產後發狂、四物湯加青黛煎服○耳疳
出汁、青黛、黃柏等分末搽○瘰癧未穿、青黛、馬齒莧全搗爛
塗傅效○心口熱痛、
姜汁調青黛二錢服、

蓼 苗葉辛溫利中益智殺虫伏砒除大小腸邪氣作生菜食能入腰脚煮湯捋脚治霍亂轉筋煮汁日飲治痃癖酒煎服解血氣攻心乾之釀酒飲主風冷擣爛傅狐尿瘡瘈犬咬傷多食令人發心痛。保昇曰蓼有青蓼香蓼水蓼馬蓼紫蓼赤蓼木蓼七種紫赤二蓼葉小狹而厚青香二蓼葉相似而薄馬水二蓼葉俱濶大上有黑點水蓼一名天蓼蔓生葉似柘葉花皆紅白子皆大如胡麻青黑而尖扁惟木蓼花黄白子皮青滑諸蓼並冬死惟香蓼宿根重生可為生菜時珍曰諸蓼保昇所說甚明古人種蓼為蔬收子入藥故禮記烹雞豚魚鼈皆實蓼於腹後世不用人亦不栽惟造酒麴用其汁今但以平澤所生香蓼青蓼紫蓼為良○霍亂轉筋蓼葉豆豉等分煮汁服○血氣攻心痛劇蓼根浸酒飲○小兒冷痢蓼葉擣汁服○惡犬咬傷蓼葉擣泥傅之

蓼實 辛溫明目溫中耐風寒下水氣消面浮腫癰瘍歸鼻除

腎氣去瘀瘍止霍亂治小兒頭瘡。傷寒勞復因交接卵腫或縮入腹痛蓼子一把水挼汁飲一升○霍亂煩渴蓼子一兩香薷二兩末每水煎服二錢○小兒頭瘡蓼子末蜜和雞子白塗虫死

水蓼 莖葉辛冷治蛇傷擣傅之并絞汁服止蛇毒入腹心悶。又治脚氣腫痛成瘡水煮汁漬搨之。時珍曰此水際生蓼葉長五大寸比水葒葉稍狹比家蓼葉稍大而功用彷彿相同

馬蓼 莖葉辛溫去腸中蛭虫。時珍曰生濕地高四五尺每葉中間有黑點能伏丹砂雌黃

葒草 水葒 天蓼 實鹹微寒去熱明目益氣治消渴消痞癖。時珍曰水葒生下濕地似馬蓼其莖粗如拇指有毛其葉大如商陸葉色淺紅成穗秋深子成扁如酸棗仁而小色赤黑肉白不甚辛炊煼可食○瘰癧水葒子半炒半生等分研末食後酒服二錢日三已破者亦治久則效○癖痞腹脹及堅硬如盃盌者水葒花子一升另研末

獨顆蒜三十個去皮新狗腦一箇皮硝四兩石臼擣爛攤在患處上用油帋以長帛束之酉時貼之次日辰時取之未效再貼二三次倘有膿潰勿怪仍看虛實日逐間服錢氏白餅子紫霜丸塌氣消積丸利之磨之服至半月甚者一月無不瘥矣以喘滿者爲實不喘滿者爲虛

花　散血消積止痛。胃脘血氣作痛水葒花一把煎服。心氣疞痛水葒花末酒服二錢女用醋水各半服立效。腹中痞積水葒花或子不拘多少以水桑柴火熬膏量痞大小攤貼仍以酒調膏服忌腥葷油膩物

莖葉　天蓼　辛有毒治惡瘡去痺氣。根莖除惡瘡腫水氣脚氣煮濃汁漬之。生肌肉水葒根煎湯淋洗仍以其葉曬末撒瘡上愈

三白草　甘辛寒有小毒治水腫脚氣利大小便消痰破癖除積聚消疔腫絞汁服令人吐逆除瘧疾及胸膈熱痰小兒痞滿。

根　治脚氣風毒脛腫，擣汁酒服，煎洗癬瘡。時珍曰：三白草生田畔澤，八月生苗，高二尺，莖如蓼，四月其巔三葉面上三次變白，餘葉青不變，俗云一葉白食小麥，二葉白食梅杏，三葉白食黍子。五月開花成穗如蓼花，色白微香，根長，虛軟有節，鬚如菖蒲根。

虎杖　根微溫，通利月水，破留血癥結，風毒結氣，利小便，通五淋，壓一切熱毒，治風在骨節及瘀血，大熱煩躁，止渴，酒服，療產後瘀血，血痛，血運，惡血不下，心腹脹滿，及撲損瘀血，跌墜昏悶，研末酒服，治腸痔下血，研末蜜丸，米飲下。墜胎，妊婦忌。郭璞云：似水葒草而粗大，有細刺，可以染赤。宗奭曰：虎杖大率似寒菊，花葉莖蕊差大，莖葉有淡黑斑，六七月旋開花，至九月中方已，花片四出，色如桃花，差大，陝西山麓水次甚多。時珍曰：其莖似水葒，葉圓似杏，枝黃似柳，其花似蓼，色似桃花，合而觀之，未嘗不同。權曰：暑月以根和甘草煎爲飲甚甘美色如琥珀極解暑毒浸酒常服破女子經脈不通有妊忌葉挼虎杖功主通淋女科經閉要藥臨証指南治淋因虎杖難得以杜牛膝代是集諸句便葉留心采取○諸般淋疾及久患石淋虎杖根一合水煎去滓入乳香麝香少許調服○月水不利虎杖三兩凌霄花沒藥各一兩末每酒服一錢○腹中暴癥虎杖五升焙末稌米五升炊飲納入好酒五斗漬之封固候藥消飯浮溫飲忌鮭魚及鹽取乾者浸酒亦可此治癥勝諸藥○氣奔怪病人忽遍身皮底如波浪痒極抓之血出不止謂氣奔虎杖人參青鹽細辛各一兩煎徐徐服

蓄 馬唐 羊粟 甘寒、調中、潤肺、明耳目、消水氣、止消渴。治濕痺、脚氣、頑痺、瘟癧、少腹急脹、小便赤澁、並合赤小豆煮食、勿與鹽擣傳腫毒。藏器曰、生廢稻田中、節節有根、着土結縷、馬食如糖、名馬唐、羊食名羊粟、山人飼猪名臭猪菜、人亦蒸食、葉挼

萹蓄 苦平、利小便、殺三虫、治霍亂吐利、熱淋、黃疸、疥瘙、疽痔、女

人陰蝕、小兒蚘病、及蚘虫、煮汁飲、有驗。熱黄疸疾萹蓄擣汁服。○丹石冲眼服丹石人毒發冲眼腫痛、萹蓄擣汁服。○蚘咬心痛、治小兒蚘咬心痛面青口中沫出、垂死者、萹蓄十斤熬膏隔宿勿食空心服虫即下或用醋煎嚥下。○虫食下部、虫狀如蝸牛、食下部作痒、萹蓄一把、煎空腹服。○痔腫痛、萹蓄擣汁服、

刺蒺藜、　辛苦甘温、皮厚色青外刺而内仁白、散肝風、清肺氣、逐惡血、通月經、破癥積聚、去躁熱、解結毒、消浮腫、散諸風癧瘍、治頭風體痒、咳逆胸滿、肺痿吐膿、喉痺腰痛、目赤齒痛、奔豚風秘、蚘虫心腹痛、疔癩白癜、痔漏陰㿉、小兒頭瘡、下氣、通乳、催生墮胎、炒去刺用。大便風秘、炒刺蒺藜一兩、猪牙皂角去皮酥炙五錢、末、每鹽茶湯送一錢。○月經不通、炒蒺藜當歸等分末、每米飲服三錢。○催生下衣、治難產、及胞衣不下、胎死腹中、炒蒺藜折貝母、等分末、米飲送三錢、末下再服。○蚘虫心

痛、吐清水、炒蒺藜陰乾末、湯服一錢、日三服。○面上瘢痕、炒蒺藜山巵等分末、醋調夜塗旦洗。○白癜風[illegible]刺蒺藜去刺生擣六兩末、每湯服二錢、日二服、服一月、白處見紅點絕根。○牙齒動搖痛、或因打動、蒺藜去刺生研五錢、漿水半盌煎滚泡醮水入鹽溫漱。○鼻塞出水、多年不聞香臭、蒺藜當道車碾過、水煮、仰卧先滿口含飯、以汁灌鼻中、不下再滴、若嚏出一兩個息肉似赤蛹虫出愈。

花　治白癜風、陰乾爲末、每溫酒服二三錢。○

苗　煮湯洗疥癬風瘡作癢。○鼻流清涕、蒺藜苗四兩、黄連一兩水煎濃汁、少少灌鼻中、取嚏涕。○諸瘡腫毒、蒺藜蔓水煎去滓、熬如飴、以塗腫處即消。○蠼螋尿瘡、遶身匝即死、以蒺藜葉擣傳、無葉用子。

沙苑蒺藜　産自同州沙苑　味薄色青、形象似腎、故能補腎固精、潤肝明目、助陽、煖子宮、療吐膿、去躁熱、治腰脊引痛、目暗失明、遺溺洩精淋濁溺血咳逆傷肺肺痿吐血頭暈風眩胸膈氣滿痔漏陰汗奔豚腎氣。女人赤白帶下男子虛損勞乏老人水臟冷小便多及肝腎虛目失明可常飲之。時珍曰古方治風多用刺蒺藜後世補腎多用沙苑蒺藜僕按二蒺藜本草未分雖時珍註述亦未詳細達出愚自臨證試驗及審綱目明文特爲分列以便省目○腰脊引痛沙苑蒺藜末蜜丸梧子大每酒下三十丸○三十年失明補肝散沙苑蒺藜末食後服一錢

穀精草　花辛溫體輕性浮能上行陽明分野明目退翳功勝菊花凡目疾宜用之治偏正頭風痛喉痺齒痛從目翳膜痘後生翳療瘡疥止鼻衄。痘後生翳久不退穀精草末以乾柿或猪肝煮熟蘸食又加蛤粉仝猪肝煮淡食○小兒雀盲至晚不見物用羯羊肝一具勿用水洗竹刀批開入谷精花一撮瓦罐煮日日食效忌鐵器○腦痛眉痛穀精花二錢地

龍三錢，乳香一錢，末，每用半錢，燒煙筒中，隨左右𪖏鼻。○鼻衄不止，穀精草末，熟麵湯調服二錢。

海金沙　甘寒淡滲，入小腸、膀胱血分，解熱毒氣，通利小腸，治濕熱腫滿，小便熱淋、膏淋、血淋、石淋、莖痛，得巵子、牙硝、蓬砂，療傷寒熱狂。○脾濕腫滿，腹脹如鼓，喘不得臥，海金沙散：海金沙三錢，白朮四兩，甘草半兩，黑丑牛頭末一兩半，末，每流水煎服一錢。○膏淋如膏，海金沙、滑石各一兩，甘草稍二錢，末，每麥冬湯調二錢。○血淋，海金沙末，湯服二錢。

地蜈蚣草　苦寒，解諸毒，通大便，擣汁塗癰腫，末服能消腫毒，排膿，被蜈蚣傷者，入鹽少許，擣塗，或末傳之。○時珍曰：地蜈蚣草生村落塍野，左蔓延右，右蔓延左，葉密對生，俗呼過路蜈蚣，延上樹者，呼飛天蜈蚣，通用。○一切癰疽，赤腫未破已破，膿血不散，及腸癰、奶癰，發熱疼痛能食，宜此排膿托裏散：地蜈蚣、赤芍、當歸、甘草等分，末，每溫酒服二錢。

半邊蓮　辛平、治蛇虺傷、擣汁飲、以滓圍傷處、又治寒齁氣喘、及瘧疾寒熱、同雄黃等分擣泥、盌覆待色青、以飯丸梧子大、空心鹽湯服九丸。時珍曰、此小草生陰濕塍塹邊、就地細梗引蔓、節節而生細葉、秋開小花、淡紅花、止有半邊如蓮花狀、故名。○血痢日久難愈、半邊蓮每服二錢、水煎服、驗方

紫花地丁　苦辛寒、治癰疽發背、疔腫瘰癧、喉痺黃疸、無名腫毒惡瘡。黃疸內熱、地丁末、酒服二錢。○稻芒粘咽不出、地丁草嚼嚥。○癰疽惡瘡、地丁、連翹、蒼耳葉等分、擣爛絞汁服。○發背及無名腫毒、貼消如神、地丁草、白麵和擣餅、鹽醋浸一夜貼。○疔瘡、地丁草擣汁服、又地丁草、蔥豉蜜仝擣貼、若瘤瘡加新黑牛屎。○喉痺腫痛、地丁草、入醬少許、取汁點。○瘰癧發背疔瘡、地丁根去粗皮、刺蒺藜等分、末、油調塗。

大黃　味苦大寒、入足太陰、手足陽明五經血分、其性沉而不浮

其用走而不守、若酒浸、亦能引入至高之分、驅邪熱而下降、用以蕩滌腸胃、下燥結而除瘀熱、能推陳致新、平胃下氣、調中化食、安和五臟、治傷寒時邪、發熱譫語、溫熱瘴瘧、下痢赤白、腹痛裏急、黃疸水腫、留飲宿食、蘊滯水氣、心腹痞脹、二便不通、下瘀血、血閉、破癥瘕積聚、老血留結、通女子經候、少腹脹滿、小兒寒熱時疾、煩熱、瘀損傷積血、瀉血中伏火、宣通一切氣、調血脈、關節、瀉諸實熱不通、行水除痰、蝕膿消腫、研末塗湯火灼及凍瘡、火丹赤腫、然傷元氣而耗陰血、若病在氣分、或血虛胃寒、及妊婦產後、並勿輕用、忌冷水。男子偏墜作痛、大黃末、醋調塗。○暴赤目痛、四物湯加大黃、酒煎服。○胃火牙疼，口含冷水，以帋撚蘸大黃末，隨左右𤸰鼻，立止。○風熱牙疼，大黃瓶內煅炭，末，早晚揩牙，冷水漱去，永不發。○損傷瘀血，從高墜下，及木石壓傷，酒蒸大黃一兩，杏仁去皮三七粒，研，酒煎，雞鳴時服，至曉下瘀血，愈。○灸瘡飛蝶，因艾灸火痂便退，瘡內鮮肉片飛如蝶形而去，痛甚，是火毒也，大黃、朴硝各半兩，末服，取利愈。○大風癩疾，大黃煨、角刺各一兩，末，空心溫酒服二錢，取出惡物如魚腦，再服，下如亂髮之虫，取盡，乃服雄黃花蛇藥，名通天再造散。○腹脇積塊，風化石灰半斤，瓦器炒熱，稍冷，入大黃末合炒，再入桂心末，鍋內勻，下米醋攪成膏，攤布貼之。又方，大黃二兩，朴硝一兩，末，大蒜仝搗成膏貼之。○心腹諸疾，三物備急丸，治心腹病，卒病百病，大黃、巴豆、乾姜各一兩，末，蜜丸豆大，每服三丸，凡中忤心腹痛如刀錐刺，口噤，停尸卒死，以煖水或酒服，未知更服三丸，復中鳴轉當吐下，愈。口噤者，折齒灌之，入喉即瘥。○鼻中生瘜，大黃、杏仁等分，擣勻末，猪脂調塗。

商陸　苦寒有毒，沉陰下行，與遂戟同功，疏五臟，散水氣，瀉十種水病，通大小腸，治胸中邪氣，水腫腹滿，瘺痹疝瘕，喉痺不通者研末醋調塗喉外、良消癰、墜胎、傳惡瘡、濕蠱毒、殺鬼精物。凡用、水浸黑豆拌蒸、胃氣弱者勿用。水氣腫滿、商陸切豆大一盞煮汁云滓入糯米一盞至煮粥、每空心服、又方商陸搗泥、入射香三分勻貼臍上、以帛束之、得小便利即消腫。○石癰如石、堅硬不作膿、商陸搗擦取軟效。○產後腹大、堅滿喘臥、白聖散商陸根三兩、大戟、甘遂各一兩半、每熱湯服二錢、大便通利為度。○瘰癧喉痹、攻痛生商陸搗餅置癧上、以艾炷上灸三壯。○腹中暴癥有物如石、痛刺、百日不治、商陸搗、布包熱熨、冷則易。

狼毒、根辛平、大毒、破積聚、療心痛、消食滯、寒熱、水氣、惡瘡、鼠瘻、疽蝕、鬼精蠱毒、除胸下積辟、痰飲、癥瘕、殺飛鳥走獸、亦殺鼠、合野葛納耳中、治聾。心腹連痛、狼毒二兩、附子半兩、末、蜜丸梧子大、每服三丸、水送。○九種心痛、一虫、二蛀、三風、四悸、五食、六欲、七冷、八熱、九氣及落馬墜車瘀血中惡等症狼毒炙、吳萸泡、巴豆去心炒、取霜、炮姜、人參各一兩、附片三兩

末蜜丸梧子大每空腹溫酒下三丸○腹中常痛水穀陰結心
下停痰兩脇痞滿按之鳴轉逆不食狼毒三兩附子一兩旋覆
花三兩擣末蜜丸梧子大每白湯下三丸日三服兩脇氣結同
方○陰疝欲死丸縮入腹急痛欲死狼毒防風各二兩附片三
兩末蜜丸梧子大每白湯服三丸日三服○一切虫病狼毒爲
末餳糖砂糖各一匙調末一錢卧時空腹熱水化下次早即下
虫也○積年疥癩狼毒三兩半生半炒輕粉一兩水銀三錢以
茶末少許於瓦器中以津液擦化水銀共末以麻油浸藥末高
一寸三日待藥沉油清遇夜不見燈火蘸油藥塗瘡上仍以口
鼻於藥盞上吸氣取效○積年乾癬生痂搔之黃水出每逢陰
雨則痒甚狼
毒研末塗之

狼牙　根苦寒有毒治邪氣熱氣疥瘙瘡痔浮風瘙癢止赤白痢
去寸白虫及殺腹臟一切虫水煎服○煎汁洗惡瘡㕘按狼毒狼牙俱根藥註
狼毒葉似商陸有毛狼牙葉似蛇莓無毛其根若獸之牙考余
圖九窩九用狼毒而條辨用狼牙註云無狼牙以狼毒代致世

俗訛傳狼牙是狼毒旁生之牙、引註以正其非。又查狼牙本草不載治心痛、更易明矣。○小便溺血、狼牙草、蔣蚌粉炒、槐花、百藥煎等分末、每米泔下三錢、空心服。○寸白諸虫、狼牙五兩、木蜜丸麻子大、隔宿不食、明旦以漿水下一合、服盡瘥。○婦人陰癢、狼牙二兩、蛇床子三兩、煎水熱洗。○婦人陰蝕、瘡爛者、狼牙三兩煎汁、以筯纏棉浸湯瀝洗、日三次。○毒蛇傷螫、狼牙、或葉搗爛、猪脂和塗立瘥。○小兒陰瘡、狼牙草煎濃汁洗

蕳茹 慮茹 辛、寒、有小毒。去熱病、破癥瘕、除息肉、蝕惡肉、排膿惡血、敗瘡死肌、除大風熱氣、善忘不寐、殺疥虫。○時珍曰、蕳茹原出武都、今處處有之、生山原、春初苗生、高二三尺、根長大如蘿蔔、蔓菁狀、或岐出者皮黃赤、肉白、破之有黃漿汁、莖葉如大戟、而葉長、折之有白汁、抱莖有短葉相對、莖中分二三小枝、二三月開細紫花、結實如豆大、一顆三粒相合、生青熟黑、中有白仁、如續隨子狀。○素問治婦人血枯病、烏賊、藘茹二物丸。今人傳藘茹即茜草、而綱目載茜草名茹藘、因其傳誤、故又附註辨明。○甲疽生脚趾邊腫爛

蘆茹三兩黄芪二兩苦酒浸一宿以猪脂五合煎膏去滓日三塗即消○中焦熱痞善忘蘆茹四錢炙甘草二兩滑石二錢末每雞鳴時温酒下一錢○傷寒咽痛毒攻作腫蘆茹取瓜甲大納口嚼汁嚥下

大戟　苦寒有小毒能瀉臟腑之水濕行血發汗利大小便主十二種水腹滿急痛積聚喘急中風皮膚痛頭痛吐逆頸腋癰腫黄疸温瘧破癥結下惡血癖塊蠱毒腹内雷鳴通月水墮胎妊治癮疹風及風毒脚腫並煮汁日日熱淋取愈反甘草若悞服菖蒲可解○水腫喘急○便赤及水蠱炒大戟二兩炮姜半兩末每姜湯下三錢二便利為度○水腫腹大如鼓或遍身腫用棗一斗水浸過以大戟根苗蓋之瓦盆合定煮熟取棗無時食棗盡决愈又方大戟白丑牛木香等分共末猪腰子一對每用末一錢摻入腰子内濕帋包煨熟空心食之

澤漆　莖葉、辛苦微寒、消痰退熱、明目輕身、利大小腸、止瘧疾、主蠱毒、治皮膚熱、大腹水氣、四肢面目浮腫、丈夫陰器不足。○時珍曰、別錄陶氏、皆言澤漆是大戟苗、日華子言是大戟花、皆非也。考土宿本草云、澤漆是貓兒眼睛草、一名五鳳草、江湖原澤平陸多有之、春生苗、佈科分枝、成叢柔莖、如馬齒莧、綠葉如苜蓿葉、圓而黃綠、頗似貓眼、故名貓兒眼。莖頭凡五葉中分、中抽小莖五枝、每枝開細花、青綠色、復有小葉承之、齊整如一、莖有白汁粘人、其根白色、有硬骨。○肺欬上氣、脈沉者、澤漆湯、澤漆三斤、水煮去滓、入半夏半升、紫參、白前、生姜各五兩、甘草、黃芩、人參、桂心各三兩、煎服日三。○心下伏瘕、大如盃、澤漆四兩、大黃、葶藶炒、各三兩、末、蜜九豆大、每服三九、日三。○男婦瘰癧、澤漆煎膏、以椒葱槐枝洗後、搽此膏。

甘遂　苦寒、有毒、能瀉腎經及隧道水濕、直達水氣所結之處、以攻決爲用、爲下水之聖藥、水結胸中、非此不能除、能瀉十二種

水、治大腹疝瘕、面目浮腫、留飲宿食、破癥瘕積聚、散膀胱留熱、
皮中痞、熱氣腫滿、利水穀道、消腳氣、陰囊腫墜、去痰水及痰迷、
癲癇、噎膈痞塞。其性猛於攻決、恐妨元氣、不可過服、虛者愼用。
反甘草。○身面浮腫、甘遂二錢末、猪腎一枚、分爲七臠、入末在內、
濕紙包煨熟、食至五服、當覺腹鳴、小便利效。○腎水流
注、腿膝攣急、四肢腫痛、即上方加木香四錢、內以溫酒嚥下、當
利黃水驗。○妊娠腫滿、服猪苓散不效、甘遂二兩末、蜜丸梧子
大、每服五十丸、得微下、仍服猪苓散。○疝氣偏腫、甘遂、小茴等
分末、酒服二錢。○癲癇心風、遂心丹、治風痰迷心、癲癇及婦人
心風血邪、甘遂二錢末、猪心血和藥、入猪心內、縛定、紙裹煨熟、
取末、入辰砂末一錢、研勻、分作四丸、每服一丸、猪心煎湯下、
大便下惡物爲效。○馬脾風病、小兒風熱喘促、悶亂不安、謂之馬脾風、甘
遂麪包煮一錢半、辰砂研水飛二錢半、輕粉十分、共末、每服一字、漿水少
許、滴麻油小點、抄藥在上、沉下、去漿灌之、名無價散。○保命集云凡水腫
服藥未全消、以甘遂末塗腹上、繞臍令滿、內煎甘草汁服、其腫即散

本草綱目易知錄目錄卷二

草部

續隨子葉及莖中白汁　莨菪根　雲實花根　蓖麻子葉
常山蜀漆　藜蘆　附子烏頭尖　草烏射罔
白附　南星膽星　半夏莖涎　蒟蒻
蚤休　鬼臼　射干烏尾　玉簪花葉
鳳仙花子葉根　曼陀羅花　羊躑躅　鼠莽草
茵芋茶蒲繫　芫花　鉤吻又名斷腸草　菟絲子
五味子　覆盆子葉根皮　蓬蘽　蛇莓

使君子　木鱉子　馬前子　馬兜鈴 根 獨行
預知子　牽牛子　旋花 根　凌霄花 莖葉 根
薔薇花 根汞　月季花　栝樓 皮子 天花粉　王瓜 子
葛根 生葛汁 葛粉 葉 蔓葛花 葛穀　天冬　百部
首烏 莖葉　萆薢　土茯苓　白斂
山豆根　黃藥子　白藥子　威靈仙
茜草　防杞　木通 子根　通草
鉤藤　山蕎麥　五爪龍　羊桃
絡石　木蓮 葉 藤汁　扶芳藤　金銀花

天仙藤　南藤　清風藤　省藤
籐黄　澤瀉 葉實　蔛草　羊蹄根 葉實
菖蒲 葉　香蒲 蒻萍 蒲黄　菰筍 根 菰手 葉 菰米　水萍
蘋　萍蓬草　莕菜　蓴
水藻　海藻　海帶　海蘊
昆布　石斛　碎補　石葦
金星草　景天　虎耳草　鵞不食草 瞖草
螺厴草　酢漿草　地錦　陟釐
乾苔　井中苔 及萍 藍　船底苔　地衣草

垣衣　屋遊　瓦松　烏韭
土馬騣　卷柏　桑花　馬勃
燕蓐草　雞窠草　猪窠草

穀部

脂麻 烏白者 燈盞殘油 油麻花 麻油 麻葉 稭　壁蝨胡麻　大麥 麵 苗 大麥奴
大麻花 麻蕡 麻仁 油 葉 黃麻 麻根 漚麻汁　小麥 麥麩 浮麥 麵 麥粉 麪筋 麥麨 麥苗 麥奴 麥稈
雀麥 苗　蕎麥 葉 稭　苦蕎麥　秈米 稈
糯米 米泔 稻稈 糯糠 糯谷頴 糯稻根鬚　粳米 米泔 炒米湯 粳谷奴 禾稈
蘆穄 根　秈粟米 米泔 糠 粟奴　糯粟米 根　穇

稗米 根苗　薏苡仁 根葉　罌粟殼 粟嫩苗 阿芙蓉

黑豆 豆皮葉花 黄豆卷　黄豆 豆油 稭　赤小豆 葉花 豆芽　白豆 葉

綠豆 豆粉 豆皮 豆莢 豆葉 豆花 豆芽　穭豆　豌豆

蠶豆 苗　豇豆 俗名羊角菜豆　稨豆 皮、花 藤葉　刀豆

黎豆　豆豉　豆黄　豆腐 豆腐皮

陳倉米　飯 水飯　荷葉燒飯　烏飯

粥 米粥 各物煮粥　麨 炒米湯 粳米炒湯 糯米炒湯　餻 糯米餻　糭

饊　蒸餅　女麴　黄蒸

小麥麪 大麥麪 [illegible]米麪　神麴　紅麴　粟芽

穀芽　麥芽　飴糖　醬

醋　米酒糯底酒甜酒釀老酒諸藥酒　燒酒　酒糟

乾糖糟　米皮糠　舂杵頭細糠

本草綱目易知錄卷二

草部

續隨子千金子　辛温有毒、其功長於利水。治婦人血結月閉、癥瘕痃癖積聚痰飲、心腹疼痛冷氣脹滿嘔逆、不食肺氣水氣蠱毒鬼疰、利大小腸下惡滯物、宜一切宿滯。日服十粒、瀉多以薄醋粥喫即止。擣塗疥癬瘡、黑子疣贅。去殼取肉紙包壓去油用水氣腫脹

續隨子去殼研去油、一兩淨末、分七服、丈夫酒下、婦人荊芥湯下、五更服當下痢、至晚自止。忌鹽醋百日。○蛇咬腫悶欲死、金綫重臺六分、續隨子仁七粒末、酒服、仍擣用唾和塗患處。○陽水腫脹、續隨子仁去油二兩、大黃一兩、末、酒浸丸綠豆大、每湯下五十丸。○涎積癥塊、續隨子三十粒、膩粉三錢、青黛一錢、糯米飯丸芡子大、每用一丸、以大棗一枚燒過去皮核、同藥嚼、冷

茶送下、半夜後取下積聚惡物效
○黑子疣贅、續隨子擣爛塗、自落。
葉及莖中白汁 剝人面皮、去䵟黯、傳白癜癧瘍、及蠍螫立愈。
頌曰、續隨子、處處有苗如大戟、初生一莖、莖端生葉、葉中復出
葉花亦類大戟、自葉中抽幹而生、實青有殼、人家園亭中多種
以爲飾、秋種冬長、春
秀秋實、莖中有白汁、

莨菪 浪蕩子、苦辛大毒、制服、治癲狂風癇、顛倒拘攣、炒末傳脫肛
止冷痢。主蛀牙痛、咬之虫出、愈。燒煙熏虫牙、及洗陰汗、忌生服
傷人見鬼狂亂。制法、莨菪子好醋煮乾用、黃牛乳浸一宿、至明
日乳汁變黑是真、取曬乾用、頌曰、莨菪處處有
之、苗莖高二尺、葉似地黃、葉而濶如三指、四月開花紫色、莖莢
有毛、五月結實有殼作罌子、狀如小石榴、房中子細、青白色、如
粟米、大明曰、悞食生者令人狂亂、以綠豆甘草、升麻犀角汁並
解之、時珍曰、莨菪毒甚、生食能使痰迷心竅、蔽神明、亂視聽、瘈

靖間陝西妖僧如香至昌黎縣張柱家見其妻美用此藥散入飯內舉家被迷而柱見家人皆是妖鬼盡殺死事發論死○積年氣痢一切冷氣莨菪子石灰水煮一伏時掬出去芽曝乾附子乾姜橘皮桂心厚朴等分末蜜丸服○風痺厥痛莨菪制過三錢炒草烏甘草各半兩末糊丸豆大螺青爲衣每服十丸男用菖蒲酒女用芫花湯下○脫肛不收莨菪子炒末傅石灘墜硬醋和傅惡瘡似癩至方傅○惡犬咬傷莨菪子七枚吞之勿嚼破破反傷人

根　苦辛有毒殺虫治邪瘧疥癬瘧疾不止莨菪根燒灰水服一錢○惡癬有虫莨菪根擣爛蜜和傅○趾間肉刺莨菪根擣汁塗○狂犬咬人莨菪根和鹽擣傅日三上

雲實　辛溫除寒熱止消渴治瀉痢腸澼下醫膿血止痛殺虫去邪惡結氣下蠱毒瘧疾多用　時珍曰此草山原甚多俗名粘刺赤莖中空有刺高者如蔓其葉如槐三月開黃花纍然滿枝莢長三寸狀如肥皂莢內有子五六粒頭微尖有黃黑斑紋厚殼白仁有腥氣

花　治見鬼精、殺精物、下水多食令人狂走燒之致鬼

根　治骨哽及咽喉痛、擣汁嚥之。

蓖麻子　辛甘、有小毒、性善收、亦善走、能開諸竅經絡、治偏風不遂、口眼喎邪、失音口噤、鼻窒耳聾、喉痹舌脹、齁喘腳氣、毒腫丹瘤、能利水氣、治水癥浮腫、小便不通。能出有形滯物、治針刺入肉、竹木骨哽、胎衣不下、子腸挺出。能追膿拔毒、治癘風鼻塌、瘰癧惡瘡、癧瘍塗瘡癢浮腫、湯火灼傷。擣研塗手足心、催生。外用屢奏奇功、然有毒熱、頗類巴豆、內服不可輕率。所服之者、一生不能食炒豆、犯之脹死。時珍曰取蓖麻油法用蓖麻仁五斤搗爛以水一斗煮之有沫撇起待沫盡乃

止去水以㳇煎至點燈不作滴水不散爲度○口目喎邪蓖麻
仁搗膏左貼右右貼左正即止○舌上出血蓖麻子油紙撚燒
熏鼻中自止○舌脹塞口蓖麻仁帋壓油燒帋煙熏愈止○急
喉痺塞牙關緊急用此即破蓖麻仁研爛帋卷作筒燒煙熏吸
即通用紙取油燃煙熏尤妙○催生下胞蓖麻仁七粒研膏塗
脚心若胎及衣下即洗去遲則子腸出即以此膏塗頂心腸自
入○子宮脫下蓖麻仁枯礬等分末安紙上托入仍以蓖麻仁
十四粒研膏塗頂心即入盤腸生產同方塗○催生下胎不拘
生胎死胎蓖麻仁巴豆霜各四個射香一分研貼臍中并足心
○鷄風鼻塌手指攣曲節間痛極漸至斷落蓖麻仁黄連各一
兩切片以小瓶盛水一升同浸二日後取蓖麻仁劈開面東以
浸藥水吞一枚漸加四五枚微利不妨瓶中水盡更添兩月後
喫大蒜猪肉試之不發是效若發再服又試直不發止○瘰癧
惡瘡及軟癤白膠香一兩溶化以蓖麻仁六十四箇研膏落膠
拔之攪勻入油半匙至水中試軟硬配膠油得所以帛攤貼大
小攤貼一膏可愈○耳卒聾蓖麻仁百粒大棗十五枚入乳和
作鋌以綿裹一鋌塞耳內覺熱效○面上雀斑蓖麻仁陀僧硫
黄各一錢末羊髓調勻夜夜傅○肺風面瘡起白屑或微赤蓖

麻仁四十九粒、白菓肉、棗肉各三枚，瓦松三錢，肥皂一箇，全擣泥，洗面亦良。○針刺入肉，蓖麻肉擣傅，見刺出，即去，否恐過拔出好肉。○竹木骨哽，蓖麻仁一兩，凝水石二兩，研勻，每以一捻置舌根上，噙嚥，自然不見。

葉　有毒。治腳氣風腫，蒸擣裹之，日二三易，即消。以油塗炙熱熨顖上，止鼻衄，大驗。又治痰喘咳嗽，齁喘痰嗽，蓖麻葉三錢，入白礬二錢，豬肉薄批，摻藥在內，荷葉裹之，緩火煨熟，細嚼，白湯送下，名九仙散。又方治咳嗽涎喘，不問新久，用經霜蓖麻葉、經霜桑葉、粟殼蜜炙各一兩，末，蜜丸彈子大，每服一丸，白湯化下，名無憂散。

常山　苦寒有毒。能引吐、行水，祛胸中痰結積飲，消項下癭瘤。治傷寒寒熱、熱發溫瘧，及諸瘧、蠱毒，而吐痰涎、瘰、水脹、鼠瘻、鼠蠱。然悍暴，能損真氣，弱者慎用。酒炒性少緩，亦不作吐。忌葱、菘菜。

伏砒石。妊婦瘧疾，酒蒸常山、煅石膏各一錢，炒烏梅肉、甘草各五分，水和酒浸一夜，平旦煎服。○溫瘧熱多，常山一錢，小麥三錢，淡竹葉二錢，煎，五更服。○胸中痰飲，常山、甘草各一兩，水煎，入蜜一合服，取吐，不吐更服。

蜀漆 常山苗 辛平。吐痰截瘧，破血下肥氣，治咳逆寒熱、腹中癥堅、痞積、邪氣、蠱毒、鬼疰，療胸中邪結氣，吐去之。治鬼瘧多時、溫瘧寒熱。洗去腥用，性同常山，但較和緩耳。若失其宜，亦損真氣。與苦酸同用，能導膽邪。小兒驚忤暴驚，卒死中惡，蜀漆二錢，生牡蠣一錢二分，漿水煎服，當吐痰而愈。○牡瘧獨寒不熱，蜀漆散：蜀漆、雲母煅三日、龍骨各二錢，末，每服半錢，臨發日旦服，酢醬水調下。○牡瘧獨熱不冷，蜀漆一錢半，甘草一錢，麻黃、牡蠣粉各二錢，水二鍾，先煎麻黃、蜀漆，去沫，入藥再煎，發日早一時服。

藜蘆 辛苦微寒。入口則吐，善通頂，令人嚏。吐上膈風涎、暗風癇病小兒齁駘痰疾、咳逆嗽逆、瀉痢腸澼、泄瀉惡瘡、喉痺不通、鼻中息肉、馬刀爛瘡不入湯用。又主上氣、去積年膿血瀉痢、治蠱毒、去死肌、殺諸蟲毒、研末治馬疥癬、反細辛、芍藥、諸參。服之吐不止者、飲葱湯即止。○諸風痰疾、藜蘆一錢、鬱金一分、末、每以一分、漿水溫服探吐。○中風不語、喉中如曳鋸、口中涎沫、藜蘆一分、南星一箇、去浮皮、於臍上剜一坑、納末、入醋少許、西面火逼黃、研末、生麵丸小豆大、每溫酒下三丸。○鼻中息肉、藜蘆三分、雄黃一分、末、蜜和點、日三點。○誤吞水蛭、藜蘆末、水服一錢、必吐出。○反花惡瘡、惡肉反出如米、藜蘆末、豬脂調塗、日三五。○諸風頭痛、通頂散、藜蘆半兩、黃連三分、末、嚐鼻。又方加射香。

附子　辛甘有毒、大熱純陽、氣厚味薄、可升可降、雖入手少陰三焦命門、其用走而不守、通行十二經、無所不至。能引補氣藥以復散失之元陽。引補血藥以滋不足之真陰。引發散藥開腠理以逐在表之風寒。引溫暖藥達下焦以祛在裏之寒濕。治三陰傷寒、陰毒寒疝、中寒中風、氣厥痰厥、咳嗽嘔噦、反胃噎膈、厥逆腹痛、脾瀉冷痢、胃寒蚘動、暴瀉脫陽、冷痢寒瘧、霍亂轉筋、拘攣風痺、膝痛難步、腫滿脚氣、癥瘕積聚、癰疽不斂、久漏冷瘡、督脈爲病、脊強而厥、柔痙癲癇、小兒慢驚、痘瘡灰白、一切沉寒痼冷之症。助陽退陰、殺邪辟鬼、通經墜胎。生用發散、熟用峻補。合蔥汁擣塞耳治聾。反貝母、半夏、栝樓、白及、白斂。中其毒者、黄連、甘草、犀角煎湯解之。黄土湯亦解之。時珍曰附子生用須陰制法取生者去皮尖底切薄片以東流水并黑豆浸五日漉出曬用。然生用則發散，熟用則峻補。熟制法：取附子以水浸過，炮令折，去皮臍，乘熱切片，再炒令內外俱黃。又法：每一箇用甘草二錢，鹽水、薑汁、童便等分，同煮熟，俱出火毒用。蘇按：今市中制附子，水浸七日，日日換水，刮去皮臍，甘草、生姜、白凡圶煮，取起微曬，軟盛陰乾，薄切，名附片，近來俱易販運。從四川出處販生者，長流水漂數日，煮過切厚片，名附塊。但此制毒雖去，而性力不足，未若市制附片功效也。○中風痰厥，口眼喎邪，昏不知人，脈沉：生附子、生南星各一兩，木香二錢，共末，每服五錢，生姜十片，煎溫服。體虛寒多痰疾同方。○中風偏癱：羌活湯。羌活、烏藥各一兩，生附子一箇去皮臍，每用四錢，生姜三片，水煎服。○風病癱瘓，手足軃曳，口眼喎邪，語言蹇澀，步履不正：烏龍丹。生附子去皮臍、五靈脂各五兩，末，入龍腦、射香各五分，水叠丸彈子大，每用一丸，姜汁研化，溫酒調服。○口卒噤，痺卒忤，停尸，並用附子末吹入喉中，瘥。○諸風癇疾：生附子去皮二錢，生五靈脂半兩，末，豬心血丸梧子大，每姜湯服五丸。○小兒項軟，乃肝腎風邪襲入：生附子、生南星各二錢，末，姜汁調攤帛上，貼天柱骨，內服瀉青丸。○小兒顖陷：生附子去皮二錢，雄黃八分，末，葱和搗作餅，貼陷處。○鼻淵腦泄：生附子

去皮二錢蔥和擣泥，篩湧泉穴○聤耳膿血生附子末葱汁和
灌耳中○心痛疝氣濕熱寒鬱而發附子、山梔各一錢末薑汁
一匙熱湯和送下○寒疝滑瀉腹痛腸鳴自汗厥逆附片延胡
各一兩木香半兩每用四錢薑三片煎服○虛寒腰痛鹿茸去
毛酒炙附片各二兩青鹽二錢末棗肉擣丸梧子大空心酒下
三十丸○老人虛瀉不禁附片赤石脂煆各一兩醋糊丸梧子
大每米飲下五十丸○小兒吐瀉注下小便少附片五錢白石
脂煆龍骨煆各二錢半末醋糊丸黍米大量兒大小服○陽虛
吐血生地一斤擣汁入酒少許以附片一兩半入汁內煮將成
膏取附片焙山藥三兩焙共末以膏和擣丸梧子大每空心米
飲下三十丸屢效驗○足釘怪病兩足心凸腫上生黑豆瘡硬
如釘脛骨生碎孔髓流出發寒顫慄飲酒此是肝腎冷熱相侵
生附子搽末傅之內服韭子湯漸愈○麻痹疼痛仙桃丸治手
足麻痹或癱瘓作疼腰膝痹痛或打撲損閃脇痛不可忍生附
子不去皮五靈脂各四兩靈仙五兩焙末酒糊丸梧子大每服
七丸薑湯下忌茶○十指痛及麻木生附子去皮臍木香等分
生薑五片煎服○寒厥心痛及小腸膀胱氣痛長砂一粒丹附
片鬱金橘紅各一兩末醋麵糊丸綠豆大硃砂爲衣每服二丸

用酒女醋下○久冷反胃大附子一枚剜竅安公丁香四十九粒合定線扎入沙鍋薑汁浸過文武火熬乾末每挑末少許置掌心舐喫日十數次

烏頭附子尖　吐風痰癲癇焙末茶服半錢取其鋭氣直達病所○小兒慢脾驚風四肢厥逆附子尖一箇硫黄棗大一塊全蝎七箇末薑汁丸黍米大米飲服十丸久瀉庭羸全方○臍風撮口附子尖三箇金足蜈蚣半條酒浸炙入射香少許末以少許吹鼻得嚏又以薄荷湯灌一字○奔豚疝氣作痛或陰囊腫痛去鈴丸川烏尖七箇巴豆七枚去皮油末糕糊丸梧子大硃砂射香爲衣每空心鹽湯送二九間日一服勿多○風厥癱癇凡中風痰厥癱癇驚風痰涎上壅牙關急目上視搐搦碧霞丹烏頭尖附子尖蠍稍各七十箇石綠研如飛麪水飛過十兩麪糊丸芡子大每以薄荷汁半盞化下一丸更服溫酒半合須臾吐出痰涎爲妙小兒驚癇内加白僵蠶等分○木舌腫脹半川烏尖巴豆仁研爛等分末醋調塗刷

草烏頭 辛温大熱大毒搜風勝濕開頑痰、指齒痛、破積聚、墜生胎治中風惡風洗洗出汗除寒濕痺欬逆上氣、心胸冷痰、臍間痛不可俛仰、目中痛不可久視惡風增寒、冷痰包心、腸腹㽲痛、痃癖氣塊頭風喉痺、癰疽疔毒、其性至毒、非風頑急疾又無所畏、制不可輕投。反半夏、栝樓、貝母、白歛、白及。惡豉汁、畏飴糖、黑豆、冷水、俱可解其毒。時珍曰草烏或生用或炮或以黑豆同煮熟去其毒用。蓀按服生草烏見其多受害而服此制者平穩。集註宋人惕天惠附子記甚悉今撮其要云綿州乃故廣漢地領縣八惟彰明出附子領鄉二十惟赤水、廉水、昌明、會昌四鄉產每歲以上田熟耕十一月播種春生苗其莖類野艾而澤其葉類地麻而厚其花紫瓣黃蕤長苞而圓七月采者謂之早水拳縮而小未長成也九月采者佳其品凡七本同而末異其初種之小者名烏頭附烏頭而旁生名附子又左右附而偶生者名鬲子附而長者名天雄附而尖者名天錐附而上出者名側子附而散生者名漏藍子皆脈絡連貫如子附母而以附子爲貴故專附子名也又按王氏究原云及本草略云烏頭功同附子而稍緩但附子性重峻溫脾逐寒烏頭性輕疏溫脾逐風寒濕宜附子風濕宜烏頭又能補下焦命門陰虛治風寒濕痹爲風家主藥善發汗止陰汗炮含之治喉痺取一枚納雄雞腸中搗食之令人勇力作不倦側子散側旁生宜發散四肢充達皮毛治手足風濕筋骨諸痺漏藍子治漏瘡熱瘡只入瘡科不堪服其草烏產江左山南等處乃本經所列烏頭是也故曰其鮮汁煎爲射罔是又別一種非其初種之烏頭也○諸風不遂制草烏礬沙等分取生地龍擣和入少醋糊丸梧子大每白湯服五丸勿多服○破傷風制草烏末溫酒服一二分取汗一方加白芷等分葱白酒服半錢○風濕走痛黑考丸制草烏五靈脂兩頭尖各一兩乳香沒藥當歸各三錢醋糊丸梧子大每服十丸至三十丸臨臥溫酒下忌油麪妊婦忌○內痔不出草烏末津調點肛門即出○瘰癧初起未破作寒熱制草烏半兩木別子二箇醋浸入擣葱頭蚯蚓糞少許勻傅上帋条貼令通氣孔○中風癱瘓手足顫掉語言蹇澁左經庵庵

烏炒去皮四兩川烏炮去皮二兩乳香没藥各一兩烏豆一升
斑蝥三七箇去頭翅同煮豆熟去蝥用豆焙乾末勻醋麵糊丸
梧子大每温酒下三十九。喉痺口噤不開欲死草
烏皂莢等分末入射香少許勻擦牙嗃鼻牙關自開

射罔 草烏汁熬成塗箭頭射猛獸見血立死人悞中其毒以
甘草、藍汁、小豆葉、浮萍、冷水、薺苨一味禦之皆可。蓀元按草烏
乃至毒之物
保深山野生非若附子等人所蒔種尙制其毒而服況草烏野
生性同砒石、縱雖制炮毒烈難淸是粗率用之多見受害茲近
張弓射虎者俱向廣信府、封建山采小鮮者熬成其毒愈烈故
本草載塗瘻瘡瘰癧諸毒云若無膿瘀有生血塗之立殺人是
不載主治而詳述解其毒物、又方悞中
毒藥箭比用黃泥漿水洗去血、可解

白附 辛温有小毒乃陽明經藥、能引諸藥上行、治面上百病補
肝虛、祛風痰、治心痛血痺、諸風冷氣足弱無力、中風失音口喎

眩運、面皯瘢疵、疥癬汗斑、陰下濕痒、入面脂、去頭面痕、炮用。中風

口喎半身不遂牽正散白附姜蠶全蠍等分末溫酒服二錢○風痰眩運氣鬱頭痛白附炮石膏煅各半斤硃砂二兩二錢龍腦一錢末粟米飯丸小豆大每服三十丸食後茶酒任下○赤白汗斑白附硫黃等分末姜汁調稀茄蒂蘸搽日數次○面黯皯白附末、卧時漿水洗面、蜜和塗帋上貼之○慢脾驚風白附南星各半兩生附子一錢並炮去皮焙末每漿水服二錢亦治大人風虛極昏止吐化痰○小兒著風胃毒入心痰塞心孔昏迷搐搦乃危急症三生丸白附南星半夏俱用生者並去皮等分末猪肝汁丸黍米大薄荷湯下二丸令兒側卧去痰涎即甦○喉痺腫痛白附枯礬等分末塗舌上有涎吐出效○止血補傷丹鮑太守伯熙家傳經驗方治跌墜毆壓馬踢刀箭諸傷雖骨碎傷墜出者可治立能止血定痛如遇破傷血出以末傳之傷重者黃酒調服三錢不宜多服恐昏麻須臾則愈亦無害也尚腫未破者水調敷之立愈此藥價廉功大須預配合送人如自傒傷者以救痛苦若闘毆打傷者施之可全兩命白附十二兩白芷天麻防風羌活南星各一兩焙共研細末瓶盛

天南星（虎掌）苦温有毒、味辛而麻、能治風散血、氣温而燥、能勝濕除涎、性緊而毒、能攻積拔腫。補肝風虛、乃手足太陰脾肺藥。利胸膈、攻堅積、消癰腫、治傷寒時疾、風眩頭運、心痛結氣、積聚伏梁、中風麻痺、筋痿拘緩、風痰驚癇、口眼喎邪、破傷中風、身強口噤、喉風喉痺、口麋舌瘡、結核解顱、疝瘕腸痛、去上焦痰、除陰下濕、傳疥癬惡瘡、蛇虫咬毒。除痰下氣、利水墜胎、性更烈於半夏、金瘡折傷撲血、搗傳之、陰虛躁痰禁用。小兒驚風祛涎散、大南星一箇、酒浸七日取出、安五上炭火炙裂、濕地退火、末、入硃砂一分、勻、每荊芥湯服半錢。○小兒癇瘖、發癇後不能言、南星濕帋包煨、末、雄猪膽汁調服二字。○破傷中風玉真散、治跌撲及破傷風强直如癇、南星防風等分、末、水調敷瘡口、出水、仍以温酒服末一錢、已死心尚溫湯便調灌二錢。○痰迷心竅壽星丸或心膽被驚神不守舍恍惚妄言南星一斤先掘土坑一尺以炭火三十斤燒赤入酒五斤滲之乃安南星內盆覆定以灰塞之勿令走氣次日取出入琥珀一兩朱砂二兩共末姜汁糊丸梧子大每人參菖蒲湯下三十丸日三。○初生貼顖頭熱鼻塞炮南星末水調貼顖上炙手熨之。○小兒解顱顖開不合鼻塞不通炮南星末淡醋調緋帛上貼顖門炙手頻熨之。○痰瘤結核治皮肌頭面生瘤及結核大如拳小如栗或軟或硬不痛癢宜用此藥切勿動針灸生南星研爛數枚滴醋數點用針刺患處令氣透乃貼之覺癢頻貼效無生者乾者研末醋調。○喉風喉痹南星一箇剜心入姜蠶七条紙包煨末姜汁服一錢取吐愈

膽星 條補 功同南星原其性辛烈有毒本脾肺經藥而得牛膽汁化其毒烈以膽歸膽肝膽相聯又能入肝膽經而補風虛爲祛風定搐化痰鎮驚之妙品治中風痰閉身強口噤喉痹痰鳴

大熱譫語、心竅痰迷、恍惚妄見、小兒驚癇、口眼喎邪、暑熱、溫邪、結胸、內閉、又爲風痰、熱痰、証實邪入臟者宜之。若風寒初起及虛寒者忌用。○造膽星法、冬臘月以生南星研末取猘黃牛膽汁調裝入膽內懸風處候來年冬去其膽皮末照法裝牛膽內懸風處久套陳者良。○小兒風痰熱壅、痰滯涼心鎮驚抱龍丸膽星一兩、薄荷、硃砂、各一錢半、龍腦各一分、末蜜丸芡子大每水服一丸。葆元家傳抱龍丸治內熱潮熱、咳嗽胸痺氣促痰壅及小兒驚風發搐俱效。膽星、天竺黃、茯神、只殼、漂硃砂、硼砂、甘草各一兩、山藥二兩、雄黃、廣木香各五錢、琥珀七錢射香三分、共末以鉤藤四兩薄荷一兩煎濃汁合姜汁減半泛丸彈子大、金箔爲衣每服一丸開水下、嬰孩鉤藤湯送半丸

半夏　辛溫有毒、體滑性燥、能走能散、能燥能潤、和胃健脾、補肝潤腎、除濕化痰、發表開鬱、下逆氣、止煩嘔、發音聲、利水氣、救暴

卒療痿黃、開心腹堅積、去胸膈痰滿。治傷寒寒熱、咳逆頭眩。痰
厥頭痛、眉稜骨痛、時氣嘔吐、目不得瞑、形寒飲冷肺傷咳嗽。咽
腫、喉痹、腹冷痰瘧、反胃吐食、霍亂轉筋、男子遺濁、女人白帶、生
者摩塗癰腫、除瘤癭氣、消腫止痛。妊婦慎用。反烏頭、忌羊血海
藻、飴糖、水浸七日、姜汁、甘草、白凡水煮乾用。○痰厥中風省風湯制半夏八兩炙甘
草二兩、防風四兩、每服半兩、姜五片、水煎服。○風痰頭運嘔逆
目眩、面青黃、脈弦、金花丸、生半夏、生南星、寒水石煅各一兩、天
麻半兩、雄黃二錢、小麥麵三兩、末、水和作餅、入鍋內水煮浮起
漉出、搗丸梧子大、每姜湯下五十丸。風痰咳嗽、仝方。○胃寒嘔
逆、藿香半夏湯、制半夏二兩、藿香一兩、丁香半兩、每服四錢、水
煎服。○老人虛秘、半硫丸、制半夏、炒、石硫黃等分、末、姜汁煮糊
丸梧子大、每空心溫酒下五十丸。○白濁夢遺、泡半夏一兩、猪
苓二兩、合炒黃、去猪苓、入煅牡蠣一兩、山藥煮糊丸梧子大、茯

爲湯下三十丸。此因腎氣秘而精氣無管攝妄行而遺，宜用此方，與下元虛者不同。○喉痺腫塞，生半夏末嗜鼻，涎出效。卒死不寤及五絶急病，至方。○重舌木舌，脹塞，半夏醋煎，洗含漱。○盤腸生產，産時子腸先出，産後不收，名盤腸産，半夏末頻嗜鼻中則上。○癩風眉落，生半夏、羊屎炭等分末，姜汁調，日頻塗則生。○金及不出，入骨脈中者，半夏、白歛等分末，酒服一匙，日三，十日自出。

莖涎 煉取，塗眉髮墮落者即生。

蒟蒻 辛寒有毒。治癰腫風毒，摩傅腫處。擣摩，以灰汁煮成餅，五味調食，主消渴。及腮癰、勞瘵，性冷不益人，冷氣人少食，生則戟入喉出血。襍按：近産婺邑天障山種植，山人販來，用新磚上摩化，入灰汁煮，結塊如豆腐，糖食煮作脯食俱可，名灰肉。延壽書云：有人患瘵，百物不思，見隣家灰肉求食，美，遂多食而瘵愈。有病腮癰數人，多食灰肉俱愈。

蚤休七葉一枝花 根、苦微寒、有毒、入足厥陰經、治中風驚癇、搖頭弄舌、熱氣在腹中、癲疾風瘡、小兒胎風、手足搐搦、能吐瀉瘰癧、去瘧疾寒熱、利水、除蝕、下三虫、去蛇毒、解食鼠莽毒。小兒胎風手足搐搦、蚤休末每冷水服半錢○慢驚發搐、蚤休一錢、花粉二錢、同土炒焦、末、每服一字、薄荷湯下○咽喉穀賊腫毒、蚤休、大黃炒、木鼈子仁、牙硝各半兩、半夏泡一錢、共末、蜜丸芡子大、含之○中鼠莽毒、蚤休磨水服、即愈

鬼臼 入角盤、獨脚蓮 根、辛溫、有毒、治咳嗽喉結、風邪煩惑、失魂妄見、去目中膚翳、下死胎、殺虫毒、主尸疰殗殜、勞疾傳尸、瘦病、殺鬼注精物、辟邪瘧惡氣、療癰疽、解百毒、蛇毒、射工毒、末服、不入湯煎。時珍曰、鬼臼葉如小荷、面青背紫、三月開花、花在葉下、根似蒼朮、丹房鏡源云、鬼臼有二種、一種葉凡七瓣、一種葉作數層、葉如蓖

麻葉面青背紫而有細毛葉不附莖開一花狀如鈴鐸倒垂青白色黄蕊中空結黄子風吹不動無風自搖○子死腹中胞破不生此方屢效鬼臼去毛末不用篩捻之如粉每服一錢酒下立生如神名一字神散○黑黄急病面黑黄身如土色脈沉若青脈入口者死宜烙口中黑脈及耳會玉泉章門心俞用生鬼臼搗汁服乾者末水服

射干 烏扇 苦平微寒有小毒能降實火火降則腫消血散而痰結自解故能消心脾老血行太陰厥陰之積痰爲治喉痺咽痛要藥○痰咳唾語言氣臭散胸中熱氣去胃中癰瘡利積痰疝毒膈滿腹脹氣喘痃癖開胃下食鎭肝明目破癥結利大腸消瘧母通月閉○苦酒摩塗腫毒○乳癰初腫射干萱草根等分末蜜調傅○水蠱腹大動搖水聲皮膚黑射干擣汁服水即下乾者末水服○咽喉腫痛射干山豆根末吹之效

鳶尾（射干苗）　苦平、有小毒、治蠱毒、邪氣、鬼疰、諸毒、破癥結積聚、去
水、下三虫、療頭眩、殺鬼魅。

玉簪　根、甘辛、有毒、擣汁服、解一切毒、下魚骨哽、塗諸癰腫。凡服
勿着牙損齒。○乳癰初起、玉簪花根擂酒服、以滓傳之。○婦人斷
産、玉簪根、白鳳仙子各一錢半、紫葳二錢半、辰砂
二錢、末、蜜丸梧子大、産內三十日、以酒半盞服、勿着牙齒。○刮
骨取牙、乾玉簪根一錢、白砒三分、硇砂七分、硼砂二分、靈仙三
分、草烏一分半、末、以少許點痛處則自落。○下魚骨
哽、玉簪根、山裏紅菓根、仝擣汁、以竹筒灌咽自下、

菓　治蛇虺螫傷、擣汁酒服、以渣傳患處、中心留孔泄氣。

鳳仙花　甘滑、治蛇傷、擂酒服即解、又治腰脇引痛、取乾者末、空
心酒服三錢、活血消積。

子（急性子）苦溫有小毒、其性急速、能透骨通竅、軟堅、治産難、積塊噎膈、下骨哽、與玉簪根同、着齒即落。○産難催生、鳳仙子末、水服二錢、勿着牙、以蓖麻子搗傅足心、下即去。○小兒痞積、急性子、水紅子、大黃各五錢、末、皮硝一兩、勻、白鴿一箇、剖腹去毛腸、勿犯水、拭淨、入末腹內、線紮定、入砂鍋內、和水煮、將鴿翻調、焙黃色、冷定、早晨食之、酉時若軟、三日大便當下血、白鴨亦可。

根葉、苦甘辛、有小毒、散血通經、軟堅透骨。○搗爛嚥汁、下雞魚骨哽、及吞銅鐵物哽。○塗杖撲腫痛。○咽喉物哽及骨哽、鳳仙根搗爛、噙嚥、骨物俱下、即以溫水漱口、免損齒、悮吞銅鉄、全方。○打撲腫痛、鳳仙花葉、搗泥傅腫傷破處、乾易、又上血散即愈、冬月取乾者末、水調塗。○玉莖紅腫田濕火、不因色慾作痛、以鳳仙莖葉煎湯洗、即消、小兒尤效、葆驗方。

曼陀羅花（風茄兒 鳳茄花）辛溫有毒、治諸風及寒濕脚氣、煎湯洗之、又主瘡癤、及脫肛、並予俱入麻藥。葆按、風茄花治病湯劑用少、近售戒洋烟方用多、花凡六瓣、黃色、狀如茶牛花、其花蓋出瓣外數分、服之令昏迷、故能措施、其子名醉仙桃、末入酒飲、即昏醉、名一盃醉、倒凡灸瘡割瘡接骨、先酒服錢許、即昏麻、任割灸、不知痛楚。○小兒慢驚、曼陀羅花七朵、天麻二錢半、炒全蠍七枚、泡南星、硃砂、乳香各二錢半、研末、每薄荷湯服半錢。○大腸脫肛、醉仙桃一對、橡斗十六筒、皮硝一兩、煎、薰洗。

羊躑躅黃杜鵑花辛溫、大毒、治賊風在皮膚中、淫淫走痛、溫瘧惡毒、諸痺、牙疼、邪氣、鬼疰、蠱毒。時珍曰、此物大毒、有人以根入酒飲遂斃。葆按、獨用殺人、或制用、亦可治病。○風痰注痛、羊躑躅花、南星、並生者、同搗作餅、蒸四五遍、以稀葛盛、臨用取焙、末、蒸餅丸梧子大、每酒服三丸。○風濕痺痛、手足肢體骨節痛、語言蹇澀、躑躅花酒拌蒸、入乾末、牛乳酒和服半分。○風虫牙痛、黃躑躅花一錢、草烏二錢半、末、化蠟丸豆大、棉包一丸咬之、追涎愈。葆按、躑躅有黃紅兩種、黃者名黃杜鵑、一名鬧陽花、三月開花、黃色、葉似桃葉、四月采、有毒、入藥。紅者

名紅杜鵑名紅石榴二月開花有紅者有紫者千葉者小兒喜食其花酸味不入湯藥

芫花 苦溫有毒去水飲痰癖兩脇下疼消胸中痰水喜唾及水腫五水在五藏皮膚與戟遂同性能直達水飲窠囊隱僻之處。治咳喘喉鳴咽腫短氣咳嗽瘴瘧疝瘕癰腫心腹脹滿水氣蠱痰涕唾如膠通利血脈療惡瘡風痺及一切風濕毒風四肢攣急不能行步解一切菌毒殺虫魚醋炒用反甘草根可用毒魚療瘡疥。鬼胎癥瘕經閉腹脹芫花根三兩末桃仁煎湯服一錢斷當利惡物愈○催生去胎芫花根剝皮以棉裹點麝香入陰戸内三寸卽下○○水蠱脹滿芫花枳殼等分煮搗丸梧子大每湯服五十丸○心痛有虫芫花一兩醋炒雄黃一錢末每醋湯服一錢○贅瘤焦法甘草煎膏筆粧瘤之四圍上三次乃用芫花大戟甘遂等分末醋調以筆粧其中勿近甘草處安

日縮小、又以甘草膏粧小暈三次、如前仍上藥中間自然縮小、
○一切菌毒、因蛇虫毒氣熏蒸所致、食之殺人、芫花生研、新汲
水服一錢
以利爲度

莽草　鼠莽、葞、辛溫大毒、內服殺人、傾用外治、塗乳癰、疝瘕、瘰癧、風瘙、風虫牙痛、喉痺不通、煎汁熱含吐之、仍用黑豆煎水漱口。頭風癢及久痛、皮膚麻痺、煎汁淋洗、勿令入眼、若悮食者、蚤休磨水服、黑豆煮汁服、俱可解。○試以黑豆煮汁澆其根、即爛、性相制也。○頭瘡白禿殺虫、莽草、白斂、赤小豆末、雞子白調塗、乾則上。○瘰癧結核、莽草末、雞子白調攤帛上貼、日三易。○狗咬昏迷、花椒浸汁、調莽草末傅。○賊風腫癢、風入五臟恍惚、莽草一斤、烏頭、生附子、羊躑躅各二兩、以水和醋漬藥一宿、猪脂一斤煎三上三下、絞去滓、向火以手摩藥在痛上三百度效、若耳鼻病、以棉裹塞、亦可摩疥癬

茵芋 苦溫有小毒、治五臟邪氣、心腹寒熱、羸瘦如瘧狀、發作有時、諸關節風濕痺痛、走入四肢及腳弱、男女軟腳毒風拘攣、一切冷風濕痺、筋骨怯弱、入藥炙用 ○宏景曰茵芋好者出彭城今近道亦有狀如鼠莽莖葉而細軟頌曰春生苗、高二三尺、莖赤葉似石榴葉而短厚、又似石南葉四月開細白花五月結實三四七月采莖葉曝乾○茵芋酒治賊風手足枯痺拘攣、茵芋、附子、烏頭、秦艽、玉竹、防風、防杞石南葉、黃躑躅、細辛、桂心、各一兩、袋盛酒一斗漬冬七夏三春秋五日、隨意飲、○產後中風、茵芋五兩、防杞牛斤、醋浸豬脂四斤、煎去滓成膏、每服熱摩千遍

黃藤 補纂要 甘苦平、解瘈犬咬毒 醫林纂要云我婺名茶蒲藤藤生而葉似茶氣淸香嫩時可茹犬聞氣則遠避被瘋狗咬者煮食葉無葉或煎根服毒氣遂解、後不復發

鈎吻 野葛 斷腸草 辛溫大毒、破癥結、除腳膝痺痛、四肢拘攣、惡瘡疥虫、

殺鳥獸擣汁入膏中、不入湯飲、悞食飲冷水即死、急以蕹菜擣汁灌解之。○時珍曰、此草雖名野葛、非葛根之野者也、或作冶葛、冶東南地名也、衛生方云、廣人名胡蔓草、又名斷腸草、葉如茶、其花黃而小、一葉入口、百竅流血而死、廣人負債急食此草誣人、冷水急送死急、緩送緩死、葉圓而光、春夏嫩苗毒甚、秋冬枯死者毒稍緩、五六月開花、似櫸柳花、生嶺南者花黃、生滇南者花紅、彼處或取毒蛇殺之、覆此草、澆水生菌、為毒藥殺人、肘後方、凡中野葛毒、口不能開、取大竹筒洞節、以頭拄其兩脇及臍中、灌冷水入筒中、數易水、須臾口開、乃下藥解之、惟多飲甘草汁、人屎汁、白鴨白鵞斷頭瀝血入口中、或羊生血灌之、又方、即時取雞卵抱未成雛者、研爛和麻油灌之、吐出毒物生、稍遲即死、又取蕹菜擣汁灌之、試以生蕹菜汁滴野葛苗、即萎死、可驗

菟絲子　甘辛而平、凝正陽之氣、入足三陰、添精益髓、養肌、強陰補肝臟風虛、去腰疼膝冷、溫而不燥、不助相火、治五勞七傷、益

寒精自出、溺有遺瀝、口苦燥渴、夢與鬼交、泄精尿血、消渴熱中、堅筋骨、續絶傷、潤心肺、益氣力、去面䵟、悅顔色、久服明目輕身延年、水淘沙泥、酒浸曝乾用○婦人横生、菟絲子末、酒服二錢○穀道赤痛、菟絲子炒黑末、雞子白調塗痔如虫咬仝方○眉鍊癬瘡、菟絲子炒研油調傳○白濁遺精茯菟丸治心腎不固、漸遺溺小便白濁夢寐頻泄菟絲子五兩、茯苓三兩、石蓮肉二兩、末、酒糊丸梧子大、每空心鹽酒下五十丸

苗 甘平、擣汁塗面䵟、煎湯浴小兒療肺熱、面瘡粉刺、菟絲子苗絞汁塗○目中赤痛、菟絲子苗擣汁點之○小兒頭瘡、菟絲苗煎湯頻洗

五味子 性温、五味俱備、酸鹹入肝而補腎、辛苦入心而補肺、甘入中宮而益脾、功耑收逆氣、以保肺而滋腎水、益氣生津、補虛

明目強陰益精退熱斂汗止嘔住瀉寧嗽定喘壯水鎮陽除煩止渴解酒毒消水腫治咳逆上氣勞傷羸瘦躁嗽喘咳心腹氣脹痃癖奔豚霍亂轉筋補元氣不足能收耗散之氣以治瞳子散大嗽初起脈數有實火者忌○久嗽肺脹五味二兩粟殼飴糖炒半兩末飴糖丸彈子大每服一丸熱水送○久嗽不止五味五錢甘草一錢半五倍子風化硝各二錢爲末乾噙

覆盆子 大麥苺 插田藨 甘辛微熱強陰健陽補虛續絕悅澤肌膚安和五臟益氣輕身補肝明目溫中益力益腎臟縮小便治勞損風虛男子腎精虛竭陰痿能令堅長女子食之子臟溫暖能令人有子○取汁同少蜜煎爲稀膏服治肺氣虛寒○陽事不起覆盆子酒浸焙研爲末每旦酒

服三
錢
葉　微酸鹹平、明目止淚、收濕氣、挼絞取汁滴目中、去膚赤、出
虫如絲線、海上方、治目暗不見物、冷淚浸淫不止、及天行目暗
等疾、覆盆暴細末、以薄綿裹之、用飲男乳汁浸半日、
用汁點目中、即仰臥、照點數日、復明、禁酒麵油物、夷堅志云、潍
婦痢爛弦疳眼二十三、有老嫗云、此眼有虫、吾當除之、以皁紗
蒙眼、用覆盆葉搗汁漬下弦、轉盼間虫從紗上出、數日下弦乾
復如法、滴上弦、又得虫數十而愈。牙疼、點眼覆盆嫩葉搗汁、
點目眥三四次、有虫隨眵淚出成塊愈。
臁瘡潰爛、覆盆葉爲末、用酸漿水洗滲之、
根　治痘後目翳、洗根搗澄粉日乾、蜜和少許、點於翳上、日二
三次自散、百日內用、久則難除。
蓬蘽 割田藨 寒莓　酸平、安五臟、益精氣、長陰、令人堅、強志倍力有子。治

發中風、身熱大驚、取榨油塗長髮不落、時珍曰覆盆莖小於蓬蘽亦有鉤刺、一枝五葉葉小面背皆青、薄而無毛、開白花、四五月成實、子亦小於蓬蘽而疎、生青黃熟烏赤、冬月苗凋、俗名插田藨、蓬蘽藤蔓繁衍、莖有倒刺、逐節生葉、葉大如掌、面青背白、厚而有毛、六七月開小白花、就蔕結實、三四十顆成簇、生青黃熟紫黯、微有黑毛、冬月苗葉不凋、俗名割田藨、又一種蔓全覆盆、一枝三葉、葉面青背淡白、微有毛、開小白花、四月結實、熟其色紅如櫻桃、俗名藤田藨、子似覆盆而大、甜、人喜食、我麥、俗名小麥藨、此種不入藥用、

蛇莓 蛇藨 地莓 甘酸、大寒、有毒、治傷寒胸腹大熱不止、孩子口噤、及口瘡、擣汁服、通月經、協瘡腫、解水毒、溪毒、射工毒、傳蛇蟄傷、湯火傷瘡。○瑞曰蛇莓二種、其中空者爲蠶莓可食、中實極紅爲蛇殘莓、不可食、恐有蛇毒留殘也。○水中毒病、蛇莓根擣汁服夏月欲入水、先以汁少許投中流、無所畏、又辟射工以汁少許浴並飲。○口中生瘡、蛇莓自然汁、稍稍嚥、

使君子　味甘氣溫、健脾胃、除虛熱、殺臟虫、止瀉痢、治瘡癬、瘰、小兒五疳、小便白濁、及諸百病、忌飲熱茶、犯之卽瀉。○小兒脾疳、使君子、蘆薈等分末、米飲服一錢。○小兒痞塊、腹大肌瘦、面黃漸成疳疾、君子仁三錢、木鱉子仁五錢、末、水疊丸龍眼大、每以一丸、用雞子一箇、破頂入藥在內、飯上蒸熟、空心食。○小兒虛腫、頭面陰囊俱浮、君子仁一兩、蜜五錢、炙盡、末、每食後米湯服一錢。○頭瘡面瘡、君子仁、麻油浸數箇、臥時細嚼、麻油送下、自愈。○小兒蛔痛、使君子仁末、米飲五更調服一錢。

木鱉子　仁苦溫微甘、有小毒、利大腸、治瀉痢、疳積、瘰癧、痔瘻、乳癰、痞塊、腰痛、折傷、肛門腫痛、除粉刺、䵟䵳、醋磨消腫毒。○凡服、壓陰疝偏墜痛甚、木鱉子仁醋磨、調黃柏、芙蓉花末傅。○久去油瘧母塊、木鱉子仁、山甲炒、等分末、每空心服三錢。○腹中痞塊、木鱉子仁五兩、去油、獖豬腰子二副、批開入末、內簽定、帶包煨熟、同搗爛、入黃連三錢焙末、蒸餅丸豆大、每湯下三十丸

本草綱目易知録　卷二　七

○疳病目朦不見物木別仁二錢胡連一錢末米糊丸龍眼肉大入雞子內蒸熟連雞子食○倒睫拳毛風入脾絡致痒不住手擦日久拳毛入內木鱉仁搥爛以帛包作条左患塞右鼻右患塞左其毛自分上下○水瀉不止木鱉仁毋丁香各五箇射香一分共末米湯調納臍中外以膏藥護住○痢疾噤口木鱉仁六箇研泥分作兩分以麵燒餅一箇切兩半只用半餅作一竅納藥在內乘熱覆在病人臍上一時再換半個餅納藥[illegible]護思飲食痢自止○瘰癧經年木鱉仁二箇研去油雞子白調入瓶內甑中蒸熟食後食每日一服半月愈○肛門痔痛木鱉仁五箇研泥碗覆勿令乾作七丸每以一丸唾化貼痔上痛即止一日夜自消○小兒丹瘤木鱉仁研泥醋調傳○耳卒熱腫木鱉仁一兩赤小豆大黃各半兩末油調塗○小兒疳疾木鱉仁使君子仁等分搗泥米飲丸芥子大每服五分

馬錢子（番木鱉）仁苦寒、治傷寒熱病、咽喉痺痛、及消痞塊、並含之嚥汁、或磨水噙嚥、能毒狗及飛鳥。凡用豆腐煮過服。○喉痺作痛馬錢子、青木香山豆根等分末，吹之。○纏喉風腫，馬錢子一箇，青木香三分，同磨水調熊膽三分，膽凡五分，雞毛掃患處。○蛾瘡入目，馬錢子半箇，輕粉、銀硃各五分，片腦、射香、枯凡一各少許，共末，左目吹右耳，右目吹左耳。

馬兜鈴　味苦而平，體輕而虛，熟則四開象肺，故入肺。氣寒，微辛，寒能清肺熱，苦辛能降肺氣。治肺熱咳嗽、痰結喘促、血痔瘻瘡，宜肺氣上急、坐息不得、咳逆連連不止。一切心痛，不拘大小，兜鈴一箇，燈上燒炭，末，溫酒服。○解蛇蠱毒，飲食中得之，咽中如有物，嚥不下，吐不出，心下熱悶，兜鈴一兩，煎服，即吐出。○痔瘡痛腫，兜鈴置瓶中燒煙熏。○水腫腹大喘急，兜鈴煎湯日服。

獨行根（兜鈴根，一名青木香）　辛苦冷，理血氣，利大腸，治頭風瘙痒、鬼疰積聚、諸毒熱腫、蛇毒，水磨封之。○取汁服，吐蠱毒，研末水調塗疔

本草綱目易知録　卷二　十九

腫、多服令人吐、五種蠱毒、嶺南俚人多於食中毒人、漸不能飲食、胸背漸脹、先寒似瘧、獨行根十兩、水煎酒沖、分三服、毒逐小便出、不瘥更服、土人呼三百兩銀藥。〇腸風漏血、獨行根、穀精草、三稜、川烏炒等分、煎、先熏後洗。〇疔腫復發、獨行根擣爛、用蜘蛛網裹傅、少時根出。〇惡蛇所傷、獨行根煎汁飲。

預知子　仁苦寒、殺虫、催生、吐蠱毒、消宿食、止煩悶、利小便、治一切風、補五勞七傷、痃癖氣塊、天行溫疾、中惡失音、髮落、及治諸毒、去皮研服、擣、塗一切蛇虫蠶咬。日華志云、相傳取子兩枚綴衣領上、遇有蠱毒、則聞其有聲、當預知之、故名。頌曰、舊不著所出、今惟蜀黔諸州皆有之、作蔓生、依大樹上、葉綠有三角、面深背淺、七八月有實、作房生青、熟深紅色、每房中有子五七粒、如皂莢子、斑褐色、如飛蛾、今蜀人極貴重之、亦難得物、其根冬月采之、陰乾、治蠱之功勝於子。纂要云、卽今小兒所佩墜鷺子耳、處處有之、不必神奇其說。葆述俟考。〇預知子丸、治心虛精神恍惚、語亂健忘、異夢或發狂、預知子去皮、茯苓、枸杞、菖蒲、茯神、柏子仁、人參、青皮、遠志、山藥、黄精蒸等分末、煉蜜丸梧子大、硃砂爲衣、每人參湯下三十丸。○癘風有虫、眉落聲變、預知子膏、預知子、雄黄各二兩、爲末、以乳香三兩、同水一斗、沙鍋熬五升、入末再熬成膏、瓶盛、每溫酒調服一匙、下有虫如馬尾、隨大便而出

牽牛子 白丑 黑丑 辛熱、有小毒、屬火、善走、入肺經、瀉氣分之濕熱、壅滯、能達右腎命門、走精隧、通下焦鬱遏、及大腸風秘、氣秘、利大小便、下氣、去水、逐痰消飲、追虫落胎、治水腫喘滿、痃癖氣塊、脚氣、腰疼、除三焦壅結、下冷膿、瀉蠱毒、若濕熱不在氣分、而在血、及胃氣虛者、俱禁用、氣築奔衝、不可忍、牛榔丸、丑牛半兩、檳榔二錢半、末、每紫蘇湯服一錢、兼能追虫取積、亦消水腫。○腎氣作痛、黑白丑牛等分末、每用三錢、猪腰子一對、批開、入小茴香百粒、川椒三十粒、拌丑牛末、入肉、紮定、紙包煨熟

空心食酒下，取出惡物效。○諸水飲癖，禹功散：丑牛研，去頭末，
四兩；小茴一兩，炒末。每服一二錢，姜汁下。○痳氣浮腫，黑白丑
牛等分，半生半炒，陳皮、青皮各五錢，末，糊丸豆大。三歲兒米湯
服二十丸，常服自消。○面上粉刺，䵟子如米粒，五牛末入面脂
日洗。○小便血淋，丑牛末，每姜湯下二
錢。○面上雀斑，丑牛末，雞子青調塗。

旋花旋葍　續筋根　花甘，益氣，秘精，治面皯黑色，媚好。○根　辛溫，益氣，
輕身，續筋骨，合金瘡，補勞損，益精氣，利小便，治腹中寒熱邪氣，
搗汁服，主丹熱毒。時珍曰：旋花一名鼓子花，不作瓣狀，如軍子所吹鼓子，名田野墐塹，皆生，逐節蔓延，葉如
菠菜葉而小，至秋開花，如牽牛花，粉紅色，亦有千葉者，其根白
大如筋，不結子。凡藤蔓之屬，象人之筋，故多治筋病。葆勝此以
正藤要載，旋覆花根能續筋之誤。原其莖生而非藤蔓也。○秘
精益髓金鎖丹：龍骨、覆盆子各五兩，蓮花蕊未開者四兩，旋花
三兩。五月五日采，芡實百粒末，金櫻子二百粒擣熬去滓成膏
和末丸梧子大，每空心溫鹽酒下五十丸，服百日永不洩。○跌

砍斷筋旋花根搗汁滴傷處仍以滓傅之日三易半月其傷筋便續

紫葳花 凌霄 花甘酸微寒入手足厥陰血分去血中伏火治產乳餘疾、崩帶癥瘕熱風風癇大小便不利腸中結實血閉寒熱羸瘦養胎產後奔血不定淋瀝及酒皶熱毒刺風婦人血膈遊風一切血熱生風之症然其性行血氣破、妊婦虛人慎用○時珍曰凌霄花不可近鼻聞傷人腦○產後下血凌霄花浸酒頻飲○婦人血崩紫葳花每酒服二錢後服四物湯○久近風癇紫葳花或根葉爲末每温酒服三錢服畢解髮不住手梳口噙冷水溫則吐去再噙吐再梳至二十口止如此四十九日絕根○大風癘疾紫葳花五錢地龍洗姜蠶炒全蝎炒各七箇末每温酒服二錢先以驅風藥湯浴服此出臭汗效或加蟬蛻九箇○鼻上酒皶凌霄花梔子末每茶服二錢半月效○婦人陰瘡凌霄花末鯉魚腦或膽調搽○嬰兒不乳百日内無故不乳凌霄花大藍葉芒硝

大黃等分末、羊膽湖丸梧子大每乳汁送一丸、便喫乳、體熱可服、體寒勿服

莖葉根　苦平、涼血生肌、治喉痹熱痛、痿蹷、益氣、熱風身癢、遊風、風疹、瘀血帶下、與花同功。時珍曰紫葳野生蔓纔數尺得木而上即高數丈年久藤大如盃春初生枝一枝數葉尖長有齒深青色自夏至秋開花一枝十餘朵大如牽牛花而頭開五瓣赭黃色有細點秋深更赤八月結莢如豆莢長三寸許其子輕薄如榆仁兜鈴仁其根長亦如兜鈴根秋後采之

營實墻蘼 薔薇牛勒 酸溫微寒、益氣明目、利關節、治上焦有熱、好瞑、癰疽惡瘡、結肉跌筋、敗瘡熱氣、陰蝕不瘳、眼熱昏暗、營實枸杞地膚子、各二兩為末每溫酒服三錢。時珍曰此薔薇子也其子成簇而生如營星謂之營實。此草蔓柔靡依墻援而生故名墻蘼其莖多棘刺勒人牛喜食、謂牛勒、備要云營實甘苦澀斂精固氣而補肺其收散之功同五味子、圖經曰色赤中有白子、包聚多毛去子及毛酒煎飲

如金櫻膏

根　苦濇冷入陽明經除風熱濕熱止消渴縮小便通結血除邪氣逆氣止瀉痢腹痛治熱毒風牙齒疼五臟客熱傷風瀉血頭瘡白秃癰疽疥癬金瘡傷撻生肉復肌小兒疳蟲肚痛時珍曰薔薇野生林塹間春抽嫩莖小兒掐去皮刺食之其葉尖薄有細齒四五月開花四出黃心有白色粉紅色結子成簇生黃熟粉紅其核有白毛如金櫻子八月采纂要云薔薇葛生莖吻多刺生於陽地則花紅生於陰地不見日則花白野生者則單瓣家園植者有千瓣其花乾之可卷金瘡去瘀生肌○小便失禁薔薇根煎飲或爲末酒服少小尿床全方夜飲○口咽痛痒聲不出薔薇根皮射乾各一兩炙甘草半兩每水煎服二錢○口舌糜爛薔薇根煮汁溫含冷吐夏月則用枝葉口瘡日久延及胸中生瘡皆效○小兒月蝕瘡薔薇根四兩地榆二錢末先以鹽湯洗後傳○筋骨毒痛因患楊梅瘡服輕粉毒藥成者薔薇根

洗三斤，水酒十斤，煮一炷香，每日任意飲。又方：薔薇根三錢，五
加皮、木瓜、當歸、茯苓各二錢，酒煎服。○集要云：其根苦濇而寒，
瀉心堅腎，水平肝，靖相火，治
瀉痢，遺尿，好與瘀牙痛口瘡。

葉　治下疳瘡，焙末，洗後傅之。黃花者更良。

月季花　月月紅　甘溫，活血，消腫，傅毒。瘰由豆家偷有，婦人月事臨鳴，
其佩之，可解厭穢。○瘰癧未破，月季花頭二錢，沉香五錢，
芫花炒三錢，碎剉，入鯽魚腹中，就以魚腸封
固，酒水各半，煮熟食之即愈。其
魚須置糞水中游死者方效。

栝樓　瓜蔞　味甘，性潤，微寒。甘補肺，潤降氣，微寒清火，而不犯胃，故
能清上焦之火，使痰氣下降，爲治咳嗽胸痺要藥。又能蕩滌胸
中鬱結垢膩，治消渴神劑。清咽喉，消乳癰，利大腸，滌痰結，消癰

腫瘡毒瀉者忌、反烏頭、時珍曰、栝樓古方全用、後世乃分子瓤皮各用、蔡照原文係勝全用者、分用殺後○乾咳無痰、瓜蔞一箇、撏爛絞汁、入蜜等分、加白凡一錢、蒸膏頻含嚥汁○痰喘氣急、瓜蔞二箇、明凡二錢、全燒炭末、以熟蘿葡蘸食○肺痿咳血不止、栝樓五十箇、烏梅肉五十箇、杏仁去皮二十一箇、共焙末、每用一捻、以猪肺一片切摻末、入肉炙熟冷嚼嚥之、日二服○胸中痺痛引背、喘急、痰唾短氣、大瓜蔞一枚、切薤白半斤、酒五斤、煮二斤、分數服、加半夏二兩尤善○時疾發黄、大瓜蔞黄者一枚、新汲水浸淘取汁、入蜜半合、朴硝八分、微煎服○小兒黄疸、眼黄、脾熱、青瓜蔞焙研、每水服一錢照服數日後、瀉下黄物立效、酒黄疸全方○消渴煩亂、黄瓜蔞一箇、入酒一盃浸、去皮子、取瓢熬膏、入白凡一兩、和丸梧子大每米飲下十丸○吐血不止、栝樓一箇、五錢煅炭末、糯米飲服三錢、久痢五色、酒下、腸風下血、入赤小豆末等分、酒下、俱全方○小兒脱肛、黄瓜蔞一箇、入白凡五錢在内、煅炭末、糊丸梧子大、每米飲下二十丸○乳癰初發、黄瓜蔞一枚、搗泥、酒取汁、去滓服

子 潤心肺、補虛勞、解口乾、治吐血、熱咳、腸風瀉血、赤血痢、炒服、塗手面皺、反烏頭。痰咳不止，瓜蔞子一兩炒，文蛤三錢，研末，姜汁丸彈子大，噙嚥。○肺熱痰欬，瓜蔞仁、半夏炮，焙末，各一兩，姜汁丸梧子大，每食後姜湯下五十丸。○婦人咳嗽夜熱，月經不調，形瘦，瓜蔞仁一兩，青黛、香附各一兩五錢，童便浸曬末，蜜調噙化。○胸痹痰嗽，胸痛徹背，心腹痞滿，氣不得通，痰嗽，瓜蔞子炒，和殼研末，麵糊丸梧子大，每米飲下三十丸。○胞衣不下，瓜蔞子研，童便、酒各半煎，溫服三錢。○乳汁不下，瓜蔞子炒研，服一錢，令面臥一夜，流通。○熱遊丹腫，瓜蔞子末，醋調成膏塗。○酒痰咳嗽，栝樓仁、青黛等分，末，薑汁和蜜丸芡子大，每噙一丸。

栝樓皮 孫補 性同瓜蔞，洗瓤去子，氣清味薄，宣膈穢而不滑腸，治溫熱時邪、結胸胸痹、肺痿咳血、喉痛牙疼、凡邪熱入膜原、上焦蒙蔽、為防守膻中妙品、反烏頭。牙齒腫痛，瓜蔞皮、蜂房等分，共燒炭末，擦牙、烏桕根、紫荆

根葱白煎漱。喉痺腫痛聲音不出瓜蔞皮姜蠶炒甘草等分末每姜湯服二錢或棉裹含嚥

天花粉瓜蔞根 酸能生津甘不傷胃微苦微寒又能降火潤肺滑痰解渴消腫排膿生肌長肉行水通經止小便利除腸胃痼熱消撲損瘀血治熱狂時疾消渴飲水口燥唇乾入疸身面黃消腫毒乳癰發背痔瘻瘡癤脾胃虛者慎用。消渴飲水作粉法取秋後掘花粉去皮切浸五日逐日換水取出擣研濾過澄粉曬乾每以水化下日三亦可入粥及和乳酪食之若夏月掘者有筋無粉。黑疸危候花粉一斤擣汁服有黃水從溺出不出再服小兒黃疸至方。產後吹乳腫硬痛花粉一兩乳香一錢末溫酒每服一錢。小兒囊腫花粉一兩炙草一錢半水煎入酒分服。天泡濕瘡花粉滑石等分末水調搽

王瓜土瓜根 苦寒下瘀血破癥癖下乳汁主蠱毒益氣愈聾排膿

落胎、治天行熱疾、壯熱、心煩悶熱、勞瘁、消渴、內疸、酒疸、黑疸、寒
熱、酸疼、止小便數不禁、逐四肢骨節中水、諸邪氣熱結鼠瘻、散
癰腫留血、消撲損瘀血、婦人帶下瘀血內閉、小兒閃癖痞滿瘀
痛、利大小便、治面黑面瘡、及馬骨刺人瘡。○弘景曰、月令四月黃瓜生、即此也。時珍曰、
王瓜三月生苗、其蔓多鬚、一葉之下一鬚、俚云公公鬚與地黃
苗婆娑奶絕對、其葉闊如馬蹄而尖、面青背淡、澁而不光、嫩時
可茹、六七月開小黃花成簇、結子纍纍、根如花粉甚白、掘二三
尺乃得、江西人栽之沃土、取根擣澄粉作蔬、味如山藥。纂要云、
王瓜又名野甜瓜、蔓似瓜蔞、葉細碎多刻、蔓多鬚、瓜圓小如彈
丸、四五月生。○小兒發黃、土瓜根擣汁服。○小便如米泔、乃腎
虛、土瓜根一兩、白石脂、菟絲子各二兩、桂心、牡蠣粉各一兩、末
每大棗肉丸、飲送二錢、數服愈。○黃疸症變黑色、難治、土瓜根擣
汁、空心溫服一小盞、午刻
黃水從小便出、不出再服

子　酸苦平、生用、潤心肺、消黃疸。炒用、主蠱毒、治反胃吐食、腫瘕吐血、腸風瀉血、下痢赤白。宗奭曰、王瓜其殼徑寸、長二寸、上微圓、下尖、七八月熟、紅赤色、殼中子如螳螂頭。瓜與子通用、與根兩用。○反胃吐食、王瓜燈上燒炭一錢、北棗肉一枚、焙、平胃散末二錢、匀酒服。○中諸蠱毒、王瓜焙末、酒服二錢、當吐下。或用根三寸、切、酒半升漬一宿服。傳尸勞瘵、同方用瓜。○筋骨攣痛、王瓜子炒末、每酒服一錢、日二。○大腸下血、王瓜一兩燒炭、地黃二兩、黃連半兩、末、蜜丸梧子大、每米飲下三十丸。

葛根　辛甘、性平、輕揚升發、入陽明經、能鼓胃氣上行、生津止渴、兼入脾經、開腠發汗、解肌退熱、為治脾胃虛弱泄瀉之聖藥。療傷寒、中風、陽明頭痛、嘔逆吐利、開胃下食、止脇風疼、煩熱發狂、溫瘧血痢、腸風痘疹、又能起陰氣、散鬱火、解酒毒、利二便、解諸

毒、排膿、殺野葛巴豆百藥毒、傳蛇虫嚙、署毒箭傷。多用反傷胃
氣。小兒熱渴久不止、葛根半兩水煎頻飲。○諸藥中毒發狂煩
悶吐下欲死、葛根煎汁服。○傷寒頭痛二三日發熱、葛根五
錢、豆豉一合、以童便一
盞煎服、食葱粥取汗。

生葛汁　大寒、解溫病大熱、吐衂諸血、醒酒、墜胎、治小兒熱渴。
俱擣汁飲、被猘狗傷、飲汁以滓傳之、蒸熱食、消酒毒、可斷穀不
饑。時氣頭痛壯熱、生葛擣汁一盞、香豉一合煎服、汗出瘥、若心
熱加巵子十枚。○妊娠熱病、生葛擣汁溫服。○乾嘔不止、生
葛根擣汁服。○心熱吐血不止、生葛擣汁半升服、衂血不止、熱
毒下血、酒醉不省、仝方。○金瘡中風痓強欲死、生葛根四兩、水
煎分服、口噤者灌之、乾者末、竹瀝和、多服
有效。○虎傷人瘡、生葛煮汁洗、仍研末服。

葛粉　甘寒、止渴、解酒、去煩熱、散鬱火、壓丹石毒、利大小便、傳

小兒熱瘡、煩躁熱渴、葛粉四兩、先以水浸粟米半升、一夜濾出、拌勻煮熟、以糜飲和食。○解中鴆毒、氣欲絕者、葛粉三合、水調服、口噤者、撬牙灌之。○熱病忽黃、賊風、葛粉二升、生地一升、豆豉半升、共爲末、每食後米飲服一錢、日三服。○小兒嘔吐、壯熱食癇、葛粉二錢、熱水調、熟米飲和食、

葛穀　甘平、解酒毒、治下痢十歲已上。

葛花　治腸風下血、同小豆花末、酒服、能消酒、使飲酒不醉。

葉　治金瘡、止血、挼傳之。

蔓　消癰腫、治卒喉痺、燒研水服一匙。○小兒口噤病在咽中、如麻豆許、令兒吐沫、不能乳食、葛蔓燒灰、和乳汁點之、卽瘥。○婦人吹乳、葛蔓燒灰、酒服二錢、三服效。○癧子初起、葛蔓燒灰、水調傳消、

天門冬　甘苦氣寒、入手太陰氣分、淸金降火、益水之上源、下通

足少陰腎、滋腎潤躁、止渴消痰、保定肺氣、去寒熱、養肌膚、補勞傷、壯陽事、療痿蹷、利小便、去伏尸、殺三虫、治肺氣咳逆喘息、促急、肺痿、肺癰、吐膿、吐血、心病嗌乾、嗜卧、足下熱痛、虛勞骨蒸、陰虛有火之症、然性寒潤、能利大腸、若脾胃虛寒人、單餌久服、必病腸滑而成痼疾、忌鯉魚。

陰虛火動有痰不堪用燥劑者、天冬去心十二兩、五味子洗去核四兩、曬乾不見火、搗丸梧子大、每茶下二十丸。○婦人骨蒸煩熱寢汗口渴氣喘、天冬十兩、麥冬八兩、並去心、末、生地三斤、熬膏和丸梧子大、每服五十丸、逍遙散去甘草煎湯下。○肺痿咳嗽吐涎沫、心中溫溫、咽躁而不渴、生天冬搗汁一斗、酒一斗、飴一升、紫菀四兩、末、銅器煎至可丸、杏仁大、每服一丸、日三。○滋陰養血溫下元、三才丸、天冬、生地各二兩、以盛甑簞用酒灑蒸、九蒸九曬乾、人參一兩、和末、蒸棗肉搗丸梧子大、每食後溫酒下三十丸

百部　甘苦氣溫、潤肺殺虫、治咳嗽上氣、久嗽寒嗽、傳尸骨蒸勞
瘵、虫疥癬、殺蚘虫、寸白蟯虫、並殺蝨及蠅蠓、一切樹木蛀虫犯
之則死、去虫蠶咬毒。遍身黃腫、掘鮮百部洗搗罨臍上、以糯米
飯半升拌水酒半合、揉軟蓋在藥上、以帛
包住、待一二日、口內作酒氣則水從小便中出、腫自消○蝨衣
去蝨、百部、秦艽等分末、入竹籠燒煙熏之、自落、亦可煮湯洗衣
○百虫入耳、百部炒研、麻油調一字、於耳
門上○悞吞銅錢、百部四兩、酒浸、煎溫服、

何首烏　苦堅、腎溫、補肝、濇、收斂精氣、入足厥陰少陰經、養血祛
風、固精益腎、瀉肝風、止心痛、益血氣、長筋骨、補精髓、烏髭髮、不
寒不燥、功在地黃門冬之上、消瘰癧癰腫、頭面風瘡、五痔瘻疾、
婦人產後及帶下諸疾、久服令人有子、治腹臟一切宿疾冷氣

腸風。忌諸敗血無鱗魚萊菔葱蒜鐵器竹刀刮去粗皮米泔浸一夜黑豆拌蒸曬九次用。骨軟風疾腰膝痛不能行遍身瘙癢首烏牛膝各一斤酒浸七日曬乾末棗肉搗丸梧子大每空心酒下四十丸。皮裏作痛不問何處生何首烏末薑汁調塗之以帛裹住火炙鞋底熨之。小兒龜背龜尿調首烏末貼背骨節久用自平。瘰癧結核取生首烏日日生嚼并取葉搗塗漸愈。大風癘疾首烏一斤揀大者米泔浸七日用麻四兩至九蒸曬末每酒服二錢。七寶美髯丹壯筋骨固精髓續嗣延年首烏二斤米泔浸三日瓷片刮去皮黑豆二升以砂鍋木甑一層豆一層首烏鋪蓋蒸豆熟取出曬乾去豆換豆再蒸如此九次去豆曬赤白茯苓各一斤去皮切以人乳十盌浸曬淮牛膝八兩酒浸同首烏七次上同蒸至第九次止當歸八兩酒浸曬枸杞菟絲子各八兩俱酒浸曬補骨脂四兩黑脂麻全炒香共末煉蜜丸梧子大空心酒下百丸

莖葉　治風瘡疥癬作癢煎湯洗浴甚效

萆薢　甘苦性平、入足陽明厥陰經、厥陰主筋屬風、陽明主肉屬濕、功常祛風去濕、故能去濁分清、以固下焦、而治緩弱癱痺遺濁、惡瘡、諸病之屬風濕者、補肝虛、堅筋骨、益精明目、治中風失音、頭旋癇疾、腰脊痛强、骨節風寒濕周痺、癱瘓不遂、男子腰疼、久冷腎間有膀胱宿水、老人五緩、關節老血、冷風𤸷痺、陰痿失溺、傷中恚怒、白濁莖中痛、痔瘻壞瘡、忌茗醋。腸風痔漏如聖散萆薢貫衆等分末每空心酒服三錢○腰脚軟痺行履不穩萆薢三兩杜仲一兩末每旦酒服三錢

土茯苓　甘淡而平、陽明主藥、健脾胃、去風濕、强筋骨、利關節、脾胃健則營衛從、風濕去則筋骨利、調中止瀉、健行耐飢、治筋骨

拘攣癱瘓、楊梅惡瘡、癰腫，解汞粉、銀硃毒，忌茗。楊梅毒瘡，因好淫瘡，楊梅瘡藥用輕粉愈而復發，久則肢體拘攣，變成廢漏，延綿竟致廢篤。土茯苓三兩，皂莢、牽牛各一錢，煎三盌，分三服，數劑多瘥。又方：土苓四兩，皂角子七箇，煎代茶飲。又方：土苓一兩五，加皮、皂角子、苦參各三錢，銀花一錢，酒煎服。又搜風解毒湯，治楊梅，沫服輕粉病深者，月餘；淺者，服半月愈。已服輕粉藥，筋骨痛癱瘓，不能行動者，多服亦效。土茯苓一兩，苡仁、銀花、防風、木瓜、木通、鮮皮各八分，皂莢子五分。氣虛加人參七分，血虛加當歸七分，水煎日三服。忌牛羊雞鵝魚肉燒酒麵房勞，又忌飲茶。○小兒楊梅瘡起於口內，延及遍身，土茯苓末，乳汁調服，月餘自愈。○瘰癧潰爛，土苓末，多服愈。

白斂　甘苦微寒。殺火毒，散結氣，治發背、瘰癧、癰腫、疽瘡、腸風痔漏、血痢、目赤、面疱、鼻皶、刀箭撲損。生肌止痛，小兒驚癇，溫瘧，女子陰中腫痛，帶下赤白。解狼毒毒，反烏頭。面鼻酒皶，白斂、白石脂、杏仁各半兩，末，雞子清調塗豆洗○凍耳成瘡白歛黄柏等分末麻油調搽○面生粉刺白歛二錢杏仁雞屎白各一錢末蜜和水拭面○胎妊不下白歛生半夏等分末水丸梧子大榆皮湯下五十丸○諸瘡不歛白歛黄柏各三錢輕粉一錢末用葱白漿水洗淨傅之○鐵刺諸哽及竹木哽在咽中白歛半夏泡等分末酒服半錢日二

山豆根 苦寒瀉心火以保肺金消腫止痛爲風熱喉痺要藥殺小虫療急黄含之嚥汁解咽喉毒腫研末湯服治發熱咳嗽腹脹喘滿下寸白諸虫解中蠱毒酒服治女人血氣腹脹丸服止下痢磨汁服止卒患熱厥心腹痛五種痔痛塗諸熱腫禿瘡蛇狗蜘蛛傷○喉中發癰山豆根醋磨噙之追涎卽愈若勢重不能言者頻以雞翎蘸掃喉中引涎出就能言○喉風急症牙關緊閉水穀不下山豆根白藥子等分水煎噙之嚥下二三口愈○牙齦腫痛山豆根切片口噙腫處○水蠱腹大有聲

皮色黑者山豆根末酒服二錢

黃藥子　根苦平涼血降火、消癭解毒。止咯吐衄血、諸惡瘡腫、喉痺、瘡癭、蛇犬咬毒、研水服，亦含亦塗。時珍曰：原出嶺南，今處處栽之。莖高二三尺，柔而有節，似藤實非藤。葉大如拳，長三寸，其根長尺許，外褐內黃，搗汁可染藍。○項下癭氣：黃藥子一斤，剉，酒一斗浸之，每日早晚服一盞，忌毒物，戒怒。千金方用瓶盛，糠火煨一時，待退冷，時時飲一盃，不令絕酒氣，三五日常把鏡照，消即停飲，不爾令人項細。又方用燒酒水煮一瓶，不煨。○產後血運，惡物冲心，四肢冷，唇青腹脹，昏迷：黃藥子一兩、紅花一錢，婦人油釵二隻，水煎服，大小便俱利，血自下也。○鼻衄不止：黃藥子水磨汁服，止。

白藥子　根辛溫，消腫毒、喉痺，止吐血、衄血，散血降火，消痰止嗽，消渴，解毒。治喉中熱塞不通、咽中常痛腫，解野葛、生金、巴豆藥金刃斧折傷、乾末傳之能止血痛。恭曰白藥子出原州三月生苗葉似苦苣四月生赤莖長似壺盧蔓六月開白花八月結子九月葉落采根須曰今江西亦有葉似烏桕子如綠豆六月變赤色馬熱方多用葆按諸家近暴本草少載市醫不用自楚軍劉逆隨營帶來市亦采亦照本草補之○咽喉腫痛白藥子末一兩龍腦一分末蜜丸芡子大每用一丸含嚥下○喉中熱塞腫痛散血消痰白藥子朴硝等分末吹之日三○吐血不止白藥燒炭糯米飲服三錢○衄血不止紅棗白藥各燒炭等分末飲服或頻頻吸藥令大○一切眼疳赤爛生醫白藥一兩甘草半兩末豬肝一具批開摻末五錢煮熟食小兒疳瀉吐利方同○胎熱不安白藥一兩白芷半兩末紫蘇湯服三錢○諸骨哽咽白藥五錢米醋煎細嚥在上卽吐在下卽瀉出

威靈仙　根辛泄氣、鹹泄水氣溫屬木其性善走、能宣通五臟通行十二經絡。治中風頭風、痛風頑痺手足不遂、腰膝冷疼腹內

冷滯心膈痰水、膀胱宿膿惡水、癥瘕、痃癖氣塊、氣痢痔疾、瘰癧之痃癖、黃疸、浮腫、大小腸閉，散皮膚大腸風邪，祛風濕痰飲之氣。一切冷痛，性極快利，積痾不痊者服之有捷效，然疏泄真氣，弱者慎用。忌茗、麪湯。諸骨哽咽：靈仙根、砂仁各一兩，砂糖一盞，水煎溫服。又方：靈仙醋浸二日，曬末，醋糊丸豆大，每服二三丸，半茶半湯下。如欲吐，以銅青末半匙入油數點茶服，探吐。○飛絲纏陰，腫痛欲斷：靈仙擣汁浸洗。○手足麻痹時發痛，或撲損痛極，或癱瘓等症：靈仙根五兩炒，生川烏、靈脂各四兩，醋丸梧子大，每鹽湯下七丸，忌茶。○男婦氣痛不拘新久：靈仙五兩，韭根三錢，烏藥八分，雞子一個，好酒一盞，灰火煨一宿，視雞子殼軟為度，去渣溫服，以乾物壓之，側睡向塊邊，渣次日再煎服，覺塊刺痛為驗。○破傷風病：靈仙半兩，獨頭蒜一箇，麻油一錢，同擣爛，熱酒沖服，汗出即愈。○腸風瀉血久者：靈仙、雞冠花各二兩，米醋一斤，煮乾，末，雞子白和作餅，炙乾再研末，每服二錢，陳米飲下。葆按：今江西市肆靈仙俱是莖葉，不用

根使服者無效述此醫者用囑要根不用莖葉、

茜草 茹藘 血見愁 色赤入營氣溫行滯味酸走肝而鹹走血入手足厥陰血分。行血活血消瘀通經治寒濕風痺骨節風痛泄瀉黃疸、痔漏瘡癤。又能止血治六極傷心肺吐血瀉血衄鼻尿血女子崩帶月經不止產後血運撲損瘀血跌蠱毒若病深血少者、慎用忌鉛鐵。吐血燥渴、茜草黑豆炙甘草等分末井水叠丸彈子大每溫水化服一丸○鼻血不止茜草艾葉各一兩烏梅肉二錢半末煉蜜丸梧子大每烏梅湯下五十丸○女子經閉茜草一兩酒煎服一日即通。○五旬經行婦人五十後經水不止作敗血論茜草阿膠側柏葉炒黃芩各五錢生地一兩小兒胎髮一枚每作六帖每帖水煎入胎髮灰服○解中蠱毒吐下血如猪肝茜草根蘘荷葉各二錢水煎服即愈自當呼蠱主姓名也○脫肛不收茜草根石榴皮各一握酒一盞煎

七分温服

防杞　大苦辛寒、太陽經藥、能行十二經、通腠理、利九竅、瀉下焦血分濕熱、為療風水之要藥。治中風濕、風口喎斜、手足拘攣、毒風不語、肺氣喘嗽、熱氣諸癇、温瘧、脚氣、水腫、風腫、濕熱腫瀉、癰腫惡結、疥癬、虫瘡、利大小便、去膀胱熱、散留被結氣、若濕熱流入十二經、致二陰不通者、非此不可。然性險而健、陰虛及濕熱在上焦氣分者禁用。皮水胕腫、按之没指、不惡風、水氣在皮膚中、四肢聶聶動、防杞茯苓湯。防杞、黃芪、桂枝、甘草各三兩、茯苓六兩、每服一兩、水煎、日二。○風水惡風汗出身重、脉浮、防杞黃芪湯。防杞一兩、黃芪二兩、白朮七錢、炙草半兩、每服五錢、生姜四片、棗二枚、水煎温服、腹痛加芍藥。風濕相搏、關節痛、微腫、仝方。○下便淋澀、防杞、防風、冬葵子、各

二兩水煎分二服

木通　甘淡輕虛，上通心包，降心火，清肺熱，化津液，下通大小腸膀胱，導諸濕熱由小便出，通利九竅血脈關節。治天行時疾，頭痛目眩，胸中煩熱，遍身拘痛，大渴引飲，淋瀝不通，水腫浮大，口燥舌乾，喉痺咽痛，鼻齆耳聾，脾疸好眠，利諸經脈，破積聚血塊，女人血閉，月經不勻，鼠瘻、癰腫、金瘡、踒折，出聲音，明耳目，除煩退熱，止痛排膿，行經下乳，催生下胞，墮胎妊，去三虫，汗多者禁用。心熱尿赤，面赤唇乾，咬牙口渴，導赤散：木通、生地、炙甘草各一錢，半入水，竹葉七片煎服。○婦人血氣，木通濃煎頻飲効通。○金瘡踒折，木通煎汁釀酒，日飲。鼠瘻不消，今方

子　燕覆　甘寒。開胃止渴，通十二經脈，除三焦客熱、惡氣、腸間
利小便，續五臟絕氣，使語聲足氣，清胃口熱閉，令人能食。

根　煎服，消項下癭瘤。

通草、色白氣寒，體輕味淡。入肺經，引熱下行而利小便；交入胃
經，通氣上達而下乳汁。利諸竅，通五淋，除水腫癃閉，解諸毒蟲，
痛瀉肺，明目，退熱，催生。又名通脫木。須曰：古方所用通草，皆今之木通；而今所用通草，乃通脫木也。古
方稀用。祿驗下乳汁方：通草、黃芪、當歸各三錢，山甲
炒三片，猪前腳二箇，治淨，水酒煮熟，去藥，飲汁食肉。

花上粉　治癭瘤，及胸中伏氣，攻胃咽，傳諸蟲癬、痔疾、惡瘡。

鉤藤　甘微苦平。入手足厥陰經。除心熱，平肝風，治大人頭旋目

眩卒得癇疾、小兒驚啼瘛瘲、客忤胎風、內釣腹痛、退寒熱、發斑疹、主肝風相火之病、風靜火息、則諸証自除、久煎則無力、多用鉤、取其力銳。小兒驚熱、鉤藤一兩、消石半兩、炙草一錢、末、每溫水服半錢。○卒得癇疾、鉤藤、炙甘草各二錢、水煎服二凡。○斑疹不快、鉤藤、紫草茸等分、末、每服半錢、溫酒下。宗奭曰、鉤藤處處有之、其藤長丈許、大如拇指、其中空、小人用插酒甕中、盜取酒、以氣吸之、涓涓不斷。

山蕎麥 赤地利 五毒草 根苦平、斷血破血、凉血解毒、生肌肉、塗火瘡、治赤白冷熱諸痢、婦人赤白帶下、癰疽惡瘡腫毒、赤白遊瘮、蛇犬蠱虫咬毒、並醋摩傅、莖葉亦搗傅、恐毒入腹、煮汁飲。頌曰、赤地利夏生苗、作蔓繞草木上、莖赤、葉青、似蕎麥、七月開白花、亦似蕎麥花、結子青色、根紫硬、似狗脊、亦名蛇罔。

五爪龍(烏蘞莓) 酸苦寒涼血解毒利小便消癰癤搗酒服風毒熱腫
遊丹、搗傳、并飲汁癰癤瘡腫蟲咬▶搗根傳之、(時珍曰五爪龍塍埜甚多其藤柔而)
有稜一枝凡五葉葉長而光有疏齒面青背淡七八月結苞成
簇花大如粟黃色結實如龍葵子其根白大者如指擣之多涎
滑○小便尿血五爪龍末湯下一錢○喉痺腫痛五爪龍車前
草馬蘭菊各一把搗汁徐嚥○項下熱腫俗名蝦蟆瘟五爪龍
葉搗傳○跌撲損傷五爪龍搗汁童便酒和服取汗○一切腫
毒發背乳癰便毒惡瘡初起者並用五爪龍一握生姜一塊搗
爛入好酒一盌絞汁熱服以
渣傳即散一用大蒜代生姜、
羊桃(長楚 鬼桃) 莖根苦寒治熛熱身暴赤色、去五臟五水大腹、利小便、
除小兒熱風水積聚、惡瘍、煎洗風癢及諸瘡腫、○根浸酒服治
風熱羸老 (時珍曰羊桃生平澤中、莖大如指、似樹而弱如蔓春長嫩條柔軟葉大如掌上綠下白有毛狀似苧麻而)

圖其條浸水有涎滑其子細小如棗核似桃而苦不堪食○傷寒毒攻手足腫痛羊桃煮汁入鹽漬之○水氣鼓脹二便澁羊桃根桑皮木通大戟各半斤熬膏如飴每空心茶服一匙○蜘蛛咬毒羊桃葉搗傅即愈

絡石 耐冬 石血 莖葉味甘微酸祛風熱利關節堅筋骨消癰腫養腎明目延年通神治喉舌腫閉水漿不下腰髖酸痛死肌癰瘍舌焦口乾蝮蛇瘡毒心悶服汁并洗之刀斧傷瘡傅之立癒恭曰絡石生陰濕處冬夏常青實黑而圓其莖蔓延繞樹石側若在石間者葉細厚而圓短遶樹生者葉大而薄人家亦種之爲飾時珍曰絡石貼石而生其蔓折之有白汁其葉小於指頭而厚面青背淡濇而不光有尖葉圓葉兩種功用相同○小便白濁心腎不濟或由酒色已甚蓋有虛熱而腎不足醫者往往峻補其疾更甚惟此博金散使水火既濟源潔而流清矣絡石人參茯苓各二兩龍骨煆一兩末每空心臨臥米飲服二錢○喉痺腫塞喘息不通欲絕絡石一兩水煎一大盞細細呷少頃即通神驗○癰

疽欬痛止痛靈寶散，絡石一兩洗曬勿見火，角刺一兩新瓦炒黃，甘草節半兩，瓜蔞仁炒香，乳香、没藥各三錢，研粗末，每服二錢，水一盞，酒半盞，煎，溫服。

木蓮 薜荔 木饅頭 甘平濇，壯陽固精，消腫散毒，止血下乳，治久痢腸痔，心痛陰癩。時珍曰：木蓮延樹木垣墻而生，四時不凋，厚葉大於絡石，不花而實，實大如盃，似蓮而稍長，六七月實內空而紅，八月後則滿腹細子，大如稗子，一子一鬚，味微濇，殼虛輕，烏鳥童兒皆食之。○陰癩囊腫，木蓮燒研，酒服二錢，或加小茴等分。○驚悸遺精，木蓮、白牽牛等分，末，米飲下二錢。○酒痢腸風，黑散子，治風入臟，或食毒積熱，大便鮮血，肛脫出，或酒痢。木蓮樓皮燒炭，只殼炒，烏梅肉、甘草等分，末，水服二錢。○大腸脫下，木蓮、茯苓、豬苓等分，末，每水服二錢，亦治其遺。○乳汁不通，木蓮二箇，豬前蹄一箇，全煮爛，食肉飲汁，一日即通。無子婦人食之，亦有乳下。

葉 酸平，主風血，暖腰腳，治背癰，乾末服之，下利愈。血淋濇痛，

和甘草煎服。慎微曰一老人年七十患發青村中無醫藥急取木蓮葉擣絞汁和蜜飲數升以滓傅瘡

藤汁　治白癜風癧瘍風惡瘡疥癬並塗之。

扶芳藤　苦小溫主一切血一切氣一切冷大主風血腰脚痛去百病久服延年。剉細浸酒良。藏器曰生吳郡藤苗小時如絡石莖延樹木鄉人取延楓樹上者用之亦如桑寄生之意亦可止渴葆驗按水濕脚氣發癢作腐皮聽木流浸透鞋襪諸藥罔效以此葉貼之水止漸愈但其藤似而葉如楓樹葉大樹俱延經霜乃落俗名上樹楓

金銀花 忍冬 左纏藤　甘而微寒芳香入肺補虛療風散熱解毒消腫除脹止氣下澼治寒熱身腫腹脹滿急熱毒血痢水痢五種尸疰鬼擊一切風濕氣及諸腫毒癰疽疥癬楊梅惡瘡解中野菌毒。

時珍曰忍冬花莖葉同功昔人用治風除脹解痢逐尸後世用治瘡消腫散毒昔人未言及古今之理所變不同藥按古用莖葉花混用而今獨用花服其莖葉作洗藥不服亦一變也○忍冬圓治消渴愈後預防發癰疽金銀花根莖葉皆可不拘多少入瓶內酒浸糠火煨一宿取出曬乾入甘草少許研末以浸忍冬酒打麵糊丸梧子大每服六十丸此藥不特治癰大能止渴五痔諸瘻全方○一切腫毒金銀花莖葉擣汁服以滓傅之喉痺乳蛾疔瘡便毒全方○鬼擊身青筋骨作痛金銀花一兩水煎飲之○中野菌毒金銀花莖葉啖之即解○口舌生瘡忍冬藤花莖葉馬蹄香等分以酒擣殺汁雞毛刷上取涎出即愈

天仙藤　苦溫疏氣活血疎解風勞治心腹痛同麻黃治傷寒發汗同大黃墮胎氣○頌曰生江淮及浙東山中春生苗蔓作藤葉似葛葉圓而小有白毛四時不凋根有鬚夏月采取根苗南人多用之○疝氣痛天仙藤一兩酒煎服○痰注臂痛天仙藤白朮羌活白芷各三錢片子姜黃六錢半夏五錢姜五片每煎服五錢○妊娠水腫始自兩脚漸至喘悶足趾出水謂之子氣不可作風水宜天仙藤散天仙藤炒香附炒陳

皮、甘草、等分末，每用三錢，姜三片，木瓜、紫蘇各三分，煎調服。小便利腫消。

石南藤 辛甘溫。浸酒服，排風邪，逐冷氣，強腰腳，補衰老，起陽除痺。治金瘡痛，爲血虛風痺要藥，煮汁服，治上氣咳嗽。時珍曰：生江南湖南諸大山中，細葉圓藤，紫綠色，一節一葉，深綠色，似杏葉而微短厚，其莖貼樹處有小紫瘤疣，中有小孔，四時不凋，莖葉皆臭極辣，白花蛇食其葉。○歷節風痛，南藤、松節、牛膝、熟地、當歸各一兩，絹袋盛酒五斤，浸，每一盞生酒和溫飲。

清風藤 祛風活絡，治風濕流注，歷節鶴膝，麻痺瘙癢，損傷瘡腫，入酒藥中用。風濕痺痛，風藤二兩，防風一兩，酒煮服。○一切諸風，青藤膏，三月采，不拘多少，入釜內熬，去渣，再熬成膏，瓷瓶盛，每酒服一匙，將患人身上拍一掌，其後遍身發癢，急以梳梳之，要癢止，則飲冷水一盞。

省藤 赤藤 苦平。殺虫，治諸風，通五淋，療蛀虫，俱煮汁服。齒痛，擣碎含之、煮粥飼狗去痴。藏器曰、省藤生深山、皮赤大如指、堪縛物、片片自解。○五淋澁痛、省藤、苧麻根等分為末、每湯服一錢。葆驗取葉拍軟、貼小兒頭瘡、面瘡、俱效。

藤黃　酸澁有毒、虫牙蛀齒、點之便落。廣志云、出岳鄂等州諸山崖樹、名海藤、花有蘂、散落石上、收之、就樹采者佳。時珍曰、今畫家所用藤黃、皆經煎煉成森之、麻人係樹脂、番人以刀砍樹枝滴下、次年收之、似與廣志微不同。葆按、此物相傳有大毒、研水服、可毒人。

澤瀉　甘平微寒、入足太陽少陰經。去舊水、養新水、利小便、通小腸、消腫脹、止尿血、逐膀胱三焦停水、去脬中留垢、心下水痞、滲濕熱、行痰飲、消五淋、宣通水道。主腎虛精自出、頭旋耳鳴、筋骨攣縮、風寒濕痹、消渴、洩精、嘔吐、瀉痢、疝痛、腳氣、濕熱之病、濕熱、既除則清氣上行能養五臟起陰氣補女人血海令人有子補虛明目下乳催生久服下降太過反能昏目。水濕腫脹白朮澤瀉等分末每服三錢。冒暑霍亂小便不利頭運三白散澤瀉白朮茯苓各三錢水一盞姜五片燈心十莖煎服。痞後怪症口鼻中氣出盤旋不散如黑蓋過十日有肉相連堅如金石不能食澤瀉湯煎日飲服十數日愈

葉　鹹平壯水臟通血脈主大風下乳汁治產難强陰氣。

實　甘平益腎强陰補不足除濕邪治風痺消渴勿久服

蔛草　甘寒治暴熱喘息小兒丹腫。恭曰生水旁葉似澤瀉狹而長亦堪蒸啖江南人用蒸魚食甚美我婆 俗名鮮魚草

羊蹄 牛舌菜 秃菜　根苦寒屬水走血分殺虫除熱療蟲毒疥癬痔治頭

秃疥癬浸淫疽痔、女人陰蝕、産後風秘、煎服、醋磨、貼腫毒。時珍曰、羊蹄以根名、牛舌以葉形名、秃葉以治秃瘡名、入夏起薹開花、夏至枯、秋深生、淩冬不死、根近尺、黄色、如大黄胡蘿蔔形。○大便卒結、羊蹄根一兩、水煎服。○腸風下血、羊蹄根、姜汁炒、洒浸、任意飲。○喉痺不語、羊蹄根醋磨汁、拭喉外。○面上紫塊如錢大、羊蹄根四兩、生姜四兩、俱取汁、山甲十片、煨炭、川椒五錢、共末、和二汁、生絹包擦、如乾入醋潤、如前擦。○癜瘍風駁、羊蹄根蘸醋於生鐵上磨、旋旋刮塗、入硫黄更妙。○汗斑癜風、羊蹄根二兩、獨科掃帚頭一兩、枯凡五錢、輕粉一錢、生姜半兩、仝杵泥、湯浴後以手抓破、起粗皮、以帚包藥擦、暖臥取汁、乃劉氏方、比用硫黄者更妙。○頭風白屑、羊蹄根杵、羊膽汁調塗。○頭上白秃羊蹄根擣泥、醋和、布包擦。○癬久不瘥、羊蹄根搗絞汁、入輕粉末少許、調如膏塗、愈。

葉　甘寒滑、治小兒疳蟲、殺河豚魚毒、蓮根擣、蒸食一盌、治腸痔瀉血。作菜食、止癢、滑大腑。多食、令人下氣。○懸癰舌腫、咽生息肉、羊蹄草葉煮汁熱含冷、卽吐之。

實金蕎麥 苦濇平、治赤白雜痢、婦人血氣。

菖蒲 辛苦而温、芳香而散、補肝益心、開心孔、通九竅、明耳目、出音聲、去濕逐風、除痰消積、療噤口毒痢、治中惡卒死、客忤癲癇、欬逆上氣、頭風淚下、四肢濕痺不得屈伸、心痛伏梁、霍亂轉筋。女人血海冷敗、下血崩中、小兒温瘧、積熱不解、殺諸虫、散癰腫、辟鬼氣、安胎漏、温腸胃、止小便利、忌飴糖羊肉、解巴豆大戟毒。勿犯鐵器、令人吐逆。○下痢噤口、以參苓白朮散加菖蒲、粳米飲調下、或用參苓石蓮肉、少入菖蒲、服胸前開自愈。○癲癇風疾、九節菖蒲末、黑豮猪心批開、砂鑵煮湯調服三錢。○尸厥魘死、尸厥病卒死脈猶動、聽其耳目中如微語聲股淵暖者、是也。魘死之病，臥忽不寤，忌用火照，但痛嚙其踵及足拇指甲際，唾其面即甦，俱以菖蒲末吹鼻中、桂末納舌下，以菖蒲汁灌之。○卒中客忤，菖蒲搗汁含。○喉痺腫痛，菖蒲嚼汁，燒鐵秤錘淬酒一盞飲送。○眼瞼挑針，菖蒲入鹽少許，搗爛傅。○耳卒聾閉，菖蒲一寸、巴豆一粒去心，仝搗作七丸，棉裹一丸塞耳，日一換。又方不用巴豆，用蓖麻仁。○蚤蝨入耳，菖蒲粗末炒熱，袋盛，按之即出。○飛絲入目，菖蒲搥碎，左目塞右鼻，右塞左鼻。

葉　洗疥瘡、及大風瘡。

香蒲蒻　蒲筍　蒲兒根　甘平。明目聰耳、堅齒、去熱躁、利小便。治心下邪氣、口中臭爛，生喫，止消渴，和血脈，補中益氣。搗汁服，治妊婦勞熱煩躁、胎動下血。搗傅乳癰。頌曰：香蒲，蒲黃苗也，處處有之，以泰州者良。春初生嫩葉，出水時紅白色茸茸，取其中心入地白蒻，大如匕柄者，生噉之甘脆，醋浸如食筍，味美。至夏抽梗於叢葉中，花抱梗端，如武士捧杵，俗名蒲槌。

亦曰蒲蕚花其蒲黄即花中蕊屑也如欲開時便取之○婦乳乳癰蒲草根擣封之并煎汁飲及食之○熱毒下痢蒲根二兩粟米二合水煎服日二次

蒲黄　甘平入手足厥陰血分。涼血、活血、調血、治痛、通經絡、利小便、消瘀血、止洩精、治心腹膀胱寒熱、舌腫、重舌、吐衄、尿血、遺血腸紅、婦人崩帶月候不勻、血氣心腹痛、妊婦下血墜胎、血運產後煩悶血瘕、兒枕氣痛、顛撲血悶排膿瘡癤遊風腫毒、下乳汁。傳脫肛、生則行血、炒焦性濇、又能止一切血。舌脹滿口、不能出聲蒲黄頻摻舌上、漸消愈、又方加乾姜末等分、合摻。○重舌生瘡蒲黄末傳數次瘥○脫肛不收、蒲黄和猪脂傳。○產婦催生蒲黄地龍焙陳皮臨用各炒一錢末新汲水調服立產。○胞衣不下蒲黄二錢井水調服○兒枕血瘕、蒲黄末三錢米飲服○墜傷撲損瘀血煩悶。蒲黄末三錢，酒調服。○口耳大衄，蒲黄、阿膠炒，各半兩末，每用二錢，水一盞，生地汁一合，煎溫服，急以帛繫兩乳止，乃已。○聤耳出膿，蒲黄末摻。舌出血，炒焦末摻。○老幼吐血，蒲黄、髮灰各五分，末，生地汁調下。小便尿血，仝方。○小兒血痔，蒲黄末，空心酒服三分。蓀按：余先伯父年七旬外，因春雨着木屐失足跌撲，傷及齒頰，血出不止。承親友以金瘡藥摻，屢効。適余他出，常人起至約六七時許，舉家倉遑，細視傷處，血出齦内，非金瘡藥能止，以蒲黄炒焦末摻之，立止。接服補劑，人漸安矣。

滓 炒用，澁腸，止瀉血、血痢。○此蒲黄中篩出赤滓，名蒲蕚。

菰筍 茭筍 甘冷滑。○利五臟邪氣，治酒皶面赤、白癩、癧瘍、目赤、熱毒風氣、卒心痛，鹽醋煮食之，止渴，去煩熱，除目黄，利大小便，止熱痢。雜鯽魚作羹食，開胃口，解酒毒，壓丹石毒，發性冷，勿過食，不益人。○保昇曰：生水中，葉如蔗荻，夏月生菌，堪啖，名菰菜。三年者心生白薹如藕，似小兒臂，名菰手。

菰手茭白菰菜甘冷滑、去心胸中浮熱風氣、滋人齒、煮食止渴、治小兒水痢詵曰性滑發冷氣令人下焦寒傷陽道禁蜜食發痼疾服巴豆人不可食

菰根 甘大寒、清腸胃痼熱、解消渴、止小便利、擣汁飲之、燒灰、和雞子白塗火燒瘡。菰根如蘆根更冷利。小兒風瘡久不愈菰根燒灰傅。毒蛇傷嚙仝方。

菰米 甘冷、止渴、解煩熱、調腸胃。○葉 利五臟。宗奭曰菰乃蒲類河朔邊人止以飼馬作薦八月開花結青子名菰米合粟煮粥食濟飢。

水萍 辛寒輕浮、入肺經、達皮膚、能發揚邪汗、止癢癢、消渴、生於水、又能下水氣、消水腫、而利小便、治風濕熱、毒風熱、熱狂、麻痺腳氣風癃、丹毒、吐血、衄血、打撲損傷、目中翳膜、口舌生瘡、爲末

酒服治中水毒擣擦汗斑癜風贅腫毒湯火傷沐浴生毛髮爲
膏傅面䵟燒烟辟蚊紫背者良　時珍曰紫背浮萍七月采之竹節攤曬下置一盆水映之即易
乾○鼻衄不止浮萍末吹之○大腸脫肛浮萍末乾貼○身上
虛瘇四物湯加浮萍黃芩各一錢煎服○弩肉攀睛浮萍入冰
片擣貼眼上○風熱癮疹浮萍蒸牛子等分末薄荷湯下二錢
○消渴飲水日飲至一石者浮萍擣汁服又方浮萍花粉等分
末乳汁丸梧子大空腹粥飲下三十丸○汗斑癜風端午日采
紫背浮萍曬乾四兩煎水浴并以萍擦之或入防杷二錢少年
面䵟全方○楊梅瘡癬浮萍煎汁浸洗半日數日洗一次○紫
萍一粒丹治左癱右瘓三十六種風偏正頭風口眼喎邪大風
癩風一切無名風及脚氣折撲傷折並胎妊有傷服百粒俱效
紫背浮萍七月采曬乾爲末蜜丸彈子大每服一丸黑豆淋酒
下○中水毒病手足指冷至膝
肘即是浮萍曬乾末飲服一匙

蘋 四葉菜 田字草 甘寒滑治暴熱下水氣利小便被蛇傷毒毒入腹內擣

汁飲。曬乾、仝栝樓等分、末、人乳爲丸、服。止消渴。擣塗熱瘡。

䔬蓬草 水粟 水粟子 子、甘澁平、助脾厚腸、令人不饑。

根 甘寒、煮食、補虛、益氣力、厚腸胃。其根如藕子、食作藕味、楚王渡江得萍實是此。

莕菜 水葵 荇絲菜 甘冷、擣汁服、去熱、止消渴、利小便、治寒熱。擣傳諸腫毒、火丹遊腫、穀道生瘡、擣爛棉裹納之。毒蛇螫傷牙入肉中痛不可忍勿令人知以荇葉覆其上、穿以物包之、一時、折牙自出、痛止。○點眼去翳、荇菜根一錢半、擣爛川楝子十五箇、膽凡七分、石決明五錢、皂莢一兩、海螵蛸二錢、各爲末、同荇菜根水煮一宿去滓、一日點數次、七日見效。

蓴 露葵 馬蹄草 甘寒、治熱疸、厚腸胃、安下焦、治消渴熱痺、補大小腸虛氣、解百藥毒、蠱毒、多食壓丹石。和鯽魚作羹食、下氣止嘔、雜鱧魚食遂水性，滑，過食瀼氣，發痔，損胃傷齒。一切癰疽，春夏用莖，冬月用子，就於根側處尋取，搗爛傅，未成即消，已成即易散。○數種疔瘡，馬蹄草、大青葉、臭紫草等分，搗爛，酒浸去滓，温服，三服立愈。時珍曰：蘋、萍、蓬、藻、蓴諸家分別不能細繹准據，帶上猜一皮。珍一一采視頗真。葉浮水面，根連水底，面青背紫，四葉合成一葉，中折十字者，蘋也。三月出水，莖大如指，莖徑四五寸，初生如荷葉，六七月開黄花，結實如角黍，長二寸，內含細子如罌粟，洗去皮，蒸曬舂取米，作粥飯食。其根大如栗，亦如雞頭子，儉年人亦食，作藕香味如栗子，萍蓬草也。楚王渡江得萍實，大如斗，赤如日，甜如蜜，蓋此類也。莕與蓴一類二種，葉俱浮水面，徑長一二寸，其葉有刻缺如馬蹄而圓者，蓴也；葉如蓴而稍尖長者，莕也。夏月俱開黄白二色花，結實大如棠梨，中有細子。藻照述以便觀者明白。

水藻　甘滑大寒，搗汁飲，止渴，去暴熱、熱痢，治小兒赤白遊瘮、火焱熱瘡，搗爛封之。思邈曰：天下極冷無過水藻，但患熱毒腫并丹毒，取搗傅甚效。時珍曰：藻有二種，水中甚

多兩兩對生名馬藻葉細如絲及魚鰓狀節節連
生名水蘊俗名鰓草二藻皆可食入藥以馬藻勝

海藻　鹹潤下而軟堅寒行水以泄熱故消癭瘤結核陰𤸇之堅
聚痰飲脚氣水腫之濕熱使邪氣利小便而出散皮間積聚[illegible]
腫癥瘕腹中上下雷鳴幽幽作聲下十二水腫治氣急心下滿
及奔豚氣疝氣卵腫宿食不消五膈痰壅辟百邪鬼魅反甘草
海藻酒治癭氣及項下瘰癧海藻一斤絹袋盛以酒二斤浸春
夏二日秋冬三日每服二合酒盡再作其滓曝末每湯服一匙
兩劑自消○癭氣初起海藻二兩黃連一兩末時時舐嚥先斷
一切厚味○蛇盤瘰癧頸項交接海藻蕎麥麵炒白殭蠶炒等分
末白梅泡湯丸梧子大每米
飲下六十丸必瀉出毒氣愈

海帶　鹹寒主催生治婦人病療風下水消癭瘤功同海藻

海蘊　鹹寒下水主水癊治癭瘤結氣在喉間。蘊亂絲也其葉似之故名蘊。

昆布　酸鹹寒滑功同海藻而性按雄破積聚利水道去面腫治十二種水種軟癭瘤堅結如石結氣瘰癧惡瘡鼠瘻陰癀癰者含之嚥汁久食瘦人洗去鹹用。癭氣結核瘟瘧腫硬昆布一兩洗去鹹曬乾末每以一錢棉裹醋中浸過含之嚥汁味盡再易。○昆布臛治膀胱結氣急宜下氣用昆布一斤米泔浸一宿洗去鹹味水煮熟入葱白一握切寸煮乃下鹽醋椽姜橘椒末食。○項下卒腫囊漸大欲成癭昆布海藻等分末蜜丸杏核大時含嚥。

石斛　甘淡入脾而除虛熱鹹平入腎而濟元氣補虛勞羸瘦强陰益精除驚定志暖水臟平胃氣厚腸胃壯筋骨治內傷不足發熱自汗逐皮肌風痺骨中久冷男子腰腳軟弱囊濕精少小

便餘瀝、去皮膚邪熱、痱氣、膝疼、冷痺、胃中虛熱、癰疽、排膿。生者質厚、乾者味薄。入藥宜先煎、熬膏良。○睫毛倒入。石斛、川芎等分末、口内含水、隨左右嗃鼻、日二。○飛虫入耳。石斛去根紐入耳中、四畔糊封固、用火燒石斛、壅外者盡、止虫從空耳出。

骨碎補　苦濇、入足少陰經。能破血止血、補折傷。腎主骨、故治骨中毒氣、風血疼痛、手足不收、五勞六極、上熱下冷。又治惡瘡、蝕爛肉、殺虫。研末入猪腎内包煨、空心食、治耳鳴及腎虛久瀉、牙疼。去毛焙用。○兩足痿軟或痺或痛、獨活寄生湯加虎骨四斤丸、以骨碎補三分之一同研、酒服。外以杜牛膝、杉木節、萆薢、白芷、南星煎湯頻洗。○風虫牙痛。碎補、乳香等分末、糊丸塞孔中。○耳鳴耳閉。碎補削作條、火炮、乘熱塞之。○病後髮落。生碎補、野薔薇嫩苗煎汁日刷。○腸風下血。碎補炭、米飲服五錢。

石韋　甘苦微寒、清肺氣以滋化源、通膀胱而利小便水道、止煩下氣、補五勞、安五臟、去惡風、益精氣。治淋熱、邪氣五癃閉不通、淋瀝遺溺、崩漏金瘡。研末冷酒服、治發背。○小便淋痛、石葦、滑石等分末、每飲服一錢。○小便轉脬、石葦、車前子各二錢半、水煎服。○便前下血、石葦末、茄枝湯下。○崩漏血、石葦末、酒服三錢。

金星草　苦寒、解熱涼血、通五淋、治發背、結核、癰癧、解硫黃丹石毒、連根半斤、酒煎服、或研末冷水服。擣塗瘡腫、烏髭髮。浸油塗頭、大生毛髮。集註、石葦、金星草、俱生陰崖石上、長者近尺、闊一寸、柔韌如皮、背有黃毛、石葦背無金星、而金星草至冬、背生黃星點子、兩兩相對、色如金、故名、俱無花實、凌冬不凋、五月和根采、服食去黃毛、否射肺、令人欬。○五毒發背、金星草連根洗焙、去黃毛、四兩、甘草一錢、酒煎分四服、每服仍以酒和、時時飲之、忌油肥毒物。○熱毒下血、金星草、乾姜等分末

每新汲水服一錢○脚膝爛瘡金星草背上星刮下傳之即乾

景天 慎火 辟火 苦平治大熱火瘡身熱煩邪惡氣蠱毒痂瘡寒熱風痹諸不足風疹惡痒赤眼頭痛寒熱遊風女人帶下小兒丹毒及發熱熱狂煎水浴小兒去煩熱驚氣止金瘡血○頌曰景天人家植中庭或盆種置屋上云可辟火時珍曰二月生苗脆莖微帶赤黃色尺許高折有汁葉青綠光澤柔厚狀如長匙及胡豆葉而不尖夏開小白花結實如小連魁中有子如粟蓧接我聚俗名脚眼睛草女人纏脚紅腫貼之愈○產後陰脫景天一斤陰乾酒五斤煎汁分四服○熱毒丹毒景天擣汁拭之或和醋塗○眼生花翳澁痛難開景天擣汁日點二三次○漆瘡作痒景天擣塗○嬰孩風疹在皮膚不出取景天苗葉五兩食鹽三兩同研絞汁以熱手摩塗日再上之

虎耳草 辛寒微苦有小毒生用吐利人熟用則止吐利○擂酒服

治瘟疫。擣汁滴聹耳、痔瘡腫痛、陰乾燒煙桶中、熏之。

鵝不食草（石胡荽　野園荽）氣溫而升、味辛而散、故能上達腦頂而治頭痛、耳聾、目腫、翳膜。塞鼻、通鼻氣而化息肉、鼻窒。內服、達肺經而治痰瘧、齁𪖙、療痔病、散瘡腫、利九竅、吐風痰。挼塞鼻中、翳膜自落。然力小而銳、宜常嗅、塞、以聚其力。亦可用止牙疼。（時珍曰：石胡荽生石縫及陰濕處小草也、高二三寸、冬月生苗、細莖小葉、形如胡荽、氣辛熏不堪食、鵝亦不食。夏開細花、黃色、結細子、極易繁衍、僻地則鋪滿也。）○嗅鼻去翳。碧雲散：石胡荽二錢、青黛、川芎各一錢、末、噙水一口、以藥末米許、嗅入鼻中、淚出為度。又方去青黛。○牙疼。嗅鼻、鵝不食草末、含水一口、隨左右嗅鼻、亦可挼塞。○痔瘡腫痛。鵝不食草搗貼之。○脾寒瘧疾。石胡荽一把、杵汁、和酒服。○寒痰齁喘。石胡荽研汁、和酒服即住。○濕毒脛瘡。石胡荽夏月采曬乾五錢、輕粉五分、共末、桐油調作隔紙膏、先以茶洗淨

一縛上膏藥黄水出愈、

翳草纂要明目去翳、挼鼻中、左翳塞右、右翳塞左。纂要云、蔓地而葉圓如小錢有刻缺、色綠光潤可愛、麋鹿喜食、

螺靨草鏡面草味辛、煎服、治小便出血、吐血衂血。擣傳齦齒痛、癰腫風疹、脚氣腫、亦煮湯洗腫處。藏器曰、蔓生石上、葉如螺靨、微赤、色赤光如鏡背、有少毛、小草也。吐血衂血、鏡面草洗搗爛服。○小便後鮮血、數點不疼、螺靨草汁少蜜水和服。○牙齒空痛、鏡面草以水鋼下泥同擣成膏、入麻油數點、勻貼於痛處腮上愈。○小兒頭瘡、螺靨草末、和輕粉麻油調傳。○手指腫痛、鏡面草擣傳。○解鼠莽毒、螺靨草擣自然汁、麻油各一盃和服、即下毒三五次、以肉粥補之、不可遲。○蛇纏惡瘡、螺靨草和鹽杵爛傳之、

酢漿草酸漿三葉酸酸寒、解熱渴、主小便諸淋、赤白帶下。同地錢地龍、

治沙石淋、婦人血結，煖酒服之；煎洗痔瘡、脫肛，殺諸小虫，擣傅
惡瘡瘑瘻，塗蛇蠍傷及湯火傷。頌曰：人家園圃中多有之，初生嫩時，小兒喜食。時珍曰：苗高一
二寸，叢生布地，易繁衍，一枝三葉，一葉兩片，至晚自合，帖壅如
一，四月開小黃花，結小角，長一二分，內有細子，冬亦不凋。○小
便血淋，酢漿草擣汁，煎五苓散和服。○牙齒腫痛，酸漿草一把
洗淨，川椒四十九粒，同擣泥，綃包作條，切豆許，塞痛處即止。○
諸淋赤痛，酸漿草擣汁一合，酒一合，和勻
空心服。○癬瘡作痒，酸漿草擦之，數次效。

地錦 血見愁 草血結 辛平。散血止血，通利血脈，亦可治氣，主心氣，女子陰
疝血結，利小便，治癰腫惡瘡，金刃撲損出血，血痢，下血，崩中。集註
地錦田野寺院階砌皆有，莖葉細弱，蔓延於地，莖赤，葉青，六月
開紅花或黃花，結細實，斷莖有汁，俗稱草血竭，治血病。○血痢
不止，地錦乾末，空心米飲下二錢，臟毒，全方，瀉血加姜汁。○婦
人血崩，地錦蒸熟，油鹽姜食，飲酒壹盃送，或末，姜酒送二錢。地

錦多生磚縫井砌間地上少○小便血淋地錦水擂汁服○趾間雞眼割出血地錦擣傳○金瘡血不止地錦研塗○癰腫背瘡地錦一兩酸漿汁半兩當歸二錢半乳香没藥各一錢焙末酒下七錢我發俗名野薄荷

陟釐 石髮 石衣 甘大溫溫中消穀強胃氣止瀉痢治心腹大寒作脯食止渴疾禁食鹽擣汁服治天行病心悶擣汁塗赤遊丹毒○時珍曰陟釐有水中生石上生者石上生蒙茸如髮有水污水中無石而生者纏綿如絲俗名水棉其性味皆同

乾苔 鹹寒療痔殺虫消茶積治癭瘤結氣止霍亂嘔吐下一切丹石諸藥毒俱煮汁服○心腹煩悶者冷水研如泥飲之卽止納木孔中殺蠹虫燒末吹鼻止衄血湯浸擣傳手背腫痛○時珍曰此海苔也生海中長尺餘乾之爲脯以肉雜蒸食極美河南一僧患項贅教每食取苔脯同餐數月贅癭盡消

井中苔及萍藍　甘大寒。治漆瘡、熱瘡、水腫。井中藍，殺野葛、巴豆諸毒、湯火傷灼瘡。弘景曰：廢井中多生苔萍及磚土間多生雜草，菜藍解毒，井中尤佳，非别一物。

船底苔　甘冷。感陰陽之氣日久，服之能分陰陽、去邪熱、調臟腑，解天行熱病、伏熱、頭目不清、神志昏塞及諸大毒，以五兩和酥餅一兩半、麵糊丸，每酒下五十丸。鼻紅、吐血、淋疾，同甘草豉汁濃煎湯呷之。方賢效方云：水之精氣漬船板，累見風日，久變青色，感陰陽氣，內服能調和臟腑物性使然。小便五淋，船底泥一團如雞子大，煎服。乳石發動，小便淋瀝，心神悶亂，船底青苔一團，煎汁溫酒和服。

地衣草仰天皮　苦冷微毒。能明目，解中暑。研新汲水服，治卒心痛，中惡。以人垢膩為丸，服七粒。油調傳馬反花瘡。大明曰：生陰濕地，被日曬起苔蘚。

身面丹腫如蛇狀者以雨滴階上苔痕水塗蛇頭上卽愈○陰上粟瘡取停水濕處卷皮爲末傅之愈神效

垣衣 酸冷治黃疸心煩欬逆血氣暴熱在腸胃暴風口噤金瘡內塞酒漬服之擣汁服止衄血燒灰油調傅湯火瘡恭曰此卽古墻城垣上青苔衣生石上者名烏韭生屋瓦上者名屋遊

屋遊 瓦苔 甘寒治浮熱在皮膚往來寒熱利小腸膀胱氣止消渴小兒癇熱時氣煩悶水煎入鹽漱口治熱毒牙齦宣露研末新汲水服二錢止鼻衄擣傅犬咬○弘景曰此古屋瓦上苔刮取用長數寸者名瓦松○犬咬傷舊屋瓦上刮下青苔屑按之卽止

瓦松 昨葉何草 向天草 酸平止血治口中乾痛水穀血痢大腸下血行女

子經絡、燒灰水服。塗諸瘡不斂、生眉髮膏、爲要藥。庚辛玉册云瓦松陰草也
生屋瓦上及深山石縫中如漆圓銳、背有白毛有大毒燒灰淋
酒沐髮髮即落誤入目令人瞽與本草無毒及生眉髮之說相
反不可不知○小便沙淋瓦松煎湯乘熱熏洗小腹兩時即通
○通經破血瓦松活者五兩熬膏當歸尾乾漆炭各一兩射香
二錢棗肉搗和丸梧子大紅花湯下七十丸○牙齦腫痛瓦松
白凡等分煎漱○風狗咬傷瓦松雄黃等分研貼即不發○昏
裂生瘡瓦松生姜入鹽少許搗塗○染烏髭髮
乾瓦松麻油各二斤同煮焦末以麻油浸塗妙

烏韭 石苔 石馬騣 甘寒、療黃疸、金瘡內塞治皮膚往來寒熱利小腸膀
胱氣燒灰沐頭長髮令黑 恭曰此石苔也、又名石髮生巖石之陰不見日處長者四五寸○婦人血
崩石苔細茶焙末、舊漆碟燒炭各一匙用酒另煎滾入
藥末內露一宿早晨煮滾服○湯火灼石苔焙研傅

土馬騣 甘酸寒、清骨熱、止鼻衄敗煩熱毒壅、通大小便浸汁沐

髮令長黑、時珍曰垣衣乃古磚墻上苔衣馬騣生土墻上比垣衣更長故謂之馬騣。○九竅出血、土墻頭苔挼塞之即止。○鼻衂不止土馬騣二錢半黄藥子五錢共末水服二錢即止○少年髮白土馬騣石馬騣五倍子半夏各一兩生姜二兩合桃肉十箇、臘凡半兩末擣作一塊每以絹袋盛一彈子大用熱酒入藥浸汁、洗髮一月、白可變黑○耳上濕瘡土馬騣井中苔等分爲末燈盞內油和塗之效

卷柏、生用辛平破血、通月經、散淋結、女子陰中寒熱痛、癥瘕血閉絕子。炙用甘温、鎮心止血、强陰益精、暖水臟、收脫肛、止欬逆、頭中風眩、痿躄尸疰、鬼疰腹痛、百邪鬼魅啼泣、除面皯令人好顔容 時珍曰炙用法以鹽水煮卷柏半日再以井水煮半日曬乾焙用。○大腸下血卷柏側柏葉等分燒炭末每酒下二錢、飯丸亦可服○遠年下血、卷柏、地榆等分水煎服

桑花 桑蘚 桑錢 苦暖、健脾濇腸、治熱咳、止吐衂、腸風、崩中帶下。大明曰、生桑樹上如地錢花樣、刀刮取炒用、不是桑椹花也○大便後血、桑花煎服或末服、止吐血、

馬勃 辛平輕虛、清肺熱、散血熱、解熱毒、治肺熱咳嗽、喉痺咽疼、衂失音、傅惡瘡馬疥、及諸瘡良。咽喉腫痛、嚥物不得、蛇退皮一条燒、馬勃等分末、棉裹一錢含嚥立瘥○走馬喉痺、馬勃牙硝等分末、每吹少許、吐涎血愈○聲音不出、仝方用砂糖為丸、芡子大、噙嚥○妊娠吐衄不止、馬勃為末、米飲服半錢○久嗽不止、馬勃末蜜丸梧子大、每服三十丸、魚骨哽咽、仝方丸彈大噙嚥

燕蓐草 燕窠中草 燒灰水服、治眠中遺尿、亦止呃逆。千金方治男女無故尿血、燕窠中草燒末、酒服一錢○消渴飲水、聖惠方燕窠中草燒炭一兩、牡蠣煅二兩、白羊肺一具、切共焙末、每新汲水服三錢○浸淫瘡出黃水、燕蓐草燒灰傅之○瘡痕不滅、燕蓐草燒灰、鷹屎白等分末、人乳調塗、日三次

雞窠草　治小兒夜啼、安席下、勿令母知。小兒白禿、撏雞窠草、白頭翁花俱燒炭、臘猪脂和塗、先以酸米泔洗淨○産後遺尿、千金方雞窠草燒末、酒服一錢○天絲入目、雞窠草燒灰淋汁洗、不自秘方、

猪窠草　治小兒夜啼、竊安席下、勿令母知。

穀　部

烏胡麻 油麻 胡麻 巨勝　甘平、補肺氣、止心驚、潤五臟、填髓腦、堅筋骨、明耳目、耐飢渴、補中益氣、催生落胞、利大小腸、逐風濕氣、治傷寒溫瘧、遊風頭風、大吐後虚熱羸困。風病人久食則步履端正、語言不蹇、及産後羸困。和白蜜蒸餅食、治百病。生嚼傳小兒頭面諸瘡、良。煎湯浴惡瘡、婦人陰瘡。

白脂麻　甘寒。滑腸胃、通血脈、行風氣、理虛勞、潤肌肉、去頭上浮風、皷後、令乳母食孩子永不生病。治客熱、可作飲汁服。仙方蒸以辟穀服食。息者勝、取油白者良。原曰脂麻生者性寒而治疾、炒者性熱而發病、蒸者性溫而補人。凡修事曬乾、舂去粗皮、淘淨、酒拌蒸、曬乾、以烏豆對拌同炒、豆熟去豆用。○小兒頭面瘡浸淫水流漸延滿面、令乳母生嚼脂麻傅、屢驗屢效。○大便虛閉、因肝風陰燥不通、烏脂麻三錢、桑葉一錢半、煎服自通、屢驗。○熱淋莖痛、烏脂麻、蔓青子各五合、炒、絹袋盛、以井華水浸之、每食前服一錢。○小兒下痢紅白、脂麻一合、搗爛、蜜湯和服。○解下胎毒、小兒初生嚼生脂麻、棉包、與兒咂之。○小兒軟癤、脂麻炒焦、乘熱嚼爛傅之。○小兒瘰癧、脂麻、連翹等分爲末、頻頻食。○坐板瘡生、脂麻嚼傅。○陰癢生瘡、脂麻嚼爛傅。○小便尿血、脂麻三升杵末、東流水浸平旦、絞汁溫服。○穀賊尸咽、喉中痛癢、悞吞穀芒所致、脂麻炒研、白湯下。○湯火傷灼、脂麻研如泥塗。○蜘蛛咬瘡、脂麻研爛傅。

麻油 香油 甘微寒、潤躁、解毒、止痛、消癰腫、補皮裂、治胎產、諸病胞衣不落、天行熱悶、腸內結熱、下三焦熱毒氣、通大小腸、開瘖聲、殺五黃、蚘咬心腹痛、傳一切惡瘡疥癬、治癰疽熱病、殺一切諸虫螻蟻、取一合和雞子兩枚、芒硝一兩、攪服、少時即瀉下毒物。生油摩腫、生禿髮、去頭面遊風、解熱毒、食毒、蟲毒、虎傷、蛇咬、蜂螫、及砒毒。蠱毒熬膏、生肌、長肉。但性寒利、常食發冷疾、滑精髓、困脾、發渴、令人體重、損聲。髮瘕飲油因髮入腹成瘕嗜飲油用麻油一斤入香澤煎之置病人頭邊令氣入口鼻勿與飲疲極眠睡虫當從口出急以石灰粉手捉之出盡即是髮或以麻油煎葱豉置口邊亦可○髮瘕腰痛牽心背則氣絶以麻油灌之當吐出物如蛇懸之是髮此法亦可吐蠱及解砒毒河豚魚毒○小兒初生大小便不通麻油一兩，入皮硝少許，微煎化，徐灌嚥下即通。○鼻衄不止，吊條蘸麻油入鼻取嚏即止。○胎死腹中，麻油和蜜等分，頻服，亦治胎漏血澁難產。○產腸不收，用麻油五斤煉過，盛盆，令婦坐盆中飯久，再用皂角末吹少許入鼻，作嚏立上。○蚰蜒入耳，麻油作煎餅，枕耳臥自出。○虎爪傷人，先吃麻油一盌，仍以麻油洗瘡口。○毒蛇螫傷，急以麻油一二盞飲之，然後用藥。○毒蜂螫傷，麻油頻搽。

燈盞殘油　能吐風痰食毒，塗癰腫熱毒，猘犬咬傷。

青蘘油麻葉　甘寒。祛風解毒，益氣潤腸，補腦髓，堅筋骨，治風寒濕痹，傷暑熱邪。煎湯沐頭，去風潤皮膚，益血色。飛絲入咽喉者，嚼之即愈。婦人崩中血凝注者，生擣，熱湯絞汁服，立愈。

油麻花　生秃髮，潤大腸。人身上生肉丁者，擦之即愈。七月采最上標頭者陰乾用之。○眉毛不生，烏油麻花陰乾爲末，以麻油漬之，日日塗之。

麻稭　燒灰，入點痣、去惡肉方用。○小兒盐哮，脂麻稭瓦內燒炭，末出火毒，淡豆腐蘸食。

壁蝨胡麻　亞麻　蒙補　甘平、微溫，味淡色紫，入手足厥陰經。柔肝息風，鎮神定逆，治內風眩運、頭旋目眩、大風癘疾、疥癩瘡癬。

大麻花　火麻　黄麻　辛溫，治一百二十種惡風、黑色、遍身苦癢，逐諸風惡血、金瘡內漏、女人經候不通。○外臺云：生疔腫人忌見麻花，又名麻勃，見之即死，用脂麻針砂燭燼爲末，醋和傅，即瘥。○治健忘方：麻勃一升，人參二兩，末，蒸令氣遍，臨卧服一刀圭，能知四方事。○瘰癧初起，麻花、艾葉等分，作炷灸百壯。○風麻，麻木，麻花四兩，草烏一兩，炒炭，爲末，煉蜜調成膏，每白湯服三分。

麻蕡　迪殼　麻子　辛平，有毒，利五臟，散癰腫，下血，寒氣，破積止痺。多服

令人見鬼狂走時珍曰、麻蕡是登時取麻子連外殼者、故有毒風顛百病、麻蕡四升、水六升、猛火煮令芽生
去滓、取二升空心服、或發或多語、勿怪
之、但令人摩手足、須定進兩劑服、自愈
火麻仁　甘平、滑利、木之穀也、入手陽明、足太陰經、補中益氣、
緩脾潤燥、治陽明病胃熱汗多而便難、潤五臟、止嘔逆、破積血、
逐水氣、利小便、通熱淋、利大腸風熱結燥、潤肺、止消渴、催生通
乳汁、治中風汗出、關節不通、去風痺皮頑、逐一切風、利女人經
脈、主產乳餘疾、調大腸下痢、通老人風秘。婦人倒產、吞二七枚
即正。擂汁煮粥食、去五臟風、下氣殺虫。塗諸瘡癩、多食滑精痿
陽、女人發白帶。此是麻蕡去外殼爲麻仁、無毒、宗奭曰、去殼極難、用帛裹置沸湯中浸至冷、出之、垂井中一夜

勿着水、炎日曬乾、就新瓦上挼去殼、簸揚取仁、○產後秘塞、麻仁、蘇子、各二合研、以水擂取汁、煮粥食○截腸怪病、大腸出寸餘、痛苦、乾則自落、又出又落、名截腸、腸盡不治、若初截時、器盛麻油浸之、飲麻仁汁數升、即愈○麻仁粥、治風水腹大、腰臍重痛、不可轉動、麻仁半斤、研碎、水濾取汁、入粳米二合、煮稀粥下葱椒鹽豉、空心食、老人風秘、五淋澁痛、大便不通、髮落不生、俱同上方、○腹中虫病、麻仁三升、吳萸根八升、至漬一夜、平旦服、至夜虫下○月經不通、或兩年許、或數年、麻仁二升、桃仁二兩研勻、熱酒一升浸一夜、日飲

○解射罔毒、麻仁擣汁飲效

油　炒黑壓油、傅頭、治髮落不生。治食硫黃毒發、身熱、煎熟、時時啜之。尸咽痛痒、麻仁壓油嚥下、

葉　辛、有毒、擣汁服、下蚘虫。擣爛、傅蠍咬毒。浸湯沐髮、長潤、不生白髮。截瘧方、麻葉炒香、取起以碗蓋令出汗、末一兩、砂仁、丁香、陳皮各半兩、末、酒丸豆大、發前酒下十丸

黄麻 麻皮　破血、通小便。熱淋脹痛、黄麻皮一兩、炙甘草三錢、水煎服。○跌撲折傷疼痛接骨方、黄麻燒灰、頭髮洗、瓦煅炭各一兩、乳香五錢、末、每服三錢、溫酒下、立效。

麻根　擣汁或煮汁服、主瘀血、石淋、治產難、胞衣不出、破血壅脹、帶下崩中不止、熱淋下血、取三九枚、水煮服立止。治撾打瘀血、心腹滿、氣短、及踠折骨痛難忍、皆效。無根、黄麻代之。

漚麻汁　止消渴、治瘀血。

小麥　甘微寒、心之穀也、養心氣、肝氣、心病宜食之。潤臟躁、利小便、除客熱、煩渴咽燥、止漏血唾血、令女人易妊。煎湯飲、治暴淋。陳者煎飲、止虛汗。炒末服、殺腸中蚘虫。燒炭末、油調、塗諸瘡燙火傷灼。老人五淋身熱腹滿小麥一升通草二兩水煎飲○項下瘿氣小麥一升醋一斗漬之曬乾末海藻三兩洗曬乾末和勻每以酒服一匙○金瘡腸出小麥五升水五升煎取四升濾取汁待冷令病者臥席上含汁噀之腸漸入噀其背勿令病人知及多人見傍人語則腸不入乃抬席四角輕搖使腸自入十日中但食美物勿驚動即殺人○湯火灼未成瘡小麥炒炭入輕粉少許研末油調塗勿犯冷水致爛○白癜風癬小麥攤石上燒鉄物壓油塗

浮麥　甘鹹寒益氣除熱止自汗盜汗骨蒸虛熱婦人勞熱浮麥即水淘浮起者取焙○虛汗盜汗浮麥文武火炒末每米飲服二錢或煎湯代茶或用猪嘴唇煮熟切片醮末食

麥麩　末服止盜汗和麵作餅食止瀉痢調中去熱醋拌布包蒸熨手足風濕痹痛寒濕脚氣及熨人馬冷失腰脚折傷處互易熨至汗出良能止痛散血時瘡熱瘡湯火瘡爛折傷瘀血和

醋炒署貼之。時珍曰、凡人身痛、瘡爛沾濆或小兒暑月出痘、瘡爛不能着席臥、並用夾褥盛麩縫合、藉臥、性涼而散妙法也○產後虛汗、小麥麩、牡蠣等分末、猪肉湯下二錢○小兒眉瘡、小麥麩炒焦末、酒調傅。

麪　甘溫補虛養氣助五臟。厚腸胃生食、利大腸。水調服止鼻衄吐血。治人中暑馬病肺熱。傳癰腫損傷、散血止痛。多食動風氣、生熱渴、發丹石毒、得漢椒食蘿蔔可解其毒。本草云、甘溫有微毒、不能清熱止煩。集註麪有熱毒多是陳黦之色、又爲磨下石末在內也、麪性熱、惟第二次磨者良。穎曰、東南卑濕、春多雨水、麥受濕氣不曾出汗、故食之作渴、動風氣、以其助濕發熱而病人。西北高燥春雨少、麥不受濕、復入地窖出汗、故常食而不病人、又江南麥花夜發、故病人、西北麥花晝發、故常食宜人○陰冷腹痛、濟腹腫、醋調麪熱熨之○乳癰不消、麪半斤炒、醋煮糊塗○咽喉腫痛不下食、麪和醋調塗喉外腫處○小兒口瘡、寒食麪五錢、硝石七錢、水調一錢塗足心。

麥粉　甘涼補中益氣、和五臟、調經絡。炒熟湯調服、斷下痢。合醋熬膏、消一切癰腫、及湯火傷。集註、此是麥麩洗出澄漿粉、甘涼無毒、麵是磨下麥粉、辛熱微毒。○烏龍膏、治一切無名腫毒、初發焮熱未破者、神效。隔年陳者愈佳、取粉炒黃黑色、末、醋調熬如黑漆、瓷罐收之、用時攤紙上、剪孔貼之、即水冷、痛即止、少頃覺癢、乾亦勿動、久則腫毒自消、藥力亦盡而脊落、甚妙。

麵筋　甘涼、寬中益氣、解熱和中、勞熱人煮食甚良、用油炒食、則性熱矣。時珍曰、麵筋以麩與麵水中揉洗而成者、今為素食要物、

麥麨　甘微寒、止煩、治消渴。即糗也、以麥蒸曝磨粉、俚人炒熱磨粉、水調食、名乾糗、其性熱

麥苗　辛寒、消酒毒、暴熱、酒疸目黃、解蠱毒、擣汁日飲。煮汁服、除煩熱、利小腸、解時疾狂熱、退胸膈邪火、作虀食、益顏色。

麥奴　治陽毒溫毒、熱極發狂、大渴發斑、天行熱毒、溫瘧熱煩、辨丹石毒。集註此是麥穗將成時爲濕熱所蒸、上黑黴者。○黑奴丸治陽毒熱極發狂發班、小麥奴、梁上塵、釜底煤、竈突墨、黃芩、麻黃、芒硝等分末、蜜丸彈子大、每水服一丸、汗出或微利而愈、蓋取火化者從治之義也、

稈　燒灰入去疣痣、蝕惡肉、膏中用之。

大麥　平麥鹹溫微寒、益氣調中、補虛劣、壯血脈、實五臟、化穀食、除熱、消渴、止瀉、不動風氣、爲五穀長、熟則有益、久服宜人、滯生則冷、損人。○卒患熱淋、大麥煎湯入姜汁蜂蜜代茶。○麥芒入目、大麥煎汁洗。○湯火傷、大麥炭研搽

麵　平胃、止渴、涼血、化積消食、寬胸下氣、除脹滿、進飲食、爲麵勝於小麥而無躁熱、震亨曰、大麥初熟、人多炒食、此物有火、能生熱病、時珍曰、大麥春作飯食有益、煮粥

其滑磨作饗甘美宗奭曰大麥性平涼滑有人患纏喉風食不能下用此麪作稀糊嚥以助胃氣而平○破傷腸出大麥粥汁洗腸推入但食米糜百日乃可○膜外水氣大麥麪甘遂末各半兩水和作餅炙熟食取利○小兒傷乳腹脹煩悶欲睡大麥麪微炒水調服一錢○黑疸黃疸金匱白凡一錢牙硝五分大麥煮粥送分二次服葆驗

苗　治諸黃利小便煮汁日日服冬月面目手足皴瘃煮汁洗之。　稭　治小便不通取陳者煎濃汁頻服。

大麥奴　解熱病消藥毒

雀麥 野麥 嚥麥　米甘平充飢滑腸集註此野麥也燕雀喜食故名穗細每穗又分叉作麪蒸餅可救荒

苗　甘平女人產不出煮汁飲之。胎死腹中及胞衣不下上搶心雀麥苗煮汁頻飲

穬麥　甘平微寒降氣寬腸益氣力續精神實腸胃磨積滯能鍊

五臟，除濕熱，腸風痛，除白濁白帶，理脾積洩瀉，作飯食壓丹石毒，以砂糖水調麵二錢服，治痢疾。炒焦熱水冲服，治絞腸沙痛，以醋調粉塗小兒丹毒、及赤腫熱瘡。少食通氣，多食壅氣，久食動風滑腸，脾胃虛寒人少食。茯元○男子白濁，蕎麥炒焦，雞子白丸梧子大，每鹽湯下五十丸。赤白帶下亦方○噤口痢疾，蕎麥麵每服二錢，沙糖水調下○蛇盤瘰癧，蕎麥炒去殼、海藻、白殭蠶炒等分，末，白梅肉減半浸湯擣丸梧子大，每食後臨卧米飲下五十丸，其毒從大便瀉去，宜食紫菜、鹽淡菜、生海藻，上亦治此，忌豆腐、雞、羊、酒、麵○小腸疝氣，蕎麥仁炒、蘆芭酒浸各四兩，小茴炒一兩，為末，酒糊丸梧子大，每空心鹽酒下五十丸，服兩月，大便出白膿除根○十水腫喘，大戟二錢，蕎麥麵四錢，水和作餅，炙熟末，每空心茶服一錢，大小便利為度○頭風畏冷，時首裹重綿，年久不愈，蕎麥粉水調作二餅，更互合頭上，微汗即愈

葉 作茹食下氣利耳目、多食則動氣而微瀉

稭 燒灰淋汁取鹼熬乾同石灰等分蜜收能爛癰疽蝕惡肉、去靨痣穢作膏辟壁蝨蜈蚣、并燒煙熏之

苦蕎麥 甘苦温有小毒 時珍曰多食傷胃發風動氣、能發諸病黄疸病尤當禁之○明目枕苦蕎麥皮黑豆皮綠豆皮決明子、菊花同作枕至老目明

糯米 稻米 味甘性温脾之穀也補中益氣温肺暖脾胃止虚寒瀉痢堅大便縮小便收自汗發痘瘡能行營衛中血積止霍亂後吐逆煎服作糜飲主消渴以駱駝脂作煎餅食主痔疾脾肺虚寒者宜之然性粘滯難化癱疾風病及久病脾虚不能轉輸食

之最易成積發病小兒尤不宜多食解斑蝥毒下痢禁口糯谷一升炒出白花去殼用姜汁拌濕再炒為末每湯下一匙三服自開○小便白濁白糯丸治人夜小便腳停白濁老人虛人多此症大能耗人津液糯米五升炒赤黑白芷一兩末糯米粉糊丸梧子大木饅頭煎湯下五十丸若後生性弱體房室太過小便過多白如膏加菖蒲牡蠣各一兩甚效○胎動不安下黃水糯米一合黃芪川芎各五錢水煎服○顛犬咬傷糯米一合斑蝥七枚同炒斑蝥黃去之再入斑蝥炒去如此三次待米煙起去斑蝥為末油調傅小便利效○金瘡癰腫及竹木簽刺糯米三升於端午前四十九日冷水浸之一日兩換水輕淘轉勿令攪碎至端午日取出陰乾絹袋盛掛通風處每用旋取炒焦末冷水調如膏塗之每以布包勿動直候瘡瘥喉痺痄腮用前藥貼項下乾即易

米泔　甘涼益氣解毒止煩渴霍亂食鴨肉不消頓飲即消

糯稻稈　辛甘熱消黃病如金色煮汁浸之仍以穀芒炒黃為

末、酒服。燒灰、浸水飲、止消渴。燒淋汁、浸腸痔。挼嫩稈作鞋底、去寒濕氣。墜馬撲損、糯稻稈燒灰、以新熟酒連糟、入鹽和淋、取汁淋痛處立瘥。蛀蟲入耳頭痛難忍、百藥不效、糯稈灰淋汁灌入、即死而出。惡虫入耳全方。喉痺腫痛、糯稻稈燒煙取煙末、醋調、吹鼻中、或灌入喉中、滾出痰立愈。解砒石毒、糯稈燒灰、淋汁調青黛三錢服。消渴飲水、取糯稻穰中心燒灰、以湯浸一合、澄清飲之

穀䅌 穀芒 治黃疸病、為末酒服、解蠱毒、煎汁飲

糯糠 治齒黃、燒取白灰、旦旦擦之。

糯稻根鬚 葆補 甘淡而平、上受日月精華、下得水土涵養、蘊蓄經久、氣渾無洩、故能培胃氣、進飲食、滲濕熱、消黃疸、以冬月掘取、去草腦用、鬚曬、臨用微炒。葆按糯稻鬚、本草不載、葉天士醫按屢用惜未詳明性味主治、予試

體弱不進食、有忌辛香者、投入和胃藥中服之屢効、

粳米｜庚早米甘平、溫中益脾、和胃氣、長肌肉、益氣除煩、止渴止瀉、煮汁服、主心痛、斷熱毒下痢、陳者良、合芡實作粥食、益精志、通血脈、和五臟、聰耳明目、常食乾粳飯、令人不噎。時珍曰、粳米有早遲晚三種、惟十月晚者氣涼、入藥以晚粳得金氣多、故色白者、入肺而解熱、而早粳得土氣多、故赤者益脾、白者益胃。○米瘕嗜米、有人善啞米、一久則成瘕、不啞米則吐出清水、得米則止、用白米五合、雞屎一升同炒焦末、水頓服、少時吐出瘕塊如研米汁、或白沫痰水愈、○初生無皮、赤色、但有紅筋、乃受胎未足也、用白米粉撲之、肌膚自生。○小兒甜瘡、生於耳面、令母頻嚼白米、卧時塗之、數度即愈。○胎動腹痛、急下黃汁、粳米五升、黃芪六兩、水煮分四服、

米泔用洗米二次者甘寒、清熱涼血、煎服、止煩渴、利小便、止衂血。

鼻衄不止，頻飲米泔，用麻油、藕汁、韭汁滴之即止○鼻上酒齄

米泔汁食後冷飲，外以硫黄入大蒜頭煨研塗之○吐血不止

陳紅米泔温服一鍾，日三○風熱赤眼，以

米泔汁睡時冷調洗肝散、菊花散之類服

炒米湯　益胃除濕，須退火毒數日食，否令人作渴

粳穀奴 穀穗煤黑者　治走馬喉痹，燒研酒服一匙立效○

稈　解砒毒，燒灰新汲水淋汁，濾清冷服一碗，毒當下出○

秈米 早稻　甘温、温中益氣、養胃和脾、除濕止瀉○時珍曰：秈乃粳屬之先熟而鮮明故謂之秈，其熟最早，高處可種，六七月可收，鄉俚俗名六十日

稈　治反胃，燒灰淋汁温服，令吐，蓋胃中有虫能殺之也○

蘆穄 高粱蜀黍　甘益氣、温和中、微澀澀腸胃、止霍亂，粘者功同黍米○

集驗方霍亂吐瀉或乾霍亂腹痛蘆穄一撮大青錢七文入塩少許同炒焦水煮汁去滓服、

根　煮汁服利小便止喘滿。燒灰酒淋汁服治產難有效。

小便不通蘆穄根二兩扁蓄一兩半、灯芯百莖每用半兩流水煎服

秈粟米 早粟 小米 鹹微寒腎之穀也。養腎氣去脾胃中熱治霍亂及轉筋入腹、反胃熱痢、止鼻衄、瀉腎邪故腎病及脾胃病宜食之。療卒得鬼打、解小麥毒、發熱、俱煎汁服。煮粥食養丹田補虛損、潤腸胃陳者苦寒、止痢、治胃熱消渴利小便、壓丹石毒。胃冷者尤宜。胃熱消渴陳粟米炊飯食。反胃吐食脾胃氣弱湯飲不下、食不消化粟米杵粉水叠丸彈大煮七枚入塩少許空心和汁吞瀉下便已。鼻衄不止粟米粉水煮服。熊虎爪傷嚼粟米塗之。湯火灼傷粟米炒焦水澄汁煎熬稠如飴頻傅。

孩子赤丹，嚼粟米傅。○小兒重舌，嚼粟米哺之。○嬰孩初生七日，研粟米，煮汁哺之。

粟泔汁　治霍亂卒熱，心煩渴，飲數升立瘥。○臭泔飲，止消渴尤良。酸粟泔和澱，飲之，主五痔及洗皮膚瘙疥，殺虫。○和臭樗皮煎服，治小兒疳痢。○眼熱赤腫，粟米泔澱極酸者，生地黃等分，研極細如泥，攤絹上，方圓二寸，貼目上，熨之，乾即易。○疳瘡，取寒食粟米泔澱傅之良。

粟糵　治痔漏脫肛，和諸藥熏之。○

粟奴　煎服，利小腸，除煩懣。○此是粟苗成穗時，生黑煤者。聖惠治小腸結澀不通，心煩悶亂，粟奴、苦竹根鬚、小豆葉、炙甘草各一兩，燈芯十寸，葱白五寸，銅錢七文，水煎分數服。

糯粟米　秫　黃糯　甘，微寒。肺之穀也。○去寒熱，利大腸，治肺瘧寒熱，及陽盛陰虛、夜不得眠、筋骨攣急、瘡疥毒熱、食鵞鴨成癥、妊娠下黃汁。嚼傳犬咬、凍瘡、漆瘡、生研和雞子白傳毒腫、其性粘滯、多食壅氣動風、易成黃積病、小兒尤不宜多食。赤痢不止、秫米一把、鯽魚鮓二臠、薤白三寸、煮粥食。○筋骨攣急、秫米一石、麴三斗、地黃一斤、茵陳炙半斤、依釀酒法成、飲之。○妊娠下水、黃色如膠、或如小豆汁、秫米黃芪各一兩、煎服。○久瀉胃弱、秫米炒研粉、沙糖調食。○浸淫惡瘡、有汁、多發於心、不早治、延遍身殺人、秫米炒焦末傳。○肺瘧寒熱、痰聚胸中、寒熱善驚、如有所見、常山三錢、甘草半錢、秫米四十粒、共末、未發時分服

䅟子 龍爪粟、鴨爪稗。甘、濇。補中益氣、厚腸胃、濟飢荒。時珍曰、原產山東河南、五月種、九月抽莖結穗如粟、狀如鷹爪、其稃甚薄、味粗濇、吾鄉名鴨爪粟、又名雲南稗、以其種由雲南、河南傳訛

稗米　辛、甘、苦、微寒。作飯食、益氣宜脾

茵根　治金瘡及損傷血出不已擣傳或研末摻之卽止

薏苡仁　甘淡微寒而屬土陽明經藥也健脾益胃補肺清金去風勝濕凡筋骨之病以治陽明爲本故風痺拘攣筋急不可屈伸用之土能勝水除濕又治水腫濕痺乾濕脚氣瀉痢熱淋者宜之土足能生金故又治肺痿肺癰咳吐膿血涕唾上氣止消渴利小便殺蚘虫破毒腫但其味淡而力緩用之須倍他藥水腫喘急郁李仁二兩水擂濾汁以水煮苡仁飯食日二○沙石熱淋痛甚苡仁及根葉俱可水煮飲夏月冷服○周痺緩急苡仁十五兩附子十枚炮末每服一錢日三服○妊中有癰苡仁煮汁頻飯○疝氣壁大如盃苡仁東壁土炒煮食○肺損咯血猪肺洗淨煮熟空心蘸苡仁末食

根　甘微寒、煮汁服、下三虫、去蚘虫、墜胎妊、通經水、治卒心腹煩滿、胸脇刺痛、蚘虫心痛、黃疸如金。牙齒風痛苡仁根四兩水煎含漱冷即易

葉　作飲氣香、益中空膈、暑月煎飲、暖胃益氣血。初生小兒煎汁浴之、無病。

孤星兒根纂要　治肺痿吐膿、功同薏苡。纂要云、野生水畔、苗仁似薏苡、但尖有硬壳、色黎黑、小兒穿作手箍帶、藤按其根性猛、體虛吐膿痰者、慎用。

罌粟殼　酸濇微寒、斂肺濇腸、止瀉痢、固脫肛、能入腎經、治遺精久欬、心腹筋骨諸痛。嗽痢初起者忌用。凡去蒂筋膜用。

小兒下痢日下百十行、粟殼醋炒、檳榔炒等分末、赤痢蜜湯下、白痢砂糖下。久咳虛嗽多年、自汗、粟殼二兩半、去蒂膜醋炒

一兩，淨烏梅半兩，焙末，每服二錢，卧時白湯下。○熱痢便血，粟殼醋炙一兩，陳皮半兩，末，每服三錢，烏梅湯下。

米　甘平。潤燥，行風氣，逐邪熱，治反胃吐食，胸中痰滞，瀉痢赤白，服丹石發動，不下飲食，和竹瀝煮粥食。但其性寒，多食利二便，動膀胱氣。反胃吐食，罌粟粥：罌粟米三合，人參末三錢，山藥五寸，切細，仝煮成粥，入姜汁鹽少許，和勻，分緩服。不計早晚，亦不妨服別藥。

嫩苗　甘平。作蔬食，除熱潤燥，開胃厚腸。

阿芙蓉　阿片　鴉片　酸澁温，微毒。治瀉痢脫肛不止，能澁丈夫精氣。時珍曰：阿芙蓉前代罕聞，近聞有用者，是罌粟花之津液。當罌粟結青苞時，午後以大針刺其外面青皮，勿損裏面硬皮，或三五處，次早津出，以竹刀刮收，入瓷器，陰乾用之。○赤白下痢，鴉片、木香、黃連、白朮等分，研末，飯丸小豆大，壯者服一錢，老幼半錢，空心米飲下，忌酸物、生冷、油膩、茶酒、麵。無不止者。口渴飲陳米湯。一方，罌粟開花時，外有兩片青葉包之，花開即落，收取爲末，每米飲服壹錢。赤痢用開紅花者，白痢用白花。○一粒金丹，通治百病，茲撮其要。阿片一分，粳米飯搗作三丸，每服一丸，未效再進一丸，勿多服，令人腸斷，忌醋。口目喎邪，羌活湯下；百節痛，獨活湯下；正頭風，羌活湯下；偏頭風，川芎湯下；眩運，防風湯下；癱瘓，桃柳枝湯下；痰喘，葶藶湯下；久嗽，乾姜、阿膠湯下；吐瀉，藿香湯下；赤痢，黃連湯下；白痢，姜湯下；噤口痢，白朮湯下；諸氣痛，木香湯下；小腸氣，川楝、小茴湯下；噎食，生姜、丁香湯下；血氣痛，乳香湯下。葆按：取鴉片法，始於明季，初傳貪淫者房中術用之，取其久戰不洩，漸用飯作丸，通治百病，隨症藥送，術家用遍傳鄉落，然未有近作吸法，名洋煙。害者相傳係外洋印度國造，用罌粟花津陰乾，加入輕粉、砒霜搗成，故吸之者有此二味，頃刻遍身，使人立快，漸積成癮，是以傾家覆產，甚至廉耻不顧。尤大害者，鄉民或因事吞吸洋煙而斃，愚載數方救治。服之作吐瀉者生，否則難救。獨子肥皂搗泥，新汲水絞汁灌之；或以生桐油、麻油灌之；或以三尾魚搗，新汲水絞汁灌之；或用煙草浸汁灌之；或以犁頭尖草搗汁灌，其草似鴨舌草，生在山脚邊一

幹一葉，葉似
犁頭尖，故名。

黑大豆 烏豆 甘平，色黑屬水，煮食性寒，炒食性熱，爲腎之穀。利水下氣，除痺，消腫，活血，解毒，制諸風熱，下瘀血，通關脈，逐水脹，除胃中熱痺，散五臟積熱。炒焦熱，投酒飲，治風痺癱緩，口噤，直視，產後頭風。食罷生吞半兩，去心胸煩熱，熱風恍惚，明目鎮心。沖酒服，治風痙入臟，破傷中風，陰毒腹痛。入牛膽內盛陰乾，食止消渴。煮汁服，治中風腳弱，產後諸疾，風毒腳氣，心痛筋攣，膝痛脹滿，下痢，臍痛，殺鬼毒，制金石藥毒，牛馬溫毒，解礬石、砒石、烏頭、附子、射罔、巴豆、斑蝥及百藥毒，蠱毒。同桑柴灰煮食，下水鼓腹脹和飯擣塗一切毒腫男女陰腫以棉裹納之忌猪肉同食則壅氣服蓖麻子人忌食小兒沙淋黑豆一百二十粒甘草一寸煮熟入滑石末一錢沖服○小兒胎熱黑豆二錢甘草一錢燈芯七寸淡竹葉一片煎服○破傷中風黑豆一升微煮勿使太熟杵粗末蒸令氣遍以酒一升淋之溫服取汗傳窩瘡上○卒風不語黑豆煮汁煎稠如飴含之並飲○解砒石毒黑豆煎汁頻飲○解巴豆毒下痢不止黑豆煎汁飲○胞衣不下黑豆半升酒三升煮一升分三服○子死腹中月數未足母悶欲絕黑豆三升醋煮濃汁頓服立出○風疽瘡疥凡腳腨及腳脷中發搔則黃汁出青竹筒三尺着黑豆一升馬屎或糠火燒以器兩頭取汁搽之○天蛇頭指痛臭甚者黑豆研末入蠶內籠之

黑豆皮 葆增 色黑體輕味薄氣浮可升可降理肝腎解厲躁[illegible]虛熱去攣邪為陰虛邪熾清解之上劑生用療痘瘡退目[illegible]

爛傅小兒尿灰瘡。

豆葉 擣傅蛇咬頻易取瘥。止渴急方烏豆苗嫩者三五十莖塗酥炙黃末每以人參湯下二錢。小便血淋、烏豆葉一把、水煮汁服。花 治目盲翳膜。

黑豆黃卷 甘平。益氣止痛、宜腎去黑皯、潤肌膚皮毛。治五臟不足胃氣結積、頭風濕痺、筋攣膝痛、消水病脹滿、除胃中積熱、破婦人惡血取鮮者絞汁和乳灌之、治小兒撮口臍風。時珍曰擇壬癸日以井華水浸烏豆候生芽三寸陰乾用。頭風濕痺、筋攣痛胃中積熱大便結澁烏豆黃卷一升酥半兩末食前溫水服一匙。水病腫滿喘急二便澁烏豆黃卷醋炒大黃炒等分末橘皮葱湯服一錢平明以利爲度

黃豆 甘溫。寬中下氣、利大腸、消水脹腫毒、研末熟水調塗痘後

癰。炒食性熱、多食壅氣、生痰動嗽。痘後生瘡，黃豆燒黑研末，麻油調塗。

豆油　辛甘熱、微毒、塗瘡疥、解髮脂。

稭　燒灰入點痣去惡肉藥。

赤小豆　甘酸色赤，心之穀也。其性下行、通於小腸、能入陰分、而治有形之病。散氣行風、堅筋骨、抽肌肉、行津液、消水腫、利小便、止瀉痢、治熱中消渴、下腹脹吐逆、解熱毒、散惡血、除煩滿、健脾胃、令人能食、消水通氣、去關節煩熱、令人心孔開、暴病後氣滿不能食、煮食之。和鯽魚鯉魚食、利水消腫、治腳氣、解酒病及解小麥熱毒、辟瘟疫、治産難、下胞衣、通乳汁。研末和雞子白塗熱癰發背、及一切熱毒癰腫。久服多服、則降令太過、津液滲泄、令人肌瘦身重。○舌上出血、如簪孔。赤小豆一升、杵碎、水絞汁服。○重舌鵞口、赤小豆末醋調塗。○小兒四五歲不語者、赤小豆末、酒調傳舌下。○婦人難產、赤小豆生吞七粒、或赤小豆一升、煎取汁、入黃明膠一兩服。○胞衣不下、赤小豆、男孩七枚、女二七枚、東流水吞下。○乳汁不通、赤小豆煮汁飲。亦治吹奶、酒煎服、以滓傳。○腮頰熱腫、赤小豆末、蜜調塗、加芙蓉葉末尤妙。○六畜肉毒、赤小豆一升、燒研、水服。○丹毒如火、赤小豆末、雞子白調、時時塗。○水蠱腹大、動搖有聲、赤小豆一升、白茅根一握、水煮食豆、飲汁、以消爲度。○痘後癰毒、赤豆末、蜜調塗。

葉　煮食、明目、去煩熱、止小便數。小便頻數、赤小豆葉一斤、入豉汁一合、仝煮和作羹食。○小兒遺尿、赤小豆葉搗汁服之。

芽　造同黑豆　治妊娠數月、經水時來、名漏胎。或因房室、名傷胎。爲末

酒服一匙日三服効乃止。金匱治腸紅先下血後大便赤豆芽二錢當歸一錢末服

豆花 腐婢 辛平明目下水氣起陰痿解酒毒止消渴治痎瘧寒熱邪氣瀉痢熱中積熱痔漏下血病後頭痛小兒丹毒熱核散氣滿不能食俱煮食研末傳疔瘡 時珍曰腐婢即小豆花但小豆有數種甄氏藥性論獨指赤豆花姑從之○疔瘡惡腫小豆花末傳○飲酒不醉赤豆花葉陰乾百日末水服一匙加葛花尤妙

綠豆 肉甘皮寒色綠屬木補元氣調五臟安精神除吐逆解痘毒消腫脹雖通厥陰陽明又能行十二經脈去浮風潤皮膚煮食消腫下氣壓熱解毒厚腸胃止瀉痢利小便止消渴生研絞汁飲治丹毒煩熱風疹服藥石發動熱氣奔豚解食牛馬金石

砒霜、及一切草藥諸毒。反榧子殼、凡用宜連皮。三豆飲治天行解熱毒、縱出痘亦稀。綠豆赤豆黑豆、各一升、甘草節二兩煮熟任意食豆飲汁、七日即止。○豆後癰毒、初起三豆膏治之、綠豆赤豆黑豆等分末、醋調時時掃塗、漸消。○十種水氣、綠豆二合半、附子一枚去皮臍、切分兩片、同水煮熟、空心卧時食豆、次日將前附子兩片分四片、再以綠豆二合半、如前煮豆熟食、將附子去之、第三四日、別以附子照上煮豆食、水從小便出、腫自消矣、如未消、再照服、忌生冷鹽酒毒物六十日、無不效者。○老人淋痛、綠豆二升、橘皮一兩、仝煮豆粥、下麻子汁一升、空心漸食之、并飲其汁。○小兒丹腫、綠豆五錢、大黃二錢、末、生薄荷汁入蜜調塗。○心氣疼痛、綠豆二十一粒、胡椒十四粒、同末、白湯調服即止。○冷水丹、治各種瘧疾、總太守伯熙經驗方、綠豆黑豆川椒、各四十九粒、明雄黃、紅砒、各一錢、共研細末、冷水叠丸彈子大、漂硃砂一錢研為衣、瓷罐盛凡瘧當期空腹用冷水一吞服、忌煙茶熱物半日、方可食物、否則吐瀉、大人服二丸、小兒一丸、乳孩半丸、勿多服、雖冬月亦用冷水送下、忌熱水、送或用龍眼肉包送亦可、服後有痰涎、或吐出是瘧愈、勿驚、惟妊婦忌服

綠豆粉　甘涼益氣、厚腸胃通經脈、清解諸熱、水調服、治霍亂轉筋、發背癰疽瘡瘍湯火、解酒食諸毒、及菰菌、砒、鴆、諸藥毒死、心頭溫者、灌之可活。傅痘瘡濕爛不結痂、瘡乾撲之、和蚯蚓糞、搏塗外腎、生瘡。護心散、綠豆粉一兩、乳香半兩、燈心同研和勻、甘草湯下一錢、時時呷之。若毒氣攻心、嘔逆急、宜服此。○解燒酒毒、綠豆粉盪皮、多食自解。○解砒毒、綠豆粉、寒水石等分末、藍根汁調服四錢。○打撲損傷、綠豆粉炒紫、新汲水調、傅以杉本皮、縛定自愈。杖瘡、雞子白調塗。○一切腫毒、綠豆粉炒、猪牙皂角各十兩、末、醋調敷之、已破者油調塗。○解鴆酒毒、綠豆粉三合、水調服。○暑月痱瘡、綠豆粉二兩、滑石粉一兩、蛤粉二兩、勻撲。

豆皮　葆增　甘寒、性涼體輕、味薄色綠、入肝皮達皮膚、寒能清熱、甘不傷胃、解熱毒、退目翳、通三焦、刪膜原、治溫熱時邪、上焦蒙瘢使邪達皮膚而出外解無內攻逆傳之患（通神散治瘢疹已生翳綠豆皮白菊）花穀精草等分末每用一錢以乾柹一枚粟米泔一盞同煮乾食柹日三淺者五七日效久者半月效

豆芽　甘平利三焦解酒毒熱毒（時珍凡諸豆生芽腥韌不堪惟綠豆芽白美獨異但受濕熱鬱遏之氣而成頗發瘡動氣與綠豆之性稍不同）○豆花　解酒毒

豆莢　治赤痢經年不愈蒸熟隨意食之良

豆葉　治霍亂吐下擣爛絞汁和醋少許溫服。

白豆（白玉豆）　甘平補五臟暖腸胃殺鬼氣調中助十二經脈腎之穀也腎病宜食之。（葆按我婺山坦多蒔之其嘴口處烏俗名烏嘴白玉豆味甜美）

葉　作蔬煮食利五臟下氣

穞豆（料豆蓧揸）甘溫。色黑小，粒細，霜後乃熟，得金水之精多，故能固腎保肺，養陰明目，息肝風，去腎邪，舒筋攣，止消渴，破瘀，下胞，消腫，截瘧。性同烏豆，其功稍勝。治腎臟虛寒，腰痛，遺精，賊風風痺，卒中不語，肝虛目暗，耳鳴，頭運，男子便血，小兒沙淋，婦人產後冷血，炒焦熱，投酒中，漸飲之。（時珍曰：穞豆是野生穞，乃自生稆，故名料，小粒細，霜後乃熟，今人亦種之。蓧按：今人名料豆，野生者粒小如胡椒，種蒔者稍大形扁。本草載治未盡達其功，故增之。）

豌豆（劫豆安豆）甘平，屬土。煮食益中平氣，調營衛，消腹脹，下乳汁，利小便，止消渴，除吐逆，止瀉痢，澼下，治寒熱，熱中，殺鬼毒，心病，解乳石毒發，研末塗癰腫痘瘡，作澡豆，去䵟黵，令人面光澤，多食發氣病。時珍曰豌豆八九月下種苗生柔弱如蔓三四月開小花淡紫色結莢長寸許子圓如藥丸纂要云莢長鏡子如綠豆粒圓如珠俗名安豆葉按豌安蠶音相近也〇四聖丹治痘疔或紫黑大或黑壞臭或中有黑綿危候安豆四十九粒燒炭髮灰三分真珠十四粒末臙脂油調以簪挑疔咂惡血以少許點之即時變紅活色而症安、

蠶豆 苦微辛、快胃氣、利臟腑。纂要云又名辟豆煮食能行水和中、積善堂方言一女子悞吞針入腹諸醫不能治有教煮蠶豆同韭菜食之針自大便韭豆裹出

苗 苦微甘溫治酒醉不醒油鹽炒熟、煮湯灌之。

豇 䜵䝄萊豆 甘鹹、理中益氣、補腎健胃、和五臟、調營衛、生精髓、止消渴治吐逆瀉痢、小便頻數、解鼠莽毒、水腫病忌食以其補腎也。時珍曰悞食鼠莽者煮汁飲之即解欲試之者刈鼠莽以豇豆汁澆之根便爛不生葉按俗名羊角又名菜豆茹食、

稨豆　甘溫腥香色白微黃脾之穀也入太陰氣分補五臟暖脾胃主嘔逆止消渴和中下氣通利三焦降濁升清消暑除濕而解毒消熱治霍亂吐瀉女子帶下專主中宮之病解酒毒河豚魚毒及一切草木毒多食壅氣連皮去皮聽用。毒藥墮胎腹痛生扁豆去皮濃煎飲或末米飲下若服草藥胎傷未墜或以擦手強自汗頭低醫不識病諱言悞認中風治必死○中砒霜毒扁豆生研水絞汁服○六畜肉毒扁豆燒炭冷水服○諸鳥肉毒扁豆末冷水調服

皮扁豆外皮保補氣腥性平醫經味淡入太陰經氣分調理脾胃同扁豆肉、無妨寒滯、消渴解暑熱、效並香薷、不虞耗散又能宣達膜原通利三焦治暑濕熱穢霍亂瀉痢發熱自汗神昏譫語脾虛不

能化滯、宜之。葆按本草未分列條辨消絡飲用扁豆花無花以豆衣代愚屢試驗故補之

花 葆增 色白氣腥生於長夏能解暑熱之邪、功勝扁豆、利小便、而不走氣、滲濕熱而能醒脾、暑令體弱及年老冒邪、最宜、壯實者須佐芳香奏効、焙末米飲服治赤白崩帶、作餛飩食治瀉痢。擂水飲解一切藥毒垂死、葆按藥書所載凡花當暑月開者、兼能解暑本草未載其治故增之○血崩不止白扁豆花燒末、每服二錢、空心炒米煎飲入鹽少許調服○一切瀉痢白扁豆花正開者、擇淨勿洗以滾湯瀹過和小猪脊腿肉一條葱一枝胡椒七粒醬汁拌勻就以瀹扁豆花汁和麵作小餛飩煮熟食之、

葉 治霍亂吐瀉不止吐利後轉筋、生搗一把入少醋絞汁服立瘥。醋炙研服治瘕疾。杵傳蛇咬傷、

藤　治霍亂証和人參、蘆擇、倉米等分煎服

刀豆挾劍豆　甘平溫中下氣、益腎補元、利腸胃、止呃逆、功同柿蒂、曉衡氣、治胎疝、效勝小茴。葆增驗方、嬰孩胎疝、發則兩足屈不能伸、少腹瘕脹痛、牽擧丸、初起用熱手向上托、闕濾濾聲而上則痛住而安、漸發托亦不上、任其氣散而解、次延則下擧丸、爲偏墜氣。刀豆連殼焙、荔枝核二枚煨、蘆芭醬水炒、谷等分研末、桂枝、小茴炒、各四分、煎水送○止呃逆。葆驗按、治黃某年近七旬、病纏數月、虛劇陡發呃逆、赭石、台濟生湯服不止、以刀豆五寸炒、茯神、金器各三錢、金豆八粒、水盞汁、徐服立止、屢試效

黎豆虎豆、虎爪　甘微苦溫、有小毒、溫中益氣、能引活絡藥下膝蓋及腳爪湧泉穴處。○葆增纂要云、黎豆又名虎沙、甘鹹溫、能通徹上下、而性不純良、其藤蔓高數有毛且腥氣、食之令人吐、性下行、徹於足、至涌泉穴處作癢

豆豉　黑豆性平，造豉則温。既經蒸署，能升能散，發汗解肌，調中下氣，治傷寒頭痛，時病熱病，煇氣惡毒，發斑嘔逆，煩躁滿悶，懊憹不眠，虛勞喘吸，兩脚疼冷，血痢腹痛，温瘧温毒，炒末服，止盜汗，除煩。生擣爲丸服，治寒熱風，胸中生瘡。煮服，殺六畜胎子諸毒，解中毒藥、蠱氣、犬咬，研塗。陰莖生瘡，得葱發汗，得酒治風，和韮治痢，和蒜止血，得鹽則能吐，炒熟又能止汗。臟毒下血，烏犀散：豆豉半升，九蒸大蒜二枚，同擣丸梧子大，香菜湯或雞湯下二十丸，日二服。○齁喘痰積，凡天雨便發，乃肺竅久積冷痰，陰氣觸動乃發，一服愈，至七八次，出惡痰數升，斷根。豆豉一兩，蒸擣泥，入砒霜末一錢，枯凡三錢，研勻，丸綠豆大，每用冷茶、涼水送七丸，小兒三丸，高枕仰臥，忌熱物。○喉痺不語，豆支擣汁一升服，覆取汗，仍以桂末安舌下，嚥之。○咽生息肉，先刺破出血，豉和鹽擣泥塗

○舌上出血如針孔豆豉三升煎沸作三服自止○婦人難産乃兒撓破與敗血裹其子勝血散逐其敗血自順塩豉一兩舊青布裹燒赤入射香一錢末取秤錘燒紅淬酒調服一大盞○小兒胎毒豆豉煎汁灌兒數口其毒自下又能助脾消乳食○小蝦蟆有毒食之令人小便閉臍下痛欲死豆豉一合新汲冰浸濃汁頻飲○小兒頭瘡豆豉黃泥裹煨研菜油調傳亦治丹毒○刺在肉中豆豉擣爛傳之

黑豆黃　甘溫壯氣力潤肌膚填骨髓補虛損治濕痺膝痛五臟不足脾胃氣結不欲飲食生擣傳陰癢汗出研末水調傳打擊青腫○豆黃造法黑豆蒸熟如盦醬法待上黃取出曬乾擣末收用○脾弱不食豆黃二升火麻仁三升炒香爲末每服一合米飲下日四服○打擊青腫黑豆黃末水調塗之

豆腐　甘鹹寒有小毒寬中益氣清熱散血和脾胃消脹滿下大

腸濁氣多食發腎氣頭風疥瘡杏仁萊菔可解之。燒酒醉死心頭熱者用熱豆腐細切片遍身貼冷則換甦省乃止○杖瘡青腫豆腐切片貼頻易或以燒酒煮貼色紅頻易不紅止

豆腐皮 葆補 甘淡乃熬腐漿之氣凝結上騰渾得清氣潤心肺和脾胃寬中下氣降濁升清利水生津解酒止渴清熱舒鬱潤燥除煩又能散血調氣可達陽明產後作蔬食尤良。葆按豆腐皮須起鍋帶濕者煮食良若久乾者其質澀滯務用水浸透煮爛食否恐胃氣壅滯而生變歷驗

陳廩米 陳米 陳倉米。鹹酸溫下氣除煩渴調胃止瀉痢補五臟澀腸胃去濕熱利小便炊飯食調中氣堅筋骨通血脈起陽道寬中消食令人多食易飢以飯和醋擣封毒腫惡瘡北人以飯置甕中

水浸冷酸食之暖五臟六腑之氣。研米服止卒心痛。時珍曰陳米係年久性涼若炒食則溫。○霍亂大渴能殺人陳米煮汁澄清飲。○反胃膈氣不下食用陳米日西時水微拌濕向日處微照次日曬乾袋盛掛風處每以一撮水煎和汁飲之即時便下。○諸般積聚太倉丸治飢飽不時生病或諸般積聚陳米四兩巴豆二十一粒去皮同炒至米香豆焦米勿焦去巴豆不用入橘皮四兩去白為末糊丸菉豆大每薑湯下五丸日二服。○暑月吐瀉陳米二升麥芽黃連各四兩同蒸熟焙末糊丸梧子大每服百丸白湯送下

飯

新炊者治人尿牀。以熱飯一盞傾尿牀處拌與食之勿合本人知。又乘熱傅臁瘡。時珍曰飯食俱穀可爲各取本性然入藥俱飯不可取粳秈粟米者

餿飯 水飯、熱食解渴除煩、　齒中殘飯治蠍咬痛。傳之即止。

荷葉燒飯、　厚脾胃通三焦資助生發之氣。李杲曰潔古枳朮丸用荷葉燒飯丸

蓋荷之爲物色青中空象乎震卦風木在人爲足少陽膽手少陽三焦爲生化萬物之根蒂用此物以成其化胃氣何由不上升更以燒飯和只朮協力滋養穀氣令胃厚不致再傷時珍曰北方炊飯無甑造飯爲燒飯遂訛以荷葉包飯入灰火燒煨雖丹溪亦未之辨也但以新荷葉煮湯入粳米造飯氣味俱全是也凡粳米造飯用荷葉湯者寬中芥菜葉湯者豁痰紫蘇湯者行氣解肌薄荷湯者去熱淡竹葉湯者辟暑皆可類推

烏飯 青精飯　甘平填胃補髓消滅三虫益顔色堅筋骨能行日進一合久服變白却老。頌曰造烏飯法以白熟粳米一斛二斗用南燭木葉五斤乾燥者三斤亦可雜莖皮煮取汁分清冷漬米一宿漉而炊之初米作紅色蒸過如紺色若色不好更以新汁漬之惟令飯作正青色乃止自四月至八月用新生葉色皆深九月至三月用宿葉色皆淺時珍曰釋家四月初八造之以供佛今人用柿葉白楊葉以取色乃服食家所忌嶔按我婺鄉人於四月八日造飯復雜以五葷鮮味拌蒸食雖適口味更非服食家所宜

諸米及雜物和米煮粥、

粳米　秈米　粟米　粱米粥、味甘溫平利小便止煩渴養腸胃。小麥粥　止消渴煩熱。

糯米　秫米　黍米粥、甘溫益氣、治脾胃虛寒瀉痢吐逆小兒痘瘡白色。　寒食粥、用杏仁和諸花作之治咳嗽下血氣、調中。

赤小豆粥、利小便消水腫脚氣辟邪癘。

綠豆粥、解熱毒止煩渴。　御米粥、治反胃利大腸

薏苡仁粥、除濕熱、利腸胃　蓮子粉粥、健脾胃止瀉痢。

芡實粉粥、固精氣明耳目　芰米粉粥、益腸胃解內熱。

栗子粥補腎氣益腰脚。薯芋粥補腎精固腸胃。
芋粥寬腸胃令人不飢。茯苓粉粥清上實下虛。
百合粉粥潤肺調中。胡蘿蔔粥寬中下氣。
馬齒莧粥治痺消腫。莙薘菜粥健胃益脾。
菠薐菜粥和中潤燥。蘿蔔粥消食利膈。
油菜粥調中下氣。薺菜粥明目利肝。
芥菜粥豁痰辟惡。莧菜粥潤燥寬腸。
韭菜粥溫中暖下。葱豉粥發汗解肌。
芹菜粥去伏熱利大小腸。花椒粥辟瘴禦寒。

松子仁粥潤心肺調大腸。生薑粥溫中辟惡。
酸棗仁粥治煩熱益膽氣。茴香粥和胃治疝。
枸杞子粥補精血益腎氣。薤白粥治老人冷痢。
胡椒粥、茱萸粥、辣米粥並治心痛。
麻子粥、胡麻粥、郁李仁粥並潤腸治痺。
蘇子粥下氣利膈。竹葉湯粥止渴消心。
猪腎粥、羊腎粥、鹿腎粥並補腎虛諸疾。
羊肝粥、雞肝粥並補肝虛明目。
羊汁粥、雞汁粥並治勞復。

鴨汁粥、鯉魚汁粥、並消水腫。

牛乳粥、補虛羸。 酥蜜粥、養心肺。

炒麪入粥食、止白痢。 燒鹽入粥食、止血痢。

鹿角膠入粥食、助元陽、治諸虛。

麨

粳米麥麨、甘苦微寒、治寒中、除熱渴、消石氣、和水服、解煩熱、止瀉、實大腸。 炒米湯、止煩渴。藏器曰、麨者糗米及麥熬炒磨粉、河東人以麥為之、北人以粟為之、南人以粳米為之、炒乾飯磨粉為乾糗、蘂按吾鄉以糯米為之、宜退火食免熱。

粳米炒湯泡食、止煩渴、暢脾胃、進飲食、磨粉和消補藥、健土益五臟、小兒宜之。 糯米炒湯泡食、厚腸胃、實大腸、耐飢補氣、磨

粉水調服固氣止瀉堅大便縮小便。葆增俱宜退火食糯米者中滿評忌

餻　甘溫粳米餻厚腸養脾胃益氣和中。糯米糕益氣暖中縮小便堅大便。時珍曰以米浸搗粉蒸成然粳米糕易消導糯米糕難尅化損脾成積小兒宜禁食

糉葆增角黍　白水煮者補中堅二便與餻同性亦粘滯難化勿多食滿午日取糉角尖合截瘧藥良鹻水煮者雖適口而助火生痰動風停積呆胃滋氣脾胃弱人少食小兒尤宜禁之。

饊寒具撚頭　甘鹹溫溫中益氣潤腸利大小便。葆按饊有數種以麥粉和鹽自凡作条入油內煎俗名油条又名油糍以条搓作線樣作饊本草名環餅俗名麵線又以糯米粉作餅油內煎俗名糯米油饊俱熱油膩動風助火敗胃生痰勿多食。○錢氏撚頭散治小兒小便不通延胡苦楝子等分末每服半錢撚湯食前下。○血痢不止地榆爲

末每用二錢摻在羊血上炙熟食之搗頭煎湯送下

蒸餅　甘平益氣和血消食止汗溫中化滯養脾胃利三焦通水道陳者以燒灰末米飲下二錢止崩血研末油調傅湯火灼傷。時珍曰蒸餅惟臘月及寒食日麥粉入酒糟發成蒸之至皮裂去皮懸風處乾用以水浸脹擂爛濾過和脾胃及三焦藥甚易消化且麵已過性不助濕熱其以酸漿諸物爲餡者不堪入藥○下痢赤白臍腹痛是營衛虛風邪襲入腸胃蒸餅蜜炒一兩粟殼蜜炒四兩末蜜丸彈大每開水送二丸○小兒淋症蒸餅大蒜豆豉等分搗丸豆大水下十丸

女麴　甘溫消食下氣止瀉痢破冷血下胎。以完小麥蒸熟罨之待上黃衣取曬

黃蒸　功同女麴溫中下氣消食除煩溫補而能消諸生物治食黃黃汗時珍曰女麴是完小麥蒸罨黃蒸是麥粉作餅罨成稍異○發黃遍疾或黃汗染衣涕唾皆黃用黃蒸二升每

夜以水二升浸微煖於銅器中平旦絞汁半升服效

小麥麯 酒母 甘溫消穀止痢平胃氣消食痔治小兒食癇調中下氣開胃療臟腑中風寒主霍亂心煩腸氣痰逆米穀食積酒積糯米積傷寒食復小復堅大酒毒便痢除煩破癥結補虛去冷氣化腸胃塞不下食落生胎下鬼胎止河魚之疾。時珍曰麯有小麥大麥麵米造者不一皆酒醋所需俱能消導功不甚遠造大小麥麯法用大麥米或完小麥并水淘淨曬乾六月六日磨碎以淘麥水和作塊楮葉包紮懸風處七十日可用○造麵麯法三伏時用白麵五斤綠豆研五斤以蓼擣汁煮熟蓼淨末五兩杏仁泥十兩和成餅楮葉裹懸風處候生黃收之用○造米麯法糯米粉一斗蓼汁和作小餅楮葉包掛風處候七七日曬收造白麯法內加麵五斤此數麯皆入藥其各處酒麯內和草藥毒藥只可造酒不可入藥

大麥麴　氣味同前。消食和中。破血下生胎。取五升。水一斗。煮三沸。分五服。其子如糜。令母肥盛。

麵麴 米麴　消食積。酒積。糯米積。研末酒服立愈。餘功同小麥麴。赤白下痢。米穀不消。以麴熬粟米粥服一匙。日四五。○小腹堅大如盤。胸滿食不消。化麴為末。湯送一錢。○三焦滯氣。陳麵麴炒。菔子炒。等分。每用三錢。水煎入射香少許服。○胎動不安。或上搶心下血。生麴研末水和絞汁服。

神麴　甘辛溫。入足陽明經。健脾暖胃。消食下氣。化水穀宿食癥結積滯。除痰逆。霍亂泄痢腹滿諸疾。其功同小麥諸麴。閃挫腰痛。煅淬酒服。產後欲回乳者。炒研酒服二錢。日二即止。○造神麴法宗氏水雲錄云。五月五日。六月六日。或三伏日。用白麵百斤。青蒿自然汁三升。赤小豆末。杏仁泥各三升。蒼耳草。野蓼自然汁各三

升，以配青龍白虎朱雀玄武勾陳螣蛇六神，用汁和麵，豆杏仁
作餅，麻葉或楮葉包罯，如造醬黃法，待生黃衣，曬收之。○健胃
思食，發食丸：治脾胃俱虛，不能消化水穀，胸膈痞悶，腹滿膨脹，
日久食減嗜臥。神麴六兩，麥芽炒三兩，炮薑、烏梅肉焙，各四兩，
末，蜜丸梧子大，每米飲下五十丸，日三。胃寒反胃全方。○壯脾
進食，治痞滿暑泄，麴朮丸：神麴炒、蒼朮米泔浸炒，等分末，糊丸
梧子大，每米飲下五十丸。冷者加乾薑，或吳茰。○胃虛不克化，
神麴半斤，麥芽五升，杏仁一升，炒末，蜜丸彈子大，每食後嚼一
丸。○暴泄不止，神麴炒二兩，吳茰泡半
兩，末，醋糊丸梧子大，每米飲下五十丸。

紅麴　甘，溫。消食活血，健脾燥胃，下水穀，解溫熱，治山嵐瘴氣，下
痢赤白，小兒吐逆，釀酒，飲破血行藥勢，療打撲損傷，女人血氣
痛，產後惡血不盡。○小兒吐逆不進乳食，手足心熱：陳紅麴三錢，
白朮一錢半，炙草一錢，末，每服一錢，棗子米
湯下。○濕熱泄痢，六一散一料，加炒紅麴五錢，末，蒸餅丸梧子
大，每白湯下五七十丸，日三。○心腹作痛：紅麴、香附、乳香等分

末每酒服二錢。○小兒頭瘡因傷濕入水成毒濃汁不止紅麴嚼罨甚效

粟芽 粟糵 苦溫寒中下氣除熱除煩消宿食開胃口。爲末和脂傅面令皮膚悅澤。

穀芽 稻糵 甘溫快脾開胃下氣和中消食化積。啓脾進食穀神丸 穀芽四兩末入薑汁鹽少許作餅焙乾炙甘草砂仁白朮麥麩炒各一兩爲末白湯點服之或作丸服

麥芽 穬麥糵 鹹溫能助胃氣上行而資健運消食和中破冷氣去心腹脹滿開胃止霍亂除煩悶消痰飲破癥結催生落胎補脾胃虛寬腸下氣腹鳴者用之消化一切米麪諸菓食積。時珍曰麥芽穀芽能消導米麪諸菓食積但有積能消化而久服則消人元氣若同白朮諸藥和用則無害矣。○産後秘塞五七日不通不

宜妄下、麥芽炒末、白湯調三錢、同粥食。○產後回乳、無子食乳乳汁不消、令發熱、炒麥芽末五錢、白湯下。○快膈進食、麥芽四兩、神麯二兩、白朮、陳皮各一兩、末、蒸餅丸梧子大、每人參湯下三五十丸。○穀勞嗜臥、飽食便臥、得穀勞病、四肢煩重、嘿嘿欲臥、麥芽一升、川椒一兩、並炒、乾姜三兩、末、每白湯服一匙。○產後腹脹、不通氣急、坐臥不安、麥芽一合、末、和酒服、良久通轉。○產後青腫、乃血水積、乾漆、麥芽等分、新瓦鋪漆一層、麥芽一層、煅赤、酒服二錢。

飴糖　錫　甘大溫、補中、調血、潤肺、消痰、止瀉、止嗽、補虛冷、益氣力、健脾胃、止腸鳴咽痛、治唾血、吐血、胎產腹痛、炒焦酒服、能下惡血。療打損瘀血、脾弱不思食人少用、能和胃氣、解附子、草烏毒、能生痰動火、中滿吐逆、秘結、赤目牙疳、諸病人忌服。○箭鏃入[illegible]、食飴糖點之、初覺凉、漸癢痛除、鏃自出。○蛟龍精瘕、凡正二月食芹菜誤食蛟精、發則似癲、面色青黃、每服寒食餳五合、日三服、自吐出蛟。

龍有兩頭驗吐蚘勿用○悞吞稻芒飴糖頻食○魚骨哽咽不下能出飴糖丸雞子黄大吞之即下不下再吞○悞吞錢釵及竹木取飴糖一斤漸食盡便出○解草烏毒及天雄附子毒並食飴糖即解

醬 鹹冷利和五味悅五臟不取其能殺食飲毒除熱止煩滿醬汁灌肛內治大便不通灌耳中治飛蛾虫蟻入耳塗猘犬咬及湯火灼傷未成瘡者效中砒毒洋煙毒調水頻服即解殺百藥及一切魚肉菜蕈毒并蛇虫蜂蠆等毒多食生痰動氣小兒發無辜疳入藥豆醬佳陳者良妊娠下血豆醬去汁取豆炒研酒服○妊娠尿血豆醬一盞炒乾生地二兩末每米飲服一錢○手指腫痛醬清和蜜溫熱浸愈○解輕粉毒服輕粉口破者以三年陳醬化水頻漱○癧瘍風駁醬清和石硫黄末日日揩○解悞食洋煙毒醬汁桐油和一盌頻灌吐渴毒物出解

醋苦酢 酉苦酒 酸溫、少食開胃下氣、消食除煩、消癰腫、散水氣、殺惡毒、破
結氣、除心下酸水痰飲、理諸藥、消毒、治婦人心痛血氣、并產後
及傷損金瘡出血昏運、除癥塊堅積、能散瘀、治黃疸黃汗、磨青
木香服止卒心痛血氣痛。浸黃柏含之、治口瘡、調大黃末塗腫
。毒、煎大黃服治痃癖。殺一切魚肉菜毒。多食損筋骨及肌臟、亦
損胃斂邪、脚上轉筋、以故棉浸醋中蒸熱、承熱裹之、冷則易。○舌腫不消、醋和釜底墨傅舌上下、脫則傳自消。○木
舌腫強、醋時時含漱。○鼻中出血、醋和土塗陰囊、乾則易。○中
砒石毒、飲醋得吐即愈、不可飲水。○食雞子毒、飲醋少許即消。
○蜈蚣咬毒、醋磨生鐵傅、蜘蛛咬毒同方。○湯火傷灼、即以醋
淋洗、并以醋泥傅之。○胞衣不下、以水入醋少許、噀面即下。○
乳癰堅硬、以罐盛醋、燒熱石投之、三次、溫漬之、冷則燒石投浸
漬。○疔腫初起、用麪圍住、以針瘡上亂刺、銅器煎醋沸、傾圍中、

令容一盞冷則易三度根自出。

諸虫入耳以醋注入耳趨行即出

米酒 水酒 苦甘辛大熱有毒通血脈厚腸胃養脾氣潤皮膚散濕氣行藥勢宣言暢意扶肝助火消憂動怒除風下氣殺百邪惡毒氣解馬肉桐油毒及丹石發動諸病其味辛者能散苦者能降甘者居中而緩厚者熱而毒淡者利小便用為向導可以通行一身之表引藥至極高之分而熱飲傷肺溫飲和中少飲則和血行氣壯神禦寒遣興消愁辟邪逐穢過飲則傷神耗血損胃爍精動火生痰發怒動慾輕則痼疾引年甚則捐軀損壽況湎無度者可不戒慎。長枳椇葛花赤豆花綠豆粉得鹹則解以水制火而寒勝熱也。驚怖卒死，溫酒灌之即醒。○鬼擊諸病，卒然着人，如刀刺狀，胸腹切痛，拒按，或吐血、鼻血、下血，又名鬼排，以醇酒吹兩鼻良。○虎傷人瘡，但飲酒常令大醉，當吐毛出。○蛇咬成瘡，煖酒淋洗瘡上，毒蜂螫、蜘蛛咬瘡同方。○三十年耳聾，酒三升，漬牡荆子一升，七日去滓，任意飲。○產後血悶，清酒一升，和生地汁煎飲。○身面疣目，盜酸酒醅洗而呪曰：疣疣不知羞，酸醅洗你頭，急急如律令。呪七遍自愈。○斷酒不飲，酒七升，硃砂半兩，瓶浸緊紮，塞封，安猪圈内，任猪動搖，七日取出，頓飲。○海水傷裂，凡人為海水鹹物所傷及風吹裂，痛不可忍，用蜜半斤，水酒十壺，防風、當歸、羌活、荆芥各二兩，為末，煎湯浴之，一夕即愈。諸酒撮要附後

老酒　和血養氣，暖胃辟寒，多飲發痰動火。係臘月釀造，經數十年不壞。

糟底酒　開胃下食，暖水臟，溫腸胃，消宿食，禦風寒，止嘔噦，摩風瘙、腰膝疼痛，殺一切蔬菜毒。此三年臘糟下取之。

社壇餘胙酒　治小兒語遲，納口中佳。又以噴屋四角，辟蚊子。飲之治聾。

五加皮酒　去一切風濕痿痹，壯筋骨，填精髓。五加皮切碎，袋盛浸酒，煮飲，或加當歸、牛膝。

茴香酒　治卒腎氣痛，偏墜牽引及心腹疼。小茴袋盛浸酒，煮飲之。

百部酒　治一切久近咳嗽。百部根切炒，袋盛浸酒，煮飲，或加沙參尤妙。

仙茅酒　治精氣虛寒，陽痿膝弱，腰痛痹緩，諸虛之病。仙茅九蒸九曬，浸酒飲。

南藤酒。治風虛，逐冷氣，除痹痛，強腰膝。石南藤煎汁，同麴米釀酒飲。

白花蛇酒　治諸風頑痹，癱緩攣急疼痛，惡瘡疥癩。白花蛇肉一條，袋盛，同麴糯釀酒，三七日取出，煮飲之。

蚺蛇酒　治諸風痛痹，殺虫辟瘴，治癩風瘡癬惡瘡。蚺蛇肉一斤，羌活一兩，袋盛，同麴置鋼底，糯飯勻釀成酒飲之。

虎骨酒　治臂脛疼痛、歷節風、腎虛膀胱寒痛。虎脛骨一具炙黃搥碎，同麯糯飯如常釀酒飲，亦可浸酒飲。

仙靈脾酒　治偏風不遂，強筋堅骨。威靈仙根袋盛浸酒二斗，密封三日飲之。

燒酒　火酒　阿剌吉酒　大熱純陽有毒。面有堆花，與火同性，得火則燃，又同焰硝。其味辛甘，升陽發散。其氣燥烈，勝濕祛寒。能開怫鬱而消沉積、通膈噎而散痰飲、治瘧瀉而止冷痛、殺霍亂而辟瘴癘。利小便、堅大便、殺虫、下積、洗赤目腫痛、消冷積寒氣、陰毒腹痛、欬嗽、夏月少飲、膈快身涼、此皆屬從治之方也。然過飲不節、敗胃燥肺、傷心損壽、殺人頃刻、甚於米酒、忌姜蒜同食、令人生痔下血、米酒自古有、燒酒創自元始。冷氣心痛，燒酒入飛鹽少許，飲即止。○陰毒腹痛，燒酒溫飲汗出卽愈○耳中有核如棗核大痛不可動以火酒滴入仰之半時可鉗出○寒濕瀉、小便清者、以頭燒酒飲之卽止○風虫牙痛、燒酒浸花椒、頻頻漱之○寒痰咳嗽燒酒四兩、猪脂蜜香油茶末、各四兩、同浸酒內、煮成一處、每日挑食、以茶下之○嘔逆不止、燒酒一盃、新汲井水一盃、和服妙

酒糟 甘辛溫中、消食活血、行經散瘀、止痛潤皮膚、調臟腑、除冷氣、殺腥、去草菜毒、署撲損瘀血、浸水洗凍瘡、搗傳蛇咬蜂叮毒、

時珍曰、酒糟須用臘月、清明及重陽造米酒者、瀝乾、入少鹽收之、藏物不敗、揉物能軟、若榨乾者無汁味、不用○踠折傷筋骨痛不可忍、生地一斤、藏瓜姜糟一斤、生姜四兩、共炒熱、布裹數傷處、冷則易、又方、藏瓜姜糟和赤小豆末、句罨傷處、以杉木片或白桐皮夾之、數日痊○手足皸裂、酒糟臘猪脂姜汁鹽、研炒熱擦裂內、甚痛、少項卽合、再擦卽安○鶴膝風、酒糟四兩、肥皂一個去子、芒硝五味子沙糖各一兩、姜汁和研勻、日日塗、加燒酒尤妙○杖瘡靑腫、取棉帛鋪傷處、炒酒糟搗爛、厚鋪帛上、良

久痛處如蟻行、熱
氣上升、即散而愈、

乾糖糟 餳糟 甘溫益氣、緩中、暖脾胃、化飲食、治反胃吐食甚良。
時珍曰、按繼洪澹寮方云、甘露湯治反胃嘔吐不止、服此利胸
膈、養脾胃、進飲食、乾糖糟六兩、生姜四兩、二味全搗作餅、或焙
或曬、入炙甘草末二兩、鹽少許、點湯服之效驗〇脾胃虛弱少
食、平胃散各味等分末一斤、入乾糖糟炒二斤半、生姜一斤半、
紅棗三百個去肉焙乾、
共爲末勻、逐日點湯服、

米皮糠 米粃 甘平、開胃、通腸、下氣、磨積塊、作糗食不飢、充滑膚體可以頤養、

舂杵頭細糠 穀殼屬金、其糠性熱、而味辛甘、治卒噎、刮取蜜丸
含之、取其舂擣冲開之義、燒研水服一匙、令婦人易產。膈氣噎塞飲食
不下、用碓觜上細糠、蜜丸彈子大、時時含嚥津液〇咽喉妨礙如有
物塞、吞吐不利、杵頭糠、人參各一錢、石蓮肉炒一錢、水煎服、日三次

本草綱目易知錄目錄卷三

菜部

韭子　山韭　葱莖白 葉汁 鬚 花 實　胡葱子
薤白　小蒜葉　大蒜　蕓薹子 莖葉 [illegible]
白菜　芥菜子　白芥子　萊菔子花
蔓菁根葉 子花　生姜 乾生姜 葉 姜屑 姜皮　乾姜 炮姜　同蒿
蒝荽　胡蘿蔔子　水芹　旱芹
馬芹　小茴莖葉　大茴　時蘿苗
羅勒子　菠菜　蕹菜　蓬蔂根子

蜀葵 根莖花子　薺 子花　菥蓂 子　鵝腸草
雞腸草　苦板　莧菜 子根　馬齒莧 子
苦蕒 花子根　萵苣 子　蒲公英　水苦蕒
翻白草　黃花草　燕脂菜 子　蕺
蕨　水蕨　薇　翹搖
鹿藿　灰藋 子仁　石莧　白蕅
芋 莖葉　野芋　山藥 零餘子　紅薯
百合 花子　草石蠶　苗竹筍　苦竹筍
諸竹筍　茄 蔕花根　番椒　匏瓜

苦瓠 花蔓　敗瓢　冬瓜 瓜瓤皮 子葉藤　南瓜

菜瓜　黃瓜 葉根　絲瓜 葉藤 根　苦瓜 子

紫菜　石蓴　石花菜　木耳

桑耳　槐耳　榆耳　柳耳

柘耳　楊櫨耳　杉菌　皂莢蕈

蘑菰蕈　香蕈　舵菜　土菌

竹菰 苦竹菰　雚菌　地耳　石耳

果部

李 根皮花葉 樹膠核仁　杏仁 實花葉 枝根　巴旦杏　烏梅 鹽梅核仁 葉根實

桃仁 實 桃毛 桃奴 花 葉 莖 根 桃膠
大棗 生棗 核仁 葉 根 木心　羊矢棗
木瓜 枝 葉 皮 根 核 枝 材木　山樝 核 木 根 莖 葉
柹 乾柹 柹霜 烏柹 醂柹 柹餻 柹蒂 木皮 根
甘石榴 酸石榴 皮 花 根　橘皮 雲紅 皮
橙 皮 核　柚 皮 葉 花
枇杷葉 實 花 木皮　楊梅 樹皮根 核仁
胡桃 油胡桃 桃殼　榛仁
橡實 斗殼 木皮 根皮　槲實 葉 木皮
桃符 桃橛　栗 楔 荴 殼 毛毬 根 花 樹皮
梨 木皮 葉　棠梨 枝葉
林檎 東行根　柰
椑柹　牛奶柹
青皮 橘絡 葉 核　柑 皮 核 葉
佛手柑　金橘
櫻桃 核 葉 根 枝　銀杏
櫧子仁 皮 葉　鉤栗
荔枝 花及皮根 核殼　龍眼 核

橄欖 仁核　榧實 花　松子仁　檳榔
大腹皮 子　無花果 葉　枳椇子 木皮　川椒 椒目葉根
土花椒　胡椒　畢澄茄　吳茰 根白皮葉枝
鹽麩子　桊 花子　苦蘵　甜瓜 仁瓜蔕蔓花葉
西瓜 翠衣瓜仁　葡萄 根及藤葉　陽桃 藤汁枝葉　甘蔗 滓
砂糖　白糖　蓮子 心石蓮　蓮房
蓮蕊鬚 蓮花　藕 藕潘藕節　荷葉 蔕　菱角 殼
芡實 莖葉　葧臍　慈姑 葉　諸果有毒

本草綱目易知錄卷三

和州鮑孝光伯熙甫
蕭山任玉琛筱園甫　仝校刊
婺源心田戴葆元編輯

菜部

韭　辛微酸、溫濇、肝之菜也、和根煮食、歸心歸腎、溫中下氣、補虛養陽、調和臟腑、充肺氣、安五臟、除胃熱、暖腰膝、壯陽道、止泄精、除心腹痼冷痃癖、止瀉膿血、腹中冷痛、生擣汁服、治噎膈反胃、胸痺刺痛如錐、即吐出惡物爲驗、及中風失音、吐衄尿血、婦人經血逆行、打撲損傷、止消渴盜汗、上氣喘息欲絕、解肉脯毒、爊熟、以鹽醋和、空心食、治胸膈噎氣、擣汁和童便飲、能和胃脘瘀血和醋煎，薰產婦血暈，洗腸痔脫肛，解藥毒、狂犬咬毒，擣汁滴鼻內，止衄血，塗蛇蠍蜂蠆惡虫毒。春食香，夏食臭，多食昏神暗目。忌蜜、牛肉同食。陰陽易病，男子陰腫，小腹絞痛，頭重眼花，宜鼠屎湯：猳鼠屎十四粒，韭根一大把，煎服，得汗愈○卧忽不寤，勿以火照，但痛齧拇指甲際而以唾其面則活，取韭擣汁吹鼻中，冬月用韭根○喉腫難食，韭炒傅，冷則易○脫肛不收，韭一斤，酥拌炒熱，綿褁作二包，更互熨，以入爲度○小兒患黃疸，韭根擣汁滴鼻中，取出黃水效○產後血暈，韭擣，安瓶中，沃以熱醋，令氣入鼻中卽醒○猘狗咬傷，七日一發，三七不發乃脫，急以冷水洗咬處，卽服韭汁一盌，隔七日又服韭汁一盌，四十九日共服七盌，忌食酸鹹一年，忌魚腥終身，忌狗肉，方保全○漆瘡作痒，韭汁傅○百虫入耳，韭汁灌之卽出○胸痹急痛如錐，不得俯仰，自汗出，或徹背，不治，取生韭或根五斤，擣汁服之○痔瘡腫痛，滾湯泡韭一把，盆盛蓋之，留一孔，乘熱坐其上，先熏後洗，數次愈○小兒胎毒，初生時以韭汁少許灌之，卽吐出惡水惡物，永無諸疾○五般瘡癬，韭根炒炭末猪脂和塗○震亨曰心氣痛症有食熱物或怒鬱致死血留胃口作痛者用韭汁桔梗加入藥中開提氣血有腎氣上攻心痛以韭汁和五苓散、丸空心茴香湯下、

韭子　辛甘温温下焦暖腰膝補肝及命門治下元虛冷小便頻數及遺尿女子白淫白帶男子洩精溺血夢與鬼交脉數有相火者愼服炒用、玉莖強硬不痿精流不住時如針刺捏之則痛名强中症韭子故紙各一兩末每服三錢○女人帶下及男子腎冷夢遺韭子七升醋煮千沸焙末蜜丸梧子大每空心温酒下三十丸○煙熏虫牙用瓦片煅紅安韭子數粒菜油數點待煙起以筒吸引至痛處良久以温水漱吐有小虫出效、

山韭　鹹寒濇腎之菜也去煩熱治毛髮主大小便數老人脾胃虛弱飲食不强和鯽魚食頌曰山中往往有之與家韭相類但根白而葉如燈心苗○藿菜羹治老

人脾胃弱不進食藿葉即山韭葉四兩、鯽魚肉五兩煮羹、下五味并少許麵食

葱

葱白生辛散熱、甘溫、外實中空、肺之菜也、肺主皮毛、其合陽明、發汗解肌、以通上下陽氣、益目睛、利耳鳴、通關節、利二便、治傷寒頭痛、骨肉碎痛、面目浮腫、喉痺不通、時疾熱狂、能達表和裏、治陽明經下痢下血、霍亂轉筋、奔豚脚氣、風濕痺痛、蟲積心痛、止大人陽脫、陰毒腹痛、小兒盤腸內弔、氣通則血活、治吐衄便血、折傷瘀血、婦人經血阻滯、妊娠溺血、胎動、通乳汁、散乳癰、止鼻衄、消癰腫、以葱管吹鹽入玉莖內、治小便閉澁、轉脬危急、極有捷效、殺一切魚肉毒、塗猘犬傷、制蚯蚓毒、服地黃常山藥

忌同蜜食、壅氣殺人。○卒中惡死，或先病或寢臥，奄忽而死，急取葱心黃刺入鼻孔中，男左女右，入內七八寸，鼻目出血即甦。又用葱刺入耳中五寸，鼻中出血即活，如無血是死矣。急用火照。○小兒卒死無故者，取葱白納入肛門及兩鼻孔中，氣通或嚏即活。○陰毒腹痛厥逆，唇青卵縮，六脉欲絕，用葱一束，去根及青，留白二寸，烘熱安臍上，以熨斗火熨之，葱壞則易，良久熱氣透入，手足溫有汗出則生，乃服四逆湯。不溫則死。○脫陽危症，凡大吐瀉後，肢冷不省人事，或與女子交後，小腹腎子痛，卵縮冷汗出，須臾不救，先以葱白炒熱熨臍，後以葱白三七莖，擣爛酒煮灌之，陽氣回即生。○卒心氣急痛，牙關緊閉欲絕，葱白五莖，去皮鬚，擣膏，以匙送入咽中，灌麻油四兩，得下咽即甦，少頃虫積皆出，化黃水而下，斷根株。按此治虫積症方，若真心氣痛勿投。○蛕虫心痛，葱白二寸，鉛粉二錢，擣丸服即止。○大腸虛秘，連鬚葱一枝，薑一塊，鹽一捻，豆豉二七粒，擣作餅，烘熱敷臍，紮定良久，氣透即通，不通又作。○小兒虛秘，葱白三根，煎湯調阿膠錢服，仍以葱頭染蜜插肛內。○陰囊腫痛，葱白乳香擣塗，痛止腫消。○血壅怪病，遍身忽肉出如錐，痒痛不食，不治必潰膿血，葱煉灰淋洗，飲豉湯愈。○自縊垂死葱心刺耳鼻血出即甦。○解金銀毒葱白煮汁飲。○腹破骨折蜜和葱白擣泥厚封。○小兒盤腸內弔腹痛葱湯洗兒腹仍擣葱貼臍上良久尿出愈。

葉 利五臟益目睛發黃疸煎湯漬水病足腫煨研傅金瘡人莖研傅蛇虫傷及中射工溪毒。金瘡折傷或指傷血出或裂痛極葱白和葉煨熟或炒熱傅之冷則易每有殺傷氣未絕者急用此可救○頭目重悶疼極葱葉插鼻內三寸并耳內氣通即清爽○蜘蛛咬遍身生瘡葱葉一莖去尖入蚯蚓一条在內待化水取點咬處即愈。○代指痛毒萎黃葱葉煮汁熱漬

汁 辛溫滑。飲之治溺血、散瘀血、消痔漏、止衄血、治頭痛耳聾解藜蘆及桂并衆藥毒、能消玉爲水、化五石、仙方所用。

勝金方治衄血不止取葱汁入酒少許滴鼻內覺血從腦散下○金瘡出血不止取葱炙熱挼汁塗之○痔漏作痛汀本別子

煎湯熏洗葱汁和蜜塗〇解鉤吻毒面青口噤欲死以葱涕炎之即解

鬚 主通氣治飽食房勞血滲入大腸便血腸澼成痔日乾研末酒下二錢〇喉中腫塞氣不通葱鬚陰乾二錢膽礬一錢共末每用一字吹之

花 治心脾痛如錐刀刺腹脹和吳茱萸等分煎服立效

實 辛大溫益精明目宜肺歸頭補中氣不足

胡葱 回回葱 蒜葱 辛溫溫中下氣消穀能食療腫毒殺虫利五臟不足氣

時珍曰葱有數種一冬葱即慈葱謂莖葉柔細可以經冬一漢葱又名木葱謂莖粗硬似木冬葱無子漢葱春末開成叢青白色其子味辛收取陰乾可種可栽茲胡葱即蒜葱乃人種蒔八月種五月收葉似葱根似蒜味如薤不甚臭因由胡地而來故名胡葱〇身面浮腫小便不利喘急胡葱十莖赤小豆三合滑石一兩研水漂以水煮葱豆熟同搗成膏每空心溫酒服

半芝子、治中諸毒肉、吐血不止、萎黃悴者以一升水煮半升、冷服
日二、血定乃止、
薤白葷部子辛苦溫滑、下氣散血、補虛調中、安胎解毒散結氣、除寒
熱、歸骨、溫補、助陽道。治胸痺刺痛、肺氣喘急、奔豚氣痛、霍亂乾
嘔、療少陰病厥逆瀉痢。能瀉下焦陽明氣滯、下重、止久痢、去水
氣、利產婦、心病宜食之、女人帶下赤白、作羹食之。諸骨哽咽煮
食則下、與蜜同擣塗湯火灼傷。和醋擣泥傅咽喉腫痛。勿同牛
肉食、令人作癥瘕。毒蛇螫傷、薤白擣傅之。○虎犬咬傷、薤白擣
汁飲并塗。○誤吞針環、薤白曝萎煮食、叙針

即出。胸痺刺痛，薤白半升，栝蔞一枚，酒七升，煮二升，分二服。又薤白四兩，半夏一合，枳實半兩，生姜一兩，栝蔞半枚，白酸漿三升，煮服。○卒中惡死，或先病，或平居寢卧，奄忽而死，皆是中惡，以薤汁灌鼻中，便省。○奔豚氣痛，薤白擣汁飲。○赤白下痢，薤白一握，同米煮粥，日食。○小兒疳痢，薤白擣泥，以粳米粉和蜜作餅，炙熟與食。○產後諸痢，炙煮薤白食，仍以羊腎脂同炒食之。○咽喉腫痛，薤根醋擣傅腫處，冷則易之。

蒜

小蒜**根，辛溫，有小毒。溫中下氣，理胃消穀，除邪痺毒氣，治霍亂腹中不安，蠱毒溪毒，塗疔腫甚良，傅蛇虫沙蝨瘡，脚氣風病人及時病後忌食。**葆按，此小蒜，係園內種蒔，充作香點者。○南史李病已五年，褚澄之曰，診非冷非熱，當是食白瀹雞子，過多也。取小蒜一斤，煮食，吐出一物，涎裹，乃雞雛翅足俱全。澄曰，未盡也。復吐十二枚而愈。華陀見一人病噎食不下，令取蒜虀二升，飲之，立吐一蛇，愈。夏子益奇疾方，人頭面有光，人手近之如火熾，此中蠱也。蒜汁和酒服，即吐蛇狀，愈。○

霍亂轉筋入腹殺人小蒜食盐各一兩擣傅臍中灸七壯立止○陰腫如刺汗出小蒜韭根各一升楊柳根二斤酒三升煎乘熱熏○惡核腫結小蒜吳萸等分擣傅散○五色丹毒發無常及發足踝擣蒜厚傅頻易○小兒白禿以蒜切揩○蛇蠍螫人小蒜擣汁服以滓傅○蜈蚣咬瘡嚼小蒜塗○蚰蜒入耳小蒜擣汁滴出未出再滴

藥　解諸毒治心煩痛小兒丹疹。

大蒜（葫、葷菜）辛溫有毒入太陰陽明經。健脾開胃消穀下氣其氣薰烈能通五臟達諸竅去寒濕解暑氣除邪祟辟瘟疫療瘡癬消癰腫爛痃癖化肉食殺蚘虫止霍亂轉筋腹痛。溫水擣服治中暑不醒。擣汁飲治吐血心痛。煮汁飲治角弓反張。擣貼足心能引熱下行治鼻衄不止及瀉瀉暴痢噤口乾濕霍亂。擣納肛中能通幽門，治關格不通。和豆豉丸服，治暴下血，通水道。同鯽魚丸，治膈氣。同乳香丸，治腹痛。同黃丹丸，止瘧痢孕痢。同蛤粉丸，治水腫。擣敷臍，能達下焦，消水，利大小便。切片爍艾灸，一切癰疽。但性辛熱，多食傷脾肺肝膽，散氣生痰，助火昏神，損目。同蜜食殺人。醋浸年久者，傳風損冷痛，惡瘡蛇虫蠱毒，溪毒沙蝨，並擣貼之。葆按：蒜分大小兩種，瓣分形似百合，味辛烈者大蒜也，近出建德所產，葉青根白無瓣分者，小蒜也。人家園內種蒔作香點。○背瘡灸法：背瘡欲腫硬痛，大蒜十顆，豆豉半合，乳香一錢，共研泥，隨瘡頭大小，用竹片作圈圍定，填藥在內，約二分厚，點着艾灸之。痛灸至癢，癢灸至痛，以百壯為率。○疔瘡惡腫，用門臼灰一撮，研末，以蒜染灰擦瘡口，候瘡自然出汗再擦自消。○乾濕霍亂轉筋，大蒜擣塗足心，立愈。○水濕腫滿，大蒜、田螺、車前子等分，熬膏攤貼臍中，水從便漩而下，數日愈。○

瀉瀉暴痢，大蒜擣貼兩足心，亦可貼臍中。下痢噤口，小兒瀉痢俱同方。○鼻血不止，服藥不應，用大蒜一枚，去皮研泥，作錢大餅子，厚一豆許，左鼻血出貼左足心，右鼻血貼右，兩鼻俱出俱貼之，立瘥。○喉痺腫痛，大蒜塞鼻中，日二易之。○頭風苦痛，大蒜七箇，去皮，先燒紅地，以蒜逐箇於地上磨成膏子，以姜蠶一兩，去頭足，安蒜上，碗覆勿令走氣，一夜，次早只取出姜蠶研末，嗃入鼻內，口中含水，極效。小兒驚風方同上。○小兒臍風，獨頭蒜切片，安臍上，以艾灸之，口中有蒜氣即止。○金瘡中風，角弓反張，取蒜一升，去心，酒四升，煑極爛，并滓服之，得汗瘥。○婦人陰腫作癢，蒜湯洗之。○脚肚轉筋，大蒜擦足心，令熱則安，仍以冷水食一瓣。

蕓薹 油菜

蕓薹，辛溫，散血消腫。煑食，破癥瘕結血，腰脚痲痺，產後血風，及瘀血。擣傅風遊丹腫，乳癰，婦人吹奶，瘭疽豌豆瘡。○赤火丹毒，蕓薹葉擣汁傅，亦可服。○天火熱瘡，初起如痱，漸如水泡，似火燒瘡，懸速能殺人，蕓薹葉擣汁，調大黃芒硝鐵鏽等分，塗效。○

風熱腫毒、蕓薹莖葉根、商陸各三兩爲末、雞子白和貼之即消。
○手足瘭疽、此疽喜着手足肩背、累累如赤豆、剝之汁出、蕓薹
葉擣汁服、冬月用子、研水服。○血痢腹痛不止、蕓
薹葉擣汁二合、入蜜一合温服。腸風下血同方
子 辛温、行滯血、破冷氣、消腫散結、治産難及産後血運、心腹
諸疾、夢中洩精、鬼交、赤丹、熱腫、金瘡血痔。取油擽頭令髪長黑
産難、油菜子二錢、研末酒下。○婦人斷産、經水行後油菜子、加
入四物湯服。○小兒驚風、油菜子研末、貼顖門。○蕓薹散治産
後惡露不下、血結沖心痛、由冒寒踏冷、其血必往來心腹間刺
痛不可忍、謂之血母、并治産後心腹諸疾、産後三日宜服此散
油菜子炒、當歸、赤芍、肉桂等分末、每酒服二錢、趁下惡物。○産
後血暈、蕓薹子、生地等分末、每服三錢、姜三片、酒水、童便各半
盞煎送。○補血破氣追氣丸、治婦人血刺、少腹痛難忍、蕓薹子
炒、肉桂各一兩、良姜半兩、末、醋糊丸梧子大、每淡醋湯下五丸
可常服。○風熱牙痛、油菜子、芥子、小茴等分末、嗃鼻、左痛嗃右
鼻、右痛嗃左。○小兒天釣、蕓薹子、烏頭去皮尖、各二錢末、水調

塗頂上。○損傷接骨，油菜子一兩，粟米二合，龍骨少許，爲末，醋調膏攤紙上貼。○風瘡不愈，菜油調山甲炒末，熬膏塗。○湯火傷灼，菜油調蚯蚓屎搽。○蜈蚣螫傷，菜油傾地上，擦地上油摻之，勿令妊婦見。

白菜 菘 莖葉甘微涼，和中，通利腸胃，消食下氣，除胸中煩，利大小便，治瘴氣，解酒渴，止熱氣嗽，冬汁尤佳。多食動氣，發皮膚風瘙痒，氣虛胃冷人及足疾者忌。○小兒赤遊丹，行於上下，至心即死，白菜搗傅即止。○漆毒生瘡，白菜搗爛塗之。○飛絲入目，白菜揉爛帕包，滴汁二三點入目即出。

子 甘平，作油塗頭長髮，塗刀劍不鏥。酒醉不醒，白菜子二合末，井水調，分二服。

芥菜 莖葉辛熱而散，溫中，通肺豁痰，利膈開胃，歸鼻，除腎經邪氣，利九竅，除冷氣，止咳嗽上氣，主咳逆下氣，去頭面風。久食生風動氣、耗眞元、昏眼目、發痔瘡。痔瘡搔痒、芥菜煎湯洗○痔瘡腫痛、芥葉搗餅頻坐之○飛絲入目、青芥菜汁點之出如神、○牙齦腫爛出臭水、芥菜梗燒炭、研末頻傳、

子　味辛、氣寒、利九竅、通經絡、溫中散寒、豁痰利氣。治胃寒吐食、肺寒咳嗽、風冷氣痛、口噤唇緊、散癰腫瘀血、歸鼻去一切邪惡鬼氣、疰氣、喉痺。發無常處。研末醋調傳、風毒腫痛麻痺走注、熱毒瘰癧。姜汁調塗、撲損瘀血、腰痛腎冷。治心痛、酒調服之。末水調塗頂顖、止鼻衄。末作醬食香美、通利五臟。多食昏目動火、泄氣傷精。青蓀按此芥菜子係本處園內種蒔作蔬、有青芥、馬芥、刺芥、數種其性俱同○小兒唇緊、芥子擣濃汁揩破頻塗、○喉痺腫痛、芥子末、水調傳喉下、乾卽易○耳卒聾閉、芥子末、人乳和棉裹塞之○眉毛不生、芥子、半夏、等分末、姜汁調

塗數次則生。○癰腫熱毒，芥子末，柏葉搗汁調塗。○陰症傷寒腹痛厥逆，芥子末，水調貼臍上。○走注風痛，芥子末，雞子白調塗。○中風口噤，舌本縮者，芥子一升，研入醋二升煎，稠傅頷頰下。○熱毒瘰癧，芥子末，醋調貼之，看消即止，恐傷好肉。○雀目不見，羊肝一具，分八服，每用芥子炒焦末三錢，捻肝上，笋籜裹煮熟食，汁送。

白芥子　辛溫，入肺，通行經絡，溫中開胃，發汗散寒，利氣豁痰，消腫止痛，主胸膈痰冷，上氣面目黃赤。治喘嗽反胃，痺木脚氣，胸脇痰飲，欬嗽多唾，筋骨腰節諸痛，痰在脇下及皮裏膜外，非此莫達。辟惡氣，遁尸飛尸，及暴風毒腫，四肢疼痛，燒煙鎮宅，及服辟邪魅，久嗽熱痰，老人氣喘，症非痰喘者，慎用。其莖葉功與芥菜同。藻按：此名胡芥，原從胡戎種來，今近道亦有。○熱痰煩悶，白芥子、芥菜子、大戟、甘遂、芒硝、硃砂等分，糊丸梧子大，每姜湯下二十丸。○冷痰痞滿，白芥子、芥菜子、大戟、甘遂、胡椒、桂心等分末，糊丸梧子大，每姜湯下十丸。○腫毒初起，白芥子末醋調塗。○三子養親湯，治老人痰喘嗽，胸滿。芥子、蘇子、菔子，各一錢，絹袋盛，入煮湯飲之，勿煎太過，則味苦辣。大便素結者，入蜜一匙，冬月加生姜。

萊菔　根辛甘，葉辛苦，温。入太陰、陽明、少陽經氣分。所主脾、肺、腸、胃、三焦之病。生食升氣，搗汁飲消食，寬中消痰，止嗽，利五臟，寬胸膈，止消渴，制麵毒，利關節，行風氣，去五臟邪惡氣，利大小便。治噤口毒痢，吐血、衄血，肺痿吐血。塗打撲湯火傷。然多食則噫氣，煮熟食降氣，化痰消導，主吞酸，化積滯，散瘀血，解酒毒，殺魚腥氣，治豆腐積。而多食則洩氣，同羊肉、銀魚煮食，治勞瘦咳嗽。

同猪肉食益人末服通五淋丸服治白濁煎湯洗脚氣飲汁治
下痢及失音并煙熏欲死多食動氣滲人血令人白髮忌地黃
同食亦髮白。鼻血不止蘿蔔擣汁半盞入酒少許熱服并以汁
注鼻中○下痢噤口萊菔擣汁一盞蜜一盞水一
盞同煎分早晚服日晡米飲吞阿膠丸百粒無萊菔以子擂汁
亦可痢後腸痛同方○喉痺腫痛萊菔汁和皂莢漿服取吐○
偏正頭痛萊菔汁一蜆殼令仰臥隨左右注鼻內○大腸便血
大萊菔皮燒炭荷葉燒炭生蒲黃等分末每米飲服一錢○煙
熏欲死萊菔嚼汁嚥下或生
菜葉亦可食物吞酸仝方
子　辛入肺甘走脾長於利氣生能升熟能降升則吐風痰散
風寒寬胸膈發瘡疹降則定痰喘咳嗽調下痢後重止內痛下
氣除脹利大小便。痰氣喘息菔子炒皂莢炭等分末姜汁和煉
蜜丸梧子大每白湯下五十丸○氣脹氣蠱

韮子一升，研，以水擣濾汁，浸砂仁一兩一夜，炒乾，又浸炒，凡七次，末，每米飲服一錢，神效。○久嗽痰喘，菔子炒，杏仁去皮炒，等分，末，蒸餅丸麻子大，每服五丸，時津嚥。○風秘氣秘，菔子一合，擂，汁和皂莢末二錢服，立通。○齁喘痰促，遇厚味即發，菔子淘淨，蒸熟曬，研，姜汁浸，蒸餅丸綠豆大，每服三十丸，口津嚥下，日三次，名淸金丸。

花 用糟下酒藏，食之甚美，能明目。

蔓菁 蕪菁、葑、諸葛菜 **根葉** 辛、甘、苦，利五臟，止消渴，通中，消食，下氣，治嗽，輕身益氣，令人肥健，可常食之，主心腹冷痛及熱毒風腫，乳癰妬乳寒熱。時珍曰：別錄以蕪菁、萊菔同條，遂致諸說猜度，或謂在南爲萊菔，在北爲蕪菁，殊無定見。今按二物花子俱別：蔓菁是芥屬，根長而白，其味辛苦，莖短粗，葉大厚，夏初起薹，開黃花，結角如芥，其子圓，亦似芥。萊菔是菘屬，根圓，亦有長者，有紅白二色，其味辛甘，葉初起皆開，淡紫花，結角如虫狀，子似胡蘆巴，如此分之自明。纂要云：又名葑，辛寒，利水解熱，下氣寬中。

自註云蔓菁今名大頭菜江北多南方少人不識以爲萊菔誤矣○一切腫毒蔓菁根擣入鹽少許封之日三○乳癰寒熱蔓菁根葉勿洗以鹽和擣塗奶乳同方加雞子白和封○陰腫如斗生蔓菁根擣封之

子　苦辛平明目益氣利小便療黃疸煮汁服治霍亂心腹脹主癥瘕積聚末服療青盲目暗和油傅蜘蛛咬壓油塗頭能變蒜髮○藏器曰被蜘蛛咬者恐毒入內研末酒服以油調傅之蔓菁園中無蜘蛛可驗是相畏也纂要云蔓菁子益肝行氣去鬱熱攻積聚殺虫毒○補肝明目蔓菁子淘淨一斤黃精二斤和九蒸九曬末每米飲空心服二錢○青盲眼障瞳子未壞者十得九愈蔓菁子六升蒸熱湯淋曝又淋如是三遍末食後每酒服一匙黃汗染衣仝方井水服

花　辛平治虛勞眼暗三月三日采花陰乾空心井水服

生薑　辛溫行陽分而祛寒發表宣肺氣而解毒和中暢胃口而

開痰下食生用發表熟用和中。散煩悶、開胃氣、除壯熱、止嘔吐、歸五臟、除風邪寒熱、治傷寒頭痛、傷風鼻塞、咳嗽時疾、咳逆上氣、去痰下氣、下一切結實衝胸膈惡氣、及冷熱氣、瘀痰喘脹滿、冷痢腹痛、轉筋心滿、去胸中臭氣、殺腹內長蟲、去水氣滿、行血痺、通神明、去穢惡、救暴卒、解藥毒、搽凍耳、塗狐臭、殺半夏南星、菌蕈諸物毒、解食野禽中毒成喉痺、辟霧露山嵐瘴氣。擣汁和黃明膠貼風濕痛。久食瀉積熱、及同酒飲傷肺、俱患目疾、發痔瘡瘡癰、人食生惡肉、妊婦食令兒盈指。胸脇滿痛有邪氣結實硬痛、生姜一斤搗留汁用渣炒以絹包患處款款熨之冷再以前汁和炒再熨久自豁然寬快。○大便不通生姜削長二寸塗鹽納下部立通○濕熱

發黃生姜時時周身擦之黃自退○暴赤眼腫用古銅錢刮姜
取汁於錢唇點之淚出即愈勿疑○舌上諸病生苔以青布染
井水抹後以姜切片擦之蘇按驗生白苔此方効若是黃苔以
薄荷末拭勿用姜○虎傷人瘡內服姜汁外仍以姜汁洗後白
凡末傳○産後肉線産時過用力垂出肉線長三四尺觸手痛
引心腹欲絕生姜三斤搗爛入麻油二斤拌炒乾先用新絹五
尺折作方結令人輕輕盛起肉線使之屈曲作三團納入産戶
乃以絹袋盛姜就近熏之冷則更換不住熏日夜縮入大半二
日盡縮入愈若線斷則不治○脉溢怪症人忽毛竅節次血出
不止皮脹如鼓須臾目鼻口被氣脹合此名脉溢姜汁和水各
半盞服即安○滿口
爛瘡姜汁頻漱吐

乾生姜　溫中理嗽治脹滿霍亂不止腹痛冷痢血閉病人虛
冷者宜加之　蘇按取生姜乾者一塊常置貼肉袋內凡遇途間中寒中暑霍亂嘔瀉及腹痛厥逆陰寒等症或生
嚼與水服俱效

薑膚　肺經氣分之藥能益肺和酒服治偏風　用泉曰凡用生姜

眉者比之乾姜則不熱、比之生姜則不温、
又以乾生姜代乾姜者、以其不僭故也

薑皮 辛涼和脾胃去目翳達皮膚、保元、行水氣、消浮腫、治腹脹痞滿。保採五皮飲治脾不能為胃行其津液故浮腫、生姜皮陳皮茯苓皮桑白皮大腹皮等分、煎服、皆用皮者、水溢皮膚以皮行皮之意、

姜汁 辛温、食鱠成癥、擣汁飲、即消。打損瘀血、姜汁一升、當歸三兩末、温酒服三錢、

乾姜炮姜 白姜均姜。乾姜辛温、逐寒邪而發表。炮姜辛苦、大熱、除胃冷而守中、温經止血、定嘔消痰、去臟腑沉寒痼冷、能去惡生新、使陽生陰長、故吐衄下血、有陰無陽者宜之。亦能引血藥入氣分而生血、故血虛發熱、産後大熱者宜之、引以附子入腎經而祛

寒濕，能回脈絕無陽。同五味、利肺氣、而治寒嗽。同人參、溫胃寒而燥脾陽。又能通心助陽、而補心氣、開五臟六腑、通四肢關節、宣諸絡脈、去冶風濕痹、止夜多小便、治咳逆上氣、寒冷腹痛、中惡霍亂、轉筋吐瀉、反胃乾嘔、止唾血鼻衄、腸澼下痢、瘀血撲損、去心下寒痞、目睛久赤、開胃口、消宿食、解冷熱毒。多用損陰耗氣、濕熱燥邪、及妊婦忌之。元素曰、乾姜本辛、炮之稍苦、故止而不移、所以能治裏寒、非若附子行而不止也。理中湯用以其回陽也。時珍曰、乾姜能引血藥入血分、氣藥入氣分、又能去惡血、生新血。有陽生陰長之意、故血虛者用之。凡人吐血、衄血、下血、有陰無陽、亦宜用之、乃熱因熱用、從治之法。○陰陽易病、男婦得病新瘥、忌交合、病拘急、手足拳、腹痛欲死、男名陰易、女名陽易、宜汗、愈、滿四日不治。乾姜半兩、末、白湯服、取汗、手足伸、愈。○血痢不止、炮姜末一錢、米飲下。○欬嗽上氣炮姜皂莢炙桂心等分末蜜丸梧子大每服三丸嗽發即服日三五次禁食葱麵油膩。○吐血不止乾姜末一錢童便下。○鼻衄不止乾姜削尖煨塞鼻中即止。○中寒水瀉炮姜末粥飲服二錢。○瘰癧不斂乾姜末姜汁糊丸黃丹爲衣每日入藥瘡內追膿盡自生肉口合如不合以葱白汁調大黃末搽即愈。○脾胃虛冷不下食積弱成痨乾姜藥水煑透焙末陳米煑粥飲丸梧子大每白湯下三十丸

茼蒿 蓬蒿 菊花菜 甘辛平安心氣養脾胃消痰飲利腸胃多食動風薰人心令人氣滿患目疾人忌食 孫元

蒝荽 胡荽 根葉辛溫香竄內通心脾外達四肢辟一切不正之氣痘疹出不快者和酒發之利大小腸通小腹氣拔四肢熱止頭痛補筋脈令人能食治腸風下血用熱餅裹食甚良合諸菜食

氣香。令人口爽。辟飛尸鬼疰蠱毒。魚肉毒。燒煙熏脫肛。久食發
痼疾。損精神。令人多忘。華陀云。凡胡臭口臭齒䘌脚氣金瘡人
忌食。○疹痘不快。蒝荽二兩切。酒二大
盞煎。沃以物蓋。勿洩氣。候冷去滓。微微含噴。從頭至足。勿噴頭
面。○孩子赤丹。芫荽煎汁塗。○小便不通。蒝荽二兩。葵根一握
煎入滑石末一兩。分四服。○面上黑子。蒝荽
煎湯日洗。○蛇虺螫。蒝荽合口椒等分搗塗。

子　辛酸平。發痘疹。殺魚腥。消穀能食。解蠱毒及食肉中毒。治
吐血下血。煮汁冷服。油煎。塗小兒禿瘡。痢及瀉血蒝荽末。每服
二錢。赤痢沙糖水下。白
痢姜湯下。瀉血白湯下。日二。○五痔作痛。蒝荽炒末。每空心濕
酒下二錢。○痔漏脫肛。蒝荽粟糠各一升。乳香少許。以小瓶燒
煙熏。○腸頭挺出。蒝荽子醋煮熨
之。○牙齒疼痛。蒝荽子煮汁含漱。

胡蘿蔔　甘辛微溫。下氣補中。安五臟。利胸膈腸胃。令人健食。

子　治久痢時珍曰、元時始自胡地來、故名、有黃赤二種、長五六寸、葆按、胡蘿蔔、今赤者產自江陵上元諸縣、味甘、清香適口、而黃者產吉安臨江諸縣、味淡遜、俱鹽醃者、市人販售

水芹苦斳　莖、甘平、益氣、養精、止血、保血脈、嗜飲食、利口齒、去伏熱、解煩渴、去頭中風熱、利大小腸、治崩中帶下、五種黃疸、擣汁服、治小兒暴熱、大人酒後身熱、鼻塞、殺百藥毒、和醋食損齒、赤者害人時珍曰、芹有水旱兩種、水芹生江湖陂澤之涯、旱芹生平地、二月生苗、對節而生、似芎藭、氣芳香、春秋二時、龍帶精入芹、人誤食、病面青腹滿、如妊、痛難忍、作蛟龍病、以餳糖食二三斤、吐出蜥蜴便瘥、藥要云、根白、夏初開花、名水芹、筋斷缺、食可生、可爲夾棍藥、紫色者尤效、又名強盜草。○小兒吐瀉、芹菜切細、煮汁飲之、不拘多少。○小便淋痛、水芹白根者、去葉用根擣汁、井水和服。小便出血、方同上

旱芹苦堇　堇葵菜，甘寒。下瘀血，止霍亂。久食除心下煩熱，治寒熱鼠瘻、瘰癧生瘡，結核聚氣，生擣汁，洗馬毒瘡，并服之。擣汁半升服，能殺鬼毒，即吐出。塗蛇蠍毒及癰腫。黃花者，有毒，食殺人。時珍曰：其性滑如葵，故名堇葵。恭曰：堇菜野生，非人所種。禹錫曰：堇根如薺，葉如細柳，子如米，蒸汋食之，甘滑。○濕熱氣，旱芹菜曝乾末，糊丸梧子大，空心溫酒下四十丸，大殺百虫毒。○結核氣，堇菜曝乾末，麻油煎成膏，摩之，日三五度。

馬芹牛蘄　野茴香　甘辛溫。作茹食，益脾胃，利胸膈，去冷氣。

子　甘辛溫。開胃下氣，溫中暖脾，消食調味，用之治反胃，及心腹脹滿，炒研，醋和服，治卒心痛，令人得睡。恭曰：馬芹生水澤旁，苗似鬼針，嫩時可食，花青白色，子黃黑色，似防風子，調食味用，香似橘皮而不苦。時珍曰：此與芹同類而異種，處處卑濕地有之，三四月生苗，一本叢生如蒿白毛蒙茸嫩時可茹葉似水芹而微小五六月開碎花攢簇結實似蒔蘿子而重其根白色氣亦香堅硬不可食○慢脾驚風馬芹子丁香白殭蠶等分爲末每服一錢橘皮煎湯下名醒脾散

小茴 蘹香子色青入肝氣香舒脾本膀胱藥壬與丙交故能入手足少陰以開上下經之通道理氣開胃調中止痛暖丹田補命門調衝任暖子宮稼元治霍亂嘔吐乾濕脚氣小便閉澀膀胱冷氣男子腎勞㿗疝女人陰癀帶下○擣末傅蛇咬久潰不愈其性濕而不燥辛而不烈入藥勝大茴脇下刺痛小茴一兩只殼五錢炒末火酒調服二錢○腎消飲水小便如膏油小茴川楝子等分炒末每食前酒服三錢○傷寒脫陽小便不通小茴末姜汁調傅腹上外以小茴末和益元散等分○膀胱疝痛小茴杏仁各一兩葱白焙研末酒服五錢嚼胡桃肉送

莖葉 辛平、治小腸氣、卒腎氣衝脇、如刀刺痛、喘息不得、生擣
汁一合、投熱酒一合、和服。煮食、治卒惡心、腹中不安、立效。惡毒癰腫。
或連陰卵髀間痛攣急、牽小腹、不可忍、一宿殺人、小
茴苗葉擣汁一升服、其滓敷痛上神效、冬月用根、

大茴 八角茴 辛溫、無毒。烈、芳香暢脾、酒服治腰痛如刺、大小便閉、疝氣偏墜、腰重刺脹。其小茴性平、理氣開胃、食料宜之。大茴性熱、動火發瘡、多食損目、食料不宜過用。
葆元按、大小茴香、綱目未分
統名蘹香、時珍註、小茴處處
種蒔、惟八角夏產者為最、其大茴來自番舶、形八角、角俱含子、亦未分列、葆故照綱目主治及附方所用、分則列名、以便爽目。○大小便閉、大茴七箇、大麻仁半兩、末、生蔥白三七莖、全蔥、調五苓散末服。○腰痛如錐刺、大茴、杜仲炒、各三錢、木香一錢、末、酒服三錢、日二。○疝氣偏墜、大茴、小茴、各一兩、用豬尿胞一箇、連尿入二末、內入罐內、以酒煮爛、連胞擣丸梧子大、每服五十

丸白湯下、神驗。

蒔蘿 慈謀勒 小茴香 子、辛温、補水臟、治腎氣、壯筋骨、主膀氣、消食、滋食味、健脾、開胃氣、而温腸、殺魚肉毒。治小兒氣脹、霍亂嘔逆、腹冷不下食、兩肋痞滿、研末、酒服二錢、治閃挫腰痛。頌曰、蒔蘿三四月生苗、花實大類蛇床、而簇生、辛香、六七月采實、今人用和五味、入藥少用、其香不及茴香。○牙齒疼痛、蒔蘿、油菜子、白芥子、等分末、口中含水、搐左右嗜鼻內效。○苗 辛温、下氣利膈。

羅勒 香菜 翳子草 苗 辛温微毒、和血潤燥、調中消食、去惡氣、消水氣、宜生食、殘齒根爛瘡、爲使用之患啘嘔者、取汁服半合、其根燒灰傅小兒黃爛瘡、辟飛尸鬼疰蠱毒。多食澀關節、澁腸胃、動風發

脚氣，令人血脉不行。時珍曰：香菜須三月栽，葉生時種，乃生。否
則香而茂，不宜糞水。禹錫曰：羅勒處處有之，有三種：一種似紫
蘇葉；一種葉大，二十步內即聞香；一種堪作生菜。子可安目中，去
翳，少頃濕脹，與物俱出。○反胃咳噫：香菜、生姜各一兩，椒末一
錢，鹽和麵四兩，裹作燒餅，煨熟，空心食，兩三度效。反胃入甘蔗
汁和之。○鼻疳赤爛：香菜葉燒灰二
錢，銅青五分，輕粉二字，末，日傅三次。

子（香草子）治目翳及塵物入目，以三五顆安目中，少頃與物俱出。
亦主目赤眵淚。走馬牙疳：小兒喜食肥甘，虛熱口臭，漸次齒黑，名曰崩砂；又漸齦爛，名曰潰槽；又或血出，名宜
露；重則齒落，名腐根。香草子末、輕粉各一錢，陀星醋拌一兩，末勻，以少許傅齒及齦上，立效；內服甘露飲。

菠菜（菠薐菜）甘冷滑。利五臟，通血脉，開胸膈，解酒毒，通腸胃熱，下氣
調中，潤燥止渴。根尤良。凡久病大腸澀不通及患痔病，并服丹

石人食之佳。多食令人脚弱、動冷氣發腰痛、冷大小腸。消渴引飲日飲水一石、菠菜根雞内金等分末每米飲服一錢日三

蕹菜　甘平。擣汁和酒服、治產難、解胡蔓草毒、即野葛毒。煮食亦生擣服。藏器曰南人先食蕹菜、後食野葛、二物相伏自然無苦試取汁滴野葛苗當時萎死、其相制殺如此

薘菜　菾菜　莙薘菜　甘苦大寒滑。煎湯飲、利五臟、開胃口、理脾氣、通心膈、去頭風、補中下氣。夏月以菜作粥食、解熱止熱毒痢。擣汁飲、主冷熱痢、及時行壯熱。解風熱毒、止血生肌。療諸禽獸傷、傳之立愈。炙、罨擣傳、止痛易瘥。多食動氣、滑大便。

根　甘平。下氣、通經脉、開胸膈。

子　煮爛生擣汁服、治小兒熱。醋浸揩面、去粉滓、令潤澤有光。
痔瘻下血、選菜子、蔓菁子、荆芥子、芫荽子、萵苣子、莧菁子、蘿蔔子、蕺子、等分、以大鯽魚一尾、去鱗腸、裝藥在內、縫合、入瓦器內上下用火煉爲末、每服二錢、米飲下、日二。

蜀葵斳菜戎葵苗、甘微寒滑、除客熱、利腸胃。作蔬食、滑竅、治淋、潤燥、易產、煮食、治服丹石發熱、小兒熱毒下痢、擣爛塗火瘡、燒研傅金瘡。思邈曰、勿久食鈍人志性、被狗齧者食之、永不瘥。郭璞云、葉似葵、花如木槿花、由戎蜀所自來、故名。時珍曰、蜀葵處處植之、春初種子、冬月宿根亦自生苗、作茹食、葉似葵菜而大、亦似絲瓜葉、有岐、其實大如指、皮薄而扁、內仁如馬兜鈴仁、及蕪荑仁、輕虛易種。纂要云、蜀葵俗名斳菜、甘鹹寒滑、得金水之氣、益心瀉腎、潤燥滑腸、去結行水、通乳滑胎、天行病後忌食。又名馬蹄菜、葉圓而後缺、形似也

根莖 治客熱，利小便，末服，散膿血惡汁，婦人帶下，極驗。宗奭曰：蜀葵四時紅色，單葉者根陰乾，治帶下，排膿血惡物，極效驗。○小便淋痛，蜀葵根二錢，煎服如神。小便血淋，加車前子一錢。○腸胃生癰，懷忠丹，治內癰有敗血腥穢，臍腹冷痛，用此排膿下血。單葉蜀葵根、白芷各一兩，枯礬、白芍各五錢，末，黃蠟溶化，和丸豆大，每空心米飲下二十丸，待膿血出盡，服十宣散補之。○小兒吻瘡，經年欲腐，葵根燒研傅之。○小兒口瘡，赤葵莖炙乾，末，蜜調和，含之。葆按：茲考醫林纂要自草部移入，其所載証治頗有同異，俟博考。

花 鹹寒，和血潤燥，通竅，利大小腸，理心氣不足，治帶下，目中溜火，小兒風瘮痎瘧。張元素曰：蜀葵花，陰中之陽也，赤者治赤帶及血燥，白者治白帶及氣燥，取其寒滑潤利之功。○二便關格，脹悶欲死，二三日殺人，蜀葵花一兩搗爛，麝香半錢，水煎服，無花根亦可。○痎瘧邪熱，蜀葵花，白者陰乾，末，水服。○橫生倒產，蜀葵花末，酒服一匙。○酒皶赤鼻，蜀葵花末，臘猪脂和，夜傅旦洗。

子　甘冷。治淋澁，通小腸，瀉水腫，催生落胎，治一切瘡疥并瘢疵赤瘤。直指催生方，蜀葵子二錢，滑石三錢末，順流水服，即下。○大小便閉，白花蜀葵子末，煮濃汁服。○石淋破血，五月五日收蜀葵子，炒研，食前溫酒下一錢，當下石出。○癰腫無頭，蜀葵子末，水調傳。

薺　蔬生草　根葉甘溫。利肝和中，明目益胃，利五臟，治目痛瞖膜，同根燒灰服，治赤白痢極效。時珍曰：薺生野中，有大小數種。小薺葉花莖扁，味美。最小者名莎薺。大薺科葉皆大而味不及。其莖梗有毛者名菥蓂，味不佳。並冬至後生苗，二三月起莖五六寸，開細白花，結莢如小萍，有三角，莢內小子如葶藶。四月取其莖作挑燈杖，可辟蚊蛾。○暴赤眼痛，薺菜杵汁滴之。○眼生瞖膜，薺菜和根莖葉洗焙末，每夜卧時先洗眼，拭挑末米許，安兩大眥頭，久自落。○腫滿腹大，四肢瘦，尿澁，葶藶炒、薺菜等分末，蜜丸，陳皮湯下。

子　蒫實　甘平。明目，治壅，去醫，解熱毒，消腹脹，補五臟不足，去毒

邪氣治青盲不見物久服視物光明

花 布席下辟虫又辟蚊蛾陰乾煎湯服一錢治久痢。

菥蓂 大薺 苗甘平和中益氣利肝明目。

子 辛微溫明目治目痛淚出補五臟益睛光除痺療心腹腰痛治肝家積聚眼目赤腫 眼目熱痛淚出不止菥蓂子擣篩卧時銅箸點少許入目當有熱淚及惡物出甚效眼中努肉方同夜夜點之

鷄腸菜 繁縷 酸平破血下乳汁治積年惡瘡痔不愈產婦宜食之產婦腹有塊痛以酒炒煮絞汁溫服曝乾爲末醋糊丸空腹服五十丸取下惡物 時珍曰繁縷即鵝腸非雞腸草下濕地極多正月生苗葉大如指頭細莖引蔓斷之中空

有縷如絲作蔬甘脆三月後漸老開細瓣白花結小實大如稗粒中有細子如葶藶○丈夫陰瘡莖及頭潰爛痛不可忍端午日取繁縷燒焦五分蚯蚓屎二分水和作餅貼乾即易○小便卒淋繁縷水煮常食産婦有塊酒服

雞腸草　苦平微辛治毒腫主遺溺洗手足傷水爛燒灰傅疳䘌及揩齒去宣露作菜食益人去脂膏毒氣取汁和蜜服療小兒赤白痢擣塗射工中人蠼螋溺瘡端午日取燒灰和鹽療一切瘡及風丹遍身癢痛氣淋腫痛雞腸草三兩石葦一兩去毛每服三錢水煎○風熱牙痛浮起及小兒疳蝕雞腸草旱蓮草細辛等分末每日擦三次○反花惡瘡雞腸草擣汁拂之或末猪脂調搽極效○一切頭瘡雞腸草燒炭和鹽傅○漆瘡瘙痒雞腸草擣塗○止小便利雞腸草一斤豆豉一合煮和米作羹作粥頻食○指頭破傷或因下水作爛雞腸草擣傅極效葆驗

發背欲死雞腸草擣傅

苦板 苦寒。解暑去熱。彙要云。苦板醃乾。作鹽菜不壞。形似萊菔菜而小。微有毛。花作蓊頭飛絮。

莧菜 甘冷。利白莧補氣除熱。通九竅。赤莧入血分。治赤痢。同馬齒莧服。滑胎。利產。多服則破血下胎。紫莧殺虫毒。治氣痢。共性並利大小腸。滑胎產。治初痢。多食動氣。冷中損腹。忌同鼈肉食。生鼈瘕。○鼎曰。取鼈肉如豆大。以莧菜封裹。置土坑內。以土蓋之。一宿盡變小鼈。杌曰。此說屢試不驗。葆按。親見郡邑汪某因病食鼈。與紫莧仝食。未發病。發而死。宜禁忌。○產後下痢赤白。紫莧菜一握。切煮汁。入粳米三合。煮粥食。立瘥。○小兒緊唇。赤莧搗汁洗之良。○漆瘡搔痒。莧菜煎湯洗。○諸蛇螫人。紫莧搗汁飲一升。以滓塗之。○射工中人。狀如傷寒。寒熱發瘡。在一處。有異於常。取赤莧莖葉搗汁飲一升。日再。

子 甘寒。益精明目。去寒熱。殺蚘虫。利大小便。治青盲白翳。肝

風客熱目翳黑花。（藏驗拔居鄉無藥疹出不快、莧實一盃酒煮以麻醋拭、）

根　治陰下冷痛入腹則腫滿殺人搗爛傅之。

馬齒莧　酸寒散血消腫利腸滑胎解毒通淋止消渴破症癖去白虫。飲汁治反胃諸淋金瘡流血破血癖癥瘕治白尸脚氣陰腫、女人赤白帶下產後虛汗血痢。生搗汁服、療癰癤殺諸虫。當利下惡物。擦緊唇面皰塗馬汗射工毒。和水煮粥食治痢及疳痢療腸癰作膏塗濕癬白禿杖瘡及三十六種風、和梳垢搗封疔瘡、及燒灰醋調、後封之根即出。諸腫瘻疣目搗爛揩之與莧性同、亦忌鼈（三十六種風結瘡、馬齒莧一碩、水一碩、煮取汁熬入黃蠟三兩溶化成膏塗之。○脚氣浮腫心腹脹）

滿小便澁少馬齒莧和粳米醬汁煮食○肛門腫痛馬齒莧三
葉酸草等分煎湯熏洗○痔瘡初起馬齒莧煮食并煎洗○赤
白帶下馬齒莧擣汁三合雞子白三枚攪勻頓熱服○陰腫痛極
馬齒莧擣傅○腹中白虫馬齒莧煎汁一盌和入鹽醋空腹食
少頃虫盡出○緊唇面皰馬齒莧煎湯日洗○目中息肉白膜
馬齒莧一握擣汁和芒硝少許綿裹安目上頻易○漏耳諸瘡
治耳內外惡瘡及頭瘡胞瘡癧瘡黃馬散乾馬齒莧一兩黃柏
半兩爲末傅○項上癧瘡乾馬齒燒炭末臘猪脂和塗先以米
泔洗拭又方治未破者馬齒莧全藍花擣摻日三換○小兒火
丹熱如火遶臍殺人馬齒莧擣塗○小兒臍瘡乾馬齒莧燒炭
末傅○豌豆癍瘡馬齒莧燒炭研傅須臾根出不出再傅○疔
瘡腫毒乾馬齒莧石灰等分末雞子白調傅○反花惡瘡馬齒
莧燒研猪脂調傅○足趾甲疽腫爛馬齒莧青木香食鹽等分
燒炭入硃砂少許末傅○產後虛汗馬齒莧煮汁服○產後血
痢小便閉臍腹痛馬齒莧汁三合煎沸入蜜一合和服○雜物
眯目馬齒莧燒研點少許目眥即出○小兒白禿馬齒莧蒸膏
塗或燒末猪油調傅○風齒腫痛馬齒莧一握擣汁漬之○馬
咬人瘡入心者馬齒莧煮食之○身面瘢痕馬齒莧煎湯日洗

二次○筋骨疼痛不拘風濕氣楊梅瘡及女人月家病馬齒莧
二斤取鮮乾者各半五加皮半斤蒼术四兩打碎水煎洗澡急
用葱姜擂爛沖熱湯服出汗立愈○保昇曰馬齒莧最
難燥乾當以槐木槌碎向日東作架曬之三兩日卽乾

子　明目去寒熱除邪氣治青盲白翳利大小腸和葱豉煮粥
食○目中火淚或膿馬齒莧子莧菜子各半兩末棉裹銅器中蒸熱熨大背頭膿淚出處納熨五十度爲率久自愈

苦蕒　苦寒安心益氣明目輕身○治五臟邪氣厭穀胃痺腸澼渴
熱血淋痔瘻諸痢惡瘡調十二經脉霍亂後胃氣煩逆擣汁飲
除面上及舌下瘡其白汁塗疔腫拔根滴癰上立消點瘊子自
落傅蛇虫蜂咬解胃虛寒人少食○血淋尿血苦蕒一把酒水各半煎服○對口惡瘡苦蕒擂
汁一鍾薑汁一匙和酒服以渣傅○中沙蝨毒沙蝨在水中人
澡浴則著人身鑽人皮裏初發皮上赤如小豆黍粟摩之痛如

刺三日後寒熱發瘡入骨殺人嶺南多此即以茅葉刺之苦蕒汁塗○喉痺腫痛野苦蕒擣汁半盞燈心以湯浸捻汁勻服○痔瘡痛生苦蕒或乾者煮和湯置器中橫安一板坐之先熏後洗冷即止日洗數次屢效

根　煮服療血淋利小便治骨蒸及赤白痢。

花子　甘平去中熱安心神治黃疸病連花子研二錢水煎服日二次良。

萵苣 萵菜 千金菜　苦冷微毒利氣明目利五臟通經脈開胸膈通乳汁堅筋骨去口氣白牙齒利小便殺蛇虫毒。百虫入耳擣汁滴之自出。時珍曰萵苣有毒百虫不敢近蛇虺觸之則目瞑不見物人中其毒以姜汁解之○乳汁不通萵苣煎酒服○小便不通萵苣搗傳臍上即通小便尿血同方○沙蝨水毒萵苣擣汁塗之○百虫入耳萵苣汁滴入自出

子　下乳汁通小便治陰囊癩疝痔漏下血傷損作痛。閃損腰痛趁痛丸蒿苣子炒三兩粳米一撮烏梅肉乳香沒藥各半兩末煉蜜丸彈子大每嚼一丸熱酒下○小便不通蒿苣子搗餅貼臍中即通○陰囊癩腫蒿苣子一合末水服○髮黃如金蒿苣子研末水服二錢○乳汁不行蒿苣子末酒服二錢

蒲公英　甘平花黃屬土入太陰陽明化熱毒解食毒散滯氣消腫核喘治乳癰疔毒亦爲通淋妙品擦牙烏鬚髮壯筋骨白汁塗惡刺狐尿刺瘡搗貼惡瘡蛇螫腫痛。汪昂曰諸家不言通淋試之屢驗○乳癰紅腫蒲公英一兩銀花藤二兩搗爛水煎服睡覺病即去○痈瘡疔毒蒲公英搗爛覆之別搗汁酒服取汗

水苦蕒　謝婆菜　根辛寒微苦治風熱上壅咽喉腫痛及項上風癧以酒磨服　頌曰水苦蕒生溪澗葉似苦蕒而厚光澤根似白朮而軟二八九月采其根食

翻白草 天藕 雞腿根 根甘微苦平治吐血下血崩中瘧疾疔毒癰瘡。時珍曰雞腿肉生近澤田地高不盈尺春生弱莖一莖三葉尖長而厚有皺紋鋸齒面青背白四月開小黄花結子如胡荽子中有細子其根狀小白朮頭剝去赤皮其肉白色如雞肉食之有粉小兒生食之荒年掘取和飯食○崩中下血雞腿根一兩搗酒煎服吐血不止水煎空心服○疔毒初起不拘已成未成翻白草根酒煎服出汗愈瘧疾無名腫毒同方

黄花草 黄瓜菜 甘微苦微寒通結氣利腸胃。時珍曰此菜野生田澤二月生苗小科如薺三四月開黄花其氣如瓜故名野人茹食亦可飼猪俗名黄花草

燕脂菜 落葵 葉酸寒滑滑中散熱利大小腸脾冷人不可食。

子 悅澤人面可作面脂弘景曰曾爲狗齧者食之終身不差時珍曰落葵三月種嫩苗可食五月蔓延其葉如杏葉而肥軟作蔬食宜八月開紫花纍纍結實如五味子熟則採取汁紅如燕脂飾面染布久則色變

蕺菜 魚鯹草 辛微溫有小毒斷痁疾解硇毒散熱毒癰腫痔瘡脫肛治蛷螋尿瘡入竹筒內煨熱搗傅惡瘡白禿。恭曰蕺菜生濕地山谷陰處亦能蔓生葉似蕎麥葉而肥莖赤色江左人好生食時珍曰葉似荇其狀三角一邊紅一邊青可以飼猪其葉鯹氣故名魚鯹草久食損陽氣消精髓小兒食脚痛難行。背瘡熱腫蕺葉搗汁塗留孔洩熱毒冷卽易。痔瘡腫痛蕺一握煎湯熏洗洗後以枯礬片腦末傅。疔瘡作痛蕺搗爛傅初痛一二時卽愈。小兒脫肛先以朴硝煎水熏洗蕺搗爛用芭蕉葉托住藥坐之自入。斷截瘧疾蕺菜搗爛絹包遍身摩擦得睡有汗愈臨發早一時用。虫牙痛蕺菜花椒菜菜油等分搗勻入泥少許搗作二丸如豆大隨牙左右塞耳內若兩邊痛輪換勿一齊塞恐閉耳氣一日夜取看有細虫爲效

蕨 山蕨 萁及根甘寒滑去暴熱利水道補五臟不足氣通經絡筋骨間毒氣。多食消陽氣令人睡目暗鼻塞髮落腹脹。小兒嗜食

脚弱食云。蕨按此生山間二三月生芽拳曲鄉人采嫩水泡過脚弱不行蒸食適口歲歉掘根擣澄粉濟飢又澄粉漂淨售賣名蕨粉烹食熱水泡食俱爽口但其性不益人○臟風熱毒山蕨花焙為末每服二錢米飲下

水蕨　甘苦寒治腹中痞積淡煮食一二日即下惡物忌雜食一月餘乃佳。時珍曰水蕨似山蕨生水溝中

薇　甘寒調中利水道下浮腫潤大腸久食不饑利大小腸。藏器曰薇生水旁葉似萍蒸食利人時珍曰薇生麥田中原澤亦有蔓生氣味皆似豌豆又名野豌豆其藿作蔬羹皆美

翹搖野蠶豆　辛平破血止血生肌平胃擣汁服療五種黃病以瘀為度。煮食利五臟明耳目止熱瘧去熱風令人輕健甚益人。時珍曰處處皆有蜀人秋種春采老時耕轉壅田當欲花未萼之際采而蒸食作餡味如小豆三月開紫小花結角子似豌豆而小蕨按

我麥俗名草紅花農人耕種田甚肥妊婦忌○活血明目翹搖末甘草湯服二錢○熱瘧不止翹搖汁服

鹿藿鹿豆野綠豆 苦平主蠱毒止頭痛治女子腰腹痛腸癰瘰癧瘍氣時珍曰豆葉曰藿鹿喜食故名又名野綠豆多生麥地田野中苗葉似綠豆引蔓生三月開淡粉紫花結小莢其子大如椒子黑色可煮食或磨粉作餅蒸食俱佳

灰藋一狄 莖葉甘平治惡瘡虫蠶蜘蛛等咬擣和油傅之亦可煮食作湯浴疥癬風瘙燒灰搽痔瘡納齒孔中殺虫䘌齒痛以灰淋汁蝕瘜肉除白癜風黑子面䵟○時珍曰灰藋處處田野有之尖有刻葉上有細灰如沙而青背白為蔬亦佳五月漸老纂要云藜今灰藋也甘寒去濕熱又名灰莧灰蒴生莧菜中莖葉似莧葉糙有刻缺近本處有灰拌莧蒸茹經宿不餿敗葆按時珍註藜即灰藋之紅心者莖稍大老可為杖嫩時亦可食詳述省

目○疔瘡惡腫灰藋葉燒灰撥破疔皮唾調少許點之血出爲度○白癜風紅灰藋五斤茄子根莖三斤蒼耳根莖五斤曬燒灰淋汁熬膏别以乳香半兩鉛粉輕粉各三錢末和牛脂二兩入膏勻每日塗三次

子仁　甘平炊飯磨粉食殺三虫

石莧　酸鹹寒治火毒接斷傷集要云石莧色赤莖葉似莧而厚俗名觀音莧與之作松香氣

白蒿蘩蔞蒿　甘平補中益氣利膈開胃治五臟邪氣風寒濕痺療心懸少食常饑長毛髮令黑不白解河豚魚毒生挼醋淹爲菹食益人擣汁服去熱黃及心痛曝末米飲空心服治夏月暴水痢燒灰淋汁煎治淋瀝疾時珍曰蒿有水陸二種形俱相似爾雅通謂之蘩以其易繁衍也陸生者生山中川澤名艾蒿辛薰不美不堪不入藥水生者生陂澤中名蔞蒿二月發苗葉似嫩艾而岐面青背白其莖或赤或白其根

白脆朵其根莖生熟葅曝皆可食蓋嘉蔬也入藥用附錄要云蔞蒿甘苦辛溫開胃行水生湖澤旁長數寸莖根脆朵爲菜香脆美葇按是此移入菜部并附驗治發背初起者生擣傅乾卽易并酒煎服立消屢驗○惡瘡癩疾及惡疾遍體面目有瘡者皆可服之蔞蒿十斤煮汁以麴糯米一如醞酒法候熟飲之效

芋 蹲鴟 土芝 辛平滑有小毒開胃滑口寬腸胃充肌膚通腸閉破宿血去死肌除煩熱冷嗽止渴令人肥白產婦食之破血飲汁止消渴和鱧魚鯽魚食甚下氣調中補虛生則有毒味薟不可食煮熟多食難化滯氣困脾○芋以姜同煮換水再煮食免滯氣諺曰芋十月後曬乾收冬月食不發病又煮汁洗膩衣白如玉○頭上軟癤芋搗傅卽乾愈○腹中癖氣芋一斤壓碎酒五斤漬空腹飲良

蓴菜 辛冷滑除煩止瀉煮食治妊婦心煩迷悶胎動不安○鹽

研傅蛇虫咬并癰腫毒痛及𧊅毒箭擣汁塗蜘蛛傷梗擦蜂螫
尤良黃水瘡芋苗曬乾燒灰傅○盜汗自汗乾芋莖煮食葆驗

野芋 辛冷大毒食之殺人醋解傳虫瘡惡癬其葉擣塗毒腫初
起無名者即消蜂螫蠆螫塗之良弘景曰野芋形葉與芋相似及芋種三年不采成梠芋食並能殺人惟以土漿水及糞汁黑豆汁飲則活時珍曰小者名野芋大者名天荷生溪澗非人所種

山藥 薯蕷白薯 甘溫平入手足太陰經補其不足淸其虛熱健脾胃止
瀉痢化痰涎固腸精然肺為腎之上源源既有滋流豈無益故
能入腎益腎氣止腰疼強陰固補虛勞羸瘦而脾為心之子
子能安益母亦安榮又能鎮心安魂魄補心氣不足開達心

孔能多記事。去頭面遊風、及頭風眼眩、潤皮膚、乾燥入藥曝用野者良。生搗貼癰硬能消散。時珍曰山藥入藥野生者勝其根細如指極緊實若供饌則家種者良惟和麵食則生脹氣以其不能制麵毒。○小便數多山藥以明凡水煮過茯苓等分末每米飲服二錢。○下痢噤口、山藥半生半炒末每服二錢米飲下。○痰氣喘急生山藥搗爛半盌入甘蔗汁半盌勻頓熱飲之立止。○脾胃虛弱不食山藥白朮各一兩人參七錢半末水疊丸小豆大每米飲下四十丸。○腫毒初起帶泥野山藥蓖麻子糯米等分水浸研傅即散。○胯眼臀癧山藥沙糖仝搗塗即消先以麪圍四旁乃上此。○項後結核或赤腫硬野生山藥一挺去皮蓖麻子仁兩粒同研貼神效。孫驗方野山藥二挺活鯽魚一尾白糖一兩仝搗爛敷腫處屢效

零餘子　甘溫益腎固精補虛損強腰腳煮食勝於山藥令人耐飢。○藏器曰零餘子大者如雞子小者如彈丸時珍曰此即白薯藤所結子長圓不一皮黃肉白霜後收煮食

甘藷（番藷 紅薯）甘平補虛乏益氣力健脾胃强腎陰功同薯蕷。異物志云甘藷出交廣以二月種十月收之其根似芋大者如鵝卵小者如鴨卵剝去皮味同薯蕷而甘經久得風稍淡南人用當米穀果食蒸炙皆美葆按山民取鮮生者蒸煮食未經風乾味厚性粘脾胃虛及小兒多食壅胃凝脾多成癥痢脹滿纂要云生食止渴醒酒煮熟食益氣充飢佐穀食

百合 甘平微澀溫肺止嗽安心定膽補中益志利大小便治浮腫臚脹痞滿寒熱腹脹心痛身疼急黃乳難喉痺腳氣熱咳痎癲邪狂叫驚悸傷寒百合病產後血狂運腸癰乳癰發背瘡腫百邪鬼魅涕泣不止殺蠱毒氣。然性澀嗽初起外邪未清者慎用。生者可蒸煮及和肉或澄粉食益人。肺病吐血鮮百合搗汁和水飲亦可煮食〇耳

聾耳痛乾百合末溫水每服二錢日二○遊風癮疹以楮葉摻動用鹽二兩百合半兩黃丹二錢醋一分口唾四分搗和貼效○天泡濕瘡生百合搗塗一二日愈○魚骨哽咽百合五合末蜜水調圍頸項包住即下

花　治小兒天泡濕瘡曝乾研末菜油調搽

子　治腸風下血酒炒微赤研末湯服

草石蠶　根甘平補五臟下氣清神焙服治走注風散血止痛亦可研末酒服浸酒飲除風散血煮食治溪毒時珍曰不宜生食及多食生寸白虫同諸魚食令人吐草石蠶即今甘露子也荊湘江淮以南野中有之人亦栽蒔二月生苗長者近尺方莖對節狹葉有齒如雞蘇葉而皺有毛四月開小花如紫蘇花穗結子如荊芥子其根連珠狀如老蠶五月掘根蒸煮食味如百合或以蘿蔔滷及鹽菹水收之則不黑亦可醬漬蜜藏作菜充菓俱佳

條按本草從新載冬虫夏草形似而主治異俟考

苦竹筍（淡竹筍） 甘寒消痰除熱狂壯熱頭痛頭風顛仆驚悸瘟疫迷悶妊婦頭旋目眩小兒驚癇天弔冬筍良。

苦竹筍 甘苦寒下氣化痰明目除熱止消渴解酒毒理心煩益氣力治中風失音不睡出汗去面目并舌上熱黃理風熱脚氣并煮食乾者燒末入鹽勻擦牙疳。此統言未分冬春也祿按食者惟冬筍良

冬筍 甘寒治小兒痘疹不出煮粥食之解毒有發生之義。諺曰諸竹筍多食皆動氣發冷癥瑞曰淡筍甘筍苦筍冬筍鞭筍皆可久食其他雜竹筍性味不一不宜多食宗奭曰筍難化不益人脾虛人不宜食一小兒食乾筍三寸許噎於喉中壯熱喘促如驚狀服驚藥不效後吐出乾筍症平其難化如此贊寧筍譜云筍雖甘美而滑利大腸無益於脾謂之刮腸篦惟生姜及麻油能殺其毒祿按冬筍味甘體嫩得土氣覆未見風受水能開胃化

痰有暢快脾腸之功無疑滯刮腸之患故痘瘡起脹時煎食取
其發生之義然亦勿多食而春筍已出土而經風受水性發牆
壁內含濕熱食之難化損脾胃刮脊脂動脚
氣發瘡癖成積滯結癥塊毋貪嗜食致病

茄 落蘇 甘寒散血止痛消腫寬腸治寒熱溫疾傳尸勞氣醋摩傅
腫毒。老裂者燒灰塗乳裂。性寒多食令人腹痛下痢能損婦人
子宮秋後食損目。宗奭曰蔬圃中惟此無益人開寳本草並無
主治止說損人後人雖藏主治終與正文相
失○婦人血黃黃茄陰乾末每溫酒服二錢○腹內鱉癥陳醬
茄燒炭入射香輕粉少許豬脂調貼之○卵癀偏墜用雙蒂茄
子懸於房門上出入用眼視之茄蔫患亦蔫茄乾患亦乾又法
用雙蒂茄懸門上每日抱兒視之二三次釘針於上十餘日消
矣○虫牙痛黃茄種燒炭擦之○婦人乳裂
秋月冷茄裂開者陰乾燒炭研末水調塗之

蒂 燒灰米飲服二錢止腸風下血及血痔燒灰傅口齒瘡䘌

生切擦癜風以硫附末摻之。風蛀牙痛茄蒂燒灰細辛等分共末摻之

花　取秋後者燒末塗牙痛傅金瘡。

根　及枯莖葉散血消腫。治血淋下血血痢陰挺齒䘌口蕈凍瘡皴裂煮湯漬之。血淋痛茄葉熏乾末每服二錢鹽湯或酒下腸風下血方同○女陰挺出茄根燒炭末油調紙上捲筒安入肉○口中生蕈用醋漱口以茄母燒灰飛鹽等分勻醋調稀時時擦○牙齒䘌痛茄燒灰傅先以露蜂房煎水漱○牙痛取牙茄莖馬尿浸三日炒末每用點牙即落○夏月趾腫難行九月取茄根懸簷下日煎洗

番椒　辣椒　辛溫開胃除寒熱潤腸療痔瘻。醫林纂要附入本草綱目未載

匏瓜　匏　壺盧　甘滑消熱除煩潤心肺利水道淸心熱通小腸治石淋療消渴惡瘡口鼻中肉爛痛服丹石人宜之。多食令人吐利慼

脚氣虛脹冷氣人忌○腹脹黃腫用亞腰壺蘆連子燒灰末每服二錢食前白湯或酒下

苦瓠苦壺蘆瓠及子苦寒有毒吐蚘虫利石淋下死胎消水氣吐呀嗽結囊疰蠱痰飲治大水面目四肢浮腫癰疽惡瘡疥癬齲齒有虫䘌者煮汁漬陰療小便不通煎汁滴鼻中出黃水去風痰頭痛及傷冷鼻塞黃疸又可制汞弘景曰瓠中忽有苦者如膽不可食非別一種也機曰瓠原種是甘忽變苦俗謂以雞糞壅之或牛踐踏俱能變苦○黃疸腫滿用苦瓠如棗大許童便浸一時納兩鼻中待黃水出愈○大腹腫滿頭面洪大苦瓠捻豆大麵裹煮一沸空心服七枚至午當出水一斗二日水自出不止大瘦瘥忌鹹物二年○通身水腫苦瓠膜炒二兩葶藶五分擣丸豆大每服五丸下水不止○石水腹脹四肢瘦苦瓠膜炒一兩杏仁炒去皮半兩末糊丸豆大每飲下十丸水下止日三○小便不通脹急苦瓠子三十枚螻蛄炒三箇焙末每冷水服一錢○痔瘡腫痛苦瓠苦賣

煎湯頻洗以熊膽陀星膽凡片腦末貼之○死胎不下苦匏炭末每熱酒服一錢○聤耳出膿苦匏子二分黃連五分末以棉先拭乾吹一字內○風痰頭痛苦匏膜取汁以葦筒灌入鼻中其氣上冲腦門須臾惡涎流下立愈乾者浸汁雜之其子爲末吹亦效年久頭風俱愈○下部懸癰擇人神不在日先以井華水調百藥煎三錢服傚利用苦匏切片灸二七壯愈○卒中蠱毒或吐血下血如爛肝苦匏一枝水煮一升服立吐出愈

花 治一切瘻瘡霜後收曝乾末傅○

蔓 治麻瘡煎湯浴之即愈○小兒白禿匏藤同裹盐荷葉煎濃汁洗數次愈

敗瓢 匏歲乾者苦匏更佳 苦平消脹殺虫治痔瘻下血崩中帶下赤白燒炭傅腋下瘤瘿○塗湯火灼傷 中滿鼓脹陳壺盧瓢一箇以糯米一斗作酒待熟以瓢於炭火上炙熱入酒浸之如此三五次將瓢燒炭末每酒下三錢○大便下血敗瓢燒炭黃連等分末每空心酒服二錢○赤白崩中敗瓢炭蓮

房炭等分末每水服二錢五服止忌房事發物○腦漏流膿敗
瓢雞冠花螺螄殼等分燒炭入血竭射香各五分以酒浸透或
葉和藥揉成餅貼在頂門上以熨斗熨之
以愈爲度○湯火灼傷敗瓢燒炭末傅之

冬瓜　甘微寒益氣解毒性走而急能分散熱毒氣止消渴煩悶
除心胸滿去頭面熱利大小腸壓丹石毒消熱毒癰腫煎洗痔
瘡腫痛切片摩痱子甚良然性冷消而下氣久病及寒體陰虛
者忌○消渴不止冬瓜一枚削皮埋濕地中一日取出破開取清
水日飲或燒熟絞汁飲○產後痢渴久病津液枯竭四肢
浮腫口舌乾燥冬瓜一枚黃土包厚五寸煨熟絞汁飲傷寒渴
痢全方○十種水氣浮腫喘滿冬瓜一枚切蓋入赤小豆塡滿
蓋合簽定以紙筋泥固濟日乾用糯糠兩籮入瓜在內煨至火
盡取出切片同赤豆焙乾末水叠丸梧子大每服七十丸冬瓜
子煎湯下日三服小便利爲度○發背欲死冬瓜截去頭合瘡
上瓜爛截去又合又截瓜未盡瘡巳小斂乃用膏貼○面黑令

白冬瓜一枚去皮酒水煮去滓熬膏瓶收藏每夜塗之○葆驗消黄疸病外症除黄未退每日冬瓜同豆豉油塩煮作菜食漸退集註冬瓜須霜後收之冬月食佳凡藏冬瓜忌酒漆射香氣糯米觸之即爛

瓜瓤 瓜練 甘平絞汁服止煩躁熱渴利小腸通五淋消水腫壓丹石毒洗面澡身去䵟黯令人悦澤白皙 消渴煩亂冬瓜瓤乾者一兩水煎飲○水腫煩渴小便少者冬瓜白瓤煮汁淡飲之

冬瓜子 甘平補肝明目養胃益氣潤肌膚悦顏色進飲食治腸癰除煩滿不樂去皮膚風及䵟黯作面脂 歲時紀云七月采瓜犀爲面脂 即瓜瓣也葆按千金葦莖湯用瓜瓣有說是絲瓜子絲瓜花冬瓜花訛傳今辦註以正之頌曰冬瓜子亦堪作服餌又研末作湯飲及作面脂藥令人好顏色光澤○補肝明目治男子五勞七傷明目冬瓜仁以絹袋盛投三沸湯中須臾取曝乾如此三

皮醋漬二宿曬末日服二匙〇男子白濁冬瓜仁炒末每空心米飲服五錢女子白帶同方〇悅澤面容冬瓜仁五兩桃花四兩白楊皮二兩爲末食後飲服一匙〇消渴不止小便多冬瓜子麥冬黃連等分每煎服三錢

瓜皮　煎服治折傷損痛主馬汗入瘡腫痛爲末塗之效跌撲損傷乾冬瓜皮牛皮膠各一兩入鍋內炒存性末每酒服五錢仍飲酒半醉厚蓋取汗痛卽止〇損傷腰痛冬瓜皮焙研每酒服一錢〇蘋驗方治脚氣浮腫冬瓜皮茯苓皮茄根等分甘松減半前洗〇手足凍瘡潰冬瓜皮炭麻油調搽

葉　煮食治消渴症及瘧疾寒熱擣塗腫毒殺蜂療蜂叮焙研傅多年惡瘡〇冬瓜苗葉俱主消渴不拘鮮乾俱效〇積熱瀉痢冬瓜葉嫩心拖麵煎餅食之

藤　擣汁服解土木耳毒煎水洗脫肛并面䵟瘡疥燒灰可出繡黥淬銅鐵伏砒石

南瓜 甘溫補中益氣。多食發脚氣黄疸氣脹痞痢。元徐同羊肉食令人氣壅。時珍曰南瓜種自南番今處處有之

越瓜 梢瓜 菜瓜 甘寒利腸胃。止煩渴。利小便。去煩熱。解酒毒。宣洩毒氣。燒灰傅口吻瘡及陰莖熱瘡。和飯作鮓久食益腸胃。多食令人心痛。詵曰生食多冷中動氣令人心痛臍下癥結發諸瘡虛弱足不能行目暗小兒及天行病後忌食

黄瓜 胡瓜 甘寒有小毒。利水道。清熱解渴。多食動寒熱。發瘧痢瘡疥脚氣。小兒生疳虫。咽喉腫痛老黄瓜一枚去子入牙硝塡滿陰乾末每以少許吹之○火眼赤痛五月取老黄瓜一条上開小孔去瓤入芒硝令滿懸陰處待硝透出刮下點眼效○湯火灼傷端午日以黄瓜入瓶內封掛簷下取水刷之○水病肚脹四肢浮腫黄瓜一条破開連子以醋煮一半至爛空心俱食之須臾下水漸消

葉 苦平、有小毒治小兒閃癖、一歲用一葉生挼攪汁服得吐下良 根 擣爛傅狐刺毒腫

絲瓜 天羅 甘平煮食、除熱利腸、暖胃補陽、固氣和胎。老者燒存性服、取其筋絡貫串、房膈聯屬故能通人之脈絡臟腑、而去風化痰、涼血解毒、消腫殺虫治諸血病、通經絡、行血脈下乳汁消黃疸治尿血便血痔漏崩中疝痛卵腫、血氣作痛、癰疽齒䘌、痘疹胎毒等分燒炭末麻油調搽○玉莖瘡潰絲瓜搗汁調五倍子末頻塗○手足凍瘡絲瓜絡炭猪脂調塗○肛門酒痔絲瓜燒炭末每酒服二錢○痔瘡脫肛絲瓜炭陳石灰雄黃各五錢末猪膽雞子白麻油調貼收上乃止○腸風酒痢下血絲瓜炭末酒服二錢○下血危篤絲瓜炭槐花減半末每空心米飲服二

風熱腮腫絲瓜燒末水調搽○肺熱面瘡、絲瓜絲猪牙皂

錢、○血崩不止絲瓜炭椶炭等分塩酒湯服二錢、○乳汁不通
絲瓜連子燒炭酒服二錢、被覆取汗即通○乾血氣痛及小腸
氣絲瓜炭酒服三錢○陰腫偏墜絲瓜架上初結者留待候瓜
結盡葉落取下、燒炭末、蜜調成膏、每晚酒服一匙如左墜左腫
右墜右腫○喉痺腫痛絲瓜擣汁灌之○卒然中風防風荊芥
各五錢、升麻二錢、生姜三片、水煎半盞以絲瓜子研取漿半盞
和匀灌之如手足麻痒羌活煎湯洗之○水蠱腹脹絲瓜絡一
枚剪碎、巴豆十四粒全炒豆黄去豆、以瓜同陳米再炒熟去瓜
研末水丸梧子大、每白湯下百丸、○化痰止嗽絲瓜一炭棗肉擣
丸彈大、每酒化一丸、○風氣牙痛百藥不效生絲瓜一条擦塩
燒炭末頻搽涎盡即愈○小兒浮腫絲瓜燈草葱白等分煎汁
服並洗○痘出不快絲瓜燒炭一錢入硃砂一分末蜜水調服
○坐板瘡絲瓜皮焙末燒酒調搽、○蓧驗稀痘方取絲瓜經
霜後收取藤上末落者一条陰乾至除日瓦煅末臨睡開水送
可保不出麻
縦出亦稀

葉 治癬瘡頻挼摻之療癰疽疔腫卵㿗 虫、癬清早晨采露水 絲瓜葉七片擦七下

神效忌雞魚發物○陰子偏墜絲瓜葉炭三錢雞子殼燒炭二錢末每酒服二錢○頭瘡生蛆頭皮內時有蛆出摘絲瓜葉汁頻搽蛆出絕根○魚臍疔瘡絲瓜葉葱白韭菜等分研爛取汁熱酒和服以滓貼之如病在左手貼左腋在右手貼右腋在左脚貼左胯在右脚貼右胯在中貼心臍用帛縛住候肉下線處皆白則散俗名紅絲疔○金瘡神藥陳古石灰新石灰絲瓜根葉初種放兩葉者韭菜根等分同擣一千下作餅陰乾末擦之止血定痛生肌長肉神效

藤根　殺虫解毒治齒䘌腦漏腦漏流汁鼻中時流臭黃水腦痛名控腦砂有虫食腦中絲瓜藤近根三五尺燒炭每食後酒服一錢○牙宣露痛絲瓜藤陰乾臨時煅炭末搽○腰痛不止絲瓜根炭酒服二錢

苦瓜　苦寒清心明目除邪熱解勞乏

子　苦甘益氣壯陽。

紫菜　甘寒治熱氣煩塞咽喉煮汁飲病癭瘤積塊脚氣人宜常

食以其鹹能軟堅也。藏器曰：多食令人腹痛，發氣吐白沫，飲熱醋少許即消。詵曰：紫菜生南海中，附石，正青色，取而乾之則紫色。時珍曰：閩越海邊悉有之，大葉而薄，彼人挼成餅狀，曬乾貨之，色正赤。

石蓴　甘平，下水，利小便，主風秘不通，五膈氣及臍下結氣，煮汁飲之，胡人用治疳疾。藏器曰：石蓴生南海，附石而生，似紫菜而色青。

石花菜　甘鹹大寒，滑，去上焦浮熱，發下部虛寒。時珍曰：生南海沙石間，狀似珊瑚，有紅白二色，細齒。湯化醋浸食甚脆。又一種稍粗，形似雞爪，名雞爪菜，浸久化成膠凍。

木耳　甘平，有小毒，益氣不飢，輕身強志，煮食治痔瘡，同荊芥煎湯漱牙疼，若嗜食衰精冷腎。眼流冷淚：木耳炭、木賊各一兩，末，每米泔服二錢。○崩中漏下：木耳炒起煙，爲末，每用二錢一分，髮灰三分，合應二十四氣，酒調服出汗。○血痢下血：木耳炒研五錢，或酒煮，鹽醋食，以汁送。按

今市中木耳產自漢中府山民栽樹盈大斫倒上潑米飲汁覆候生耳朵曬又發又采照法可取數次

桑耳 桑黄 甘平微毒利五臟止久瀉排毒氣益氣不飢宣暢胃氣止鼻衄腸紅瀉血金瘡女子心腹痛漏下赤白汁血病癥瘕癖飲積聚陰痛陰痒寒熱無子崩中帶下月閉血結產後血凝男子痃癖服丹石人發熱和葱豉作羹食 時珍曰桑耳嫩者名桑檽桑蛾桑雞皆軟可煮食硬者名桑黄桑臣桑上寄生皆硬菰煎服其性則一○脫肛瀉血不止桑黄附片各一兩末蜜丸梧子大每米飲下二十丸○月水不斷黄瘦血竭暫止數日又行小勞輒劇久疾失治者皆可服桑黄焙末食前熱酒下二錢○崩中漏下桑黄炒焦末酒服二錢心下急痛同方○瘰癧潰爛桑黄一錢水紅豆一兩百草霜三錢青苔二錢片腦一分末雞子白調傅○咽喉痹痛取桑上木耳白如魚鱗者搗棉包彈大蜜湯浸含之立效○足趾肉刺先以湯浸剝去一層用桑耳貼之自消爛不痛○少小

鼻衄小勞輒出桑耳炒焦末發時以豆許塞鼻中數次斷根○血淋疼痛桑耳槲白皮各二錢水煎服○面上黑斑桑耳焙末湯服一錢一月效○崩中漏下桑耳炒焦末酒服二錢赤白帶下仝方

槐耳 苦辛治風破血益力治五痔脫肛下血心痛婦人陰中瘡痛藏器曰諸木耳惡蛇虫從下過者有毒楓木上生者食之令人笑不止采歸色變者有毒夜視有光欲爛不生虫者俱有毒誤食殺人並生搗冬瓜蔓汁飲解之張仲景云諸木耳赤色及仰生者並不可食恭曰桑槐楮榆柳此五木耳可食以蘗粥安諸木上以草覆即生蕈○腸痔下血槐耳焙末飲服一匙○崩中下血不問遠久槐耳燒炭末酒服一匙產後血疼仝方○蚘虫心痛槐耳燒炭末水服棗許大若不止痛飲熱水一盌蚘虫立出○月水不止勞損黃瘦暫止復發小勞輒劇槐耳炒黃赤石脂等分末每食前熱酒服二錢○藏毒下血槐耳燒炭二兩乾漆炭一兩末每酒服一錢

榆耳 食之令人不飢萬畢術云八月采榆檽美酒漬曝同青粱米紫莧實蒸熟末服三指酒下令人不飢

柳耳　補胃理氣煎服治反胃吐痰

柘耳　治肺癰欬唾膿血腥臭用一兩同百齒霜二錢研末糊丸梧子大每米飲服三十丸甚捷

楊櫨耳　味平破血止血治老血結塊煎服之

杉菌　甘辛微溫治心脾氣痛及暴心痛頌曰杉菌生積年杉木上狀若菌采無時

皂莢蕈　辛有毒治積垢作痛泡湯飲微利效腸風瀉血焙末酒服一錢癰毒初起醋磨塗之時珍曰生皂莢樹上木耳不可食采得焙乾備作藥用

蘑菰蕈　甘寒益腸胃化食理氣多食動氣發病時珍曰蘑菰出山東淮北諸處埋桑楮諸木於土中澆以米泔待菰生采之本小末大柔軟其中空虛白色形如未開玉簪花味如雞名雞腿

香蕈 香菰 甘平益氣不飢治風破血起痘瘡發癰瘍蓀元 ○松蕈治
溲溺不禁食之效 陳仁玉著菌譜甚詳蓀畧錄其九種一曰合
蕈生台之韋羌山二曰稠膏菌生孟溪諸山
三曰松蕈生松陰凡物松出皆可愛四曰參蕈生溪邊沙壤中
味殊美五曰玉蕈初寒生潔晳可愛六曰黃蕈叢生山中黃色
七曰紫蕈赬山中為下品八曰四季蕈生林木中味甘肌理粗
九曰鵞膏蕈生高山中狀類鵞子茲錄其畧近所食香菰係產
福建建甯亦由澆覆所出
其性發食之發痘瘡瘍科

舵菜 鹹甘寒治癭結氣痰飲 時珍曰此即海船舵上所生菌也亦不多得

土菌 菰子 地蕈 甘寒有毒殺人悞食中毒者地漿及糞汁解之燒灰傅
瘡疥 藏器曰土菌冬春無毒夏秋有毒有蛇虫從下過也凡菌
夜中有光欲爛無虫煮之不熟煮訖照人無影上有毛下
無紋者仰卷赤色並有毒食之殺人地漿糞汁解或白凡苦者
新汲水時時灌之 ○疔腫以黑牯牛糞抛石上待生菌焙干稀

菸草等分末以竹筒去兩頭緊縛合住疔上用水和末一錢入筒內少頃沸起則根拔出未出再作

竹蓀 竹蓐 竹菌 甘鹹寒治一切赤白痢和醬及薑食之 苦竹蓀有毒灰汁鍊過食破老血殺三虫毒邪氣 時珍曰竹蓀生朽竹根節上狀如木耳紅色惟苦竹生者有毒藏器曰竹蓀生苦竹枝上如雞子似肉臠有大毒灰汁煮一度煉訖然後作茶茹食煉不熟者殺人

雚菌 音恒邪 鹹平有小毒溫中治心痛去蚘虫長虫寸白虫蛇螫毒癥瘕諸虫除腹中冷痛痔惡瘡白禿 恭曰雚菌今出渤海蘆葦澤中鹹鹵地有此菌色白輕虛表裏相似療疣有效〇蚘虫攻心痛如錐刺吐清汁雚菌一兩杵末羊肉臛和食之大効

地耳 地踏菰 甘寒明目益氣令人有子 時珍曰地耳亦石耳之屬生於地者也狀如木耳春夏生雨中雨後即早采之見日即不堪采

石耳 甘平、明目益精、久食益色、令人不飢、大小便少。瀉血脫肛石耳五兩枯凡一兩陀星五錢共末蒸餅丸如梧子大每米飲下二十丸

果部

李 實 苦酸微溫、肝之果也、肝病宜食之、曝食調中、除痼熱、去骨節間勞熱、多食令人臚脹、發虛熱痰瘧。

核仁 苦平、利小腸、下水氣、消浮腫、治僵仆踒折、瘀血骨痛、女人少腹腫滿、塗面䵟黯子。女人面䵟李核仁去皮研雞子白調如飴夜塗旦漿水洗忌風

根白皮 大寒、止消渴、消脚氣、解丹毒、去心煩逆、治奔豚氣、療熱毒煩躁、止赤白痢、女子赤白帶下、小兒暴熱、俱煮汁服、煎水

含漱齒痛小兒丹毒從兩股走及陰頭李根燒炭以田中流水調塗○咽喉卒塞無藥處皂角末吹鼻取嚏以李樹及根皮磨水塗喉外良屢驗

花　苦香去粉滓䵟䵳令人面澤。面黑粉滓李花梨花櫻桃花紅蓮花旋覆花秦椒各六兩桃花木瓜花丁香沉香木香鍾乳粉各三兩珍珠玉屑各二兩蜀水花一兩黑豆半升共末瓶收日洗手面令光澤

葉　甘酸治小兒壯熱痁瘧驚癇煎湯浴良○惡刺瘡痛李葉棗葉擣汁點之

樹膠　苦寒治目翳定痛消腫。

杏仁　甘苦溫冷利有小毒入手太陰經能散能降發汗解肌散風潤肺消食化滯降氣行痰治時行頭痛溫病脚氣欬逆上氣喘促喉痺驚癇煩熱風氣雷鳴產乳金瘡寒心奔豚清上焦風

降消心下急滿利胸膈氣逆潤大腸氣閉。入天門冬潤心肺和醇作湯飲潤聲氣除肺熱殺虫治諸瘡疥消腫去頭面諸風氣及皶皰解錫毒殺狗毒又能毒狗肺虛咳久者忌雙仁者食殺人。頭面風腫杏仁擣泥雞子黃和杵塗帛上厚裹乾則易數次愈○肺病咯血杏仁四十箇以黃蠟炒黃研入青黛一錢杵作餅用柹餅一枚破開包藥濕紙裹煨熟食之○血崩不止諸藥不效服此即止用杏仁去皮燒炭末每熱酒服三錢○破傷風腫杏仁杵膏厚塗上燃燭遙炙之○穀道䘌瘡腫痒杏仁杵膏頻傅○陰瘡爛痛杏仁燒炭研膏時時傳○產門虫疽痛痒難忍杏仁去皮燒炭杵爛棉裹納入陰中效○面上皯皰杏仁去皮擣膏和雞子白夜塗旦以暖酒洗去○鼻中生瘡杏仁研膏乳和傅○小兒血眼兒生時艱難血瘀眦睚遂濺滲其睛不見瞳人輕則外胞赤腫上下弦爛用杏仁兩枚去皮尖杵泥乳汁三匙入膩粉少許蒸熟絹包頻點重者加黃連朴硝○針入肉內杏仁擣爛車脂調貼自出○食狗肉不消心下堅脹妄語發熱杏仁一升去皮取汁分三服○狗咬傷瘡杏仁搗塗○傷目生弩杏仁七枚去皮細嚼吐掌中乘熱以棉裹筯頭點弩肉上數度愈○卒不小便杏仁二七枚去皮研末米飲服二錢○耳卒聾閉杏仁九枚去皮拍碎作三箇以棉裹之著塩如小豆許以器盛於飯上蒸熟令病人側卧以一裹捻油滴耳中良久又以一裹滴之效○胎赤眼疾杏仁壓油一盃食塩一錢入石器中以柳枝一握緊束研至黑色取起瓷盤盛以熟艾一團安椀燒烘其盤令火盡即成每點少許入兩眥效○疳瘡蝕鼻杏仁燒油傳○小兒臍爛杏仁研傳

實　酸熱有小毒生食多傷筋骨。曝脯食止渴去冷熱毒心之果也。心病宜食之　集註多食動宿疾生痰熱令人目盲鬚眉落其性熱小兒多食發瘡癰

花　苦温補不足治女子傷中寒熱痺厥逆　婦人無子二月擇丁亥日取杏花桃花陰乾末擇戊子日井華水服一匙日三服有妊生子○粉滓面䵟杏花桃花各一升流水浸七日洗面

葉 治卒腫滿身面洪大煎濃汁漬并少少服之。

枝 治墜撲瘀血用東引枝一握酒水煎分三服

根 食杏仁過多致迷亂將死切碎煎湯服即解

巴旦杏仁（北杏仁） 甘平溫潤肺化痰止咳下氣消心腹逆悶治氣壅喘促（時珍曰巴旦杏産自回回今關西諸土皆有其樹如杏核如梅核殼薄仁甘作茶點食佳按今北地産者有甜苦兩種俱入藥但南杏仁味苦氣燥發汗解肌故治風寒咳嗽北杏味甘氣平潤肺化痰而治虛咳喘促去皮用）

烏梅 酸濇溫平脾肺血分之果斂肺濇腸涌痰消腫調中下氣安蚘殺虫清熱除煩生津止渴利筋脉消酒毒療瘴瘧止吐逆霍亂反胃噎膈治傷寒煩熱久嗽瀉痢肢體痺痛偏枯不仁虛

勞骨蒸，蚘厥吐利，去黑痣，蝕惡肉，解魚毒、馬汗毒、硫黄毒。和建
茶、乾姜丸服，止休息痢。忌猪肉。凡嗽痢及傷寒初起俱忌用。時珍
曰：造法取青梅，籃盛於突上熏黑，若以稻灰淋汁潤濕蒸過，則
肥不蠹。○久痢不止，腸垢已出，烏梅肉、盐梅肉各七箇，乳香末
少許，杵丸梧子大，每茶湯下二十丸。又烏梅肉十箇煎，食前服。
○血痢驗方，烏梅肉、竈心土、胡黄連等分末，茶調服二錢。○大
便不通，氣奔欲死，烏梅浸去核，擣丸棗核大，納入肛內，少時即
通。○久嗽不已，烏梅肉炒、粟殼蜜炙去筋膜等分末，每卧時蜜
湯下二錢。○貼蝕惡肉，烏梅肉燒炭末傅惡肉上，一夜立盡。又
方：烏梅肉和蜜作餅貼，亦消，性投緩。○血崩不止，烏梅肉七枚
燒炭末，米飲服。○消渴煩悶，烏梅肉二兩，炒末，每用二錢，水煎
一盞，入豉二百粒，煎半盞，温服。○小便尿血，烏梅肉炭末，醋糊
丸梧子大，每茶湯下二十九。○
指頭毒病，烏梅肉、魚鮓擣封之。

盐梅（白梅）、霜梅　酸鹹平。開胃，除痰，治瀉痢煩渴，霍亂吐下，下血血崩

功同烏梅。凡中風驚癇、喉痺乳蛾、痰厥僵仆、牙關緊閉，取梅
擦牙齦，涎出即開。和藥點痣，蝕惡肉。刀箭傷，研爛傅之。乳癰腫
毒，杵爛貼之。刺在肉中，嚼細傅之。取大青梅，以鹽漬之，日曬夜
漬，十日成矣，久乃上霜，亦可。
藥煎糖藏以充果飣，笮汁曬收為梅醬。惟烏梅、白梅可入藥。梅
醬夏月可調渴水飲。○癰疽瘡腫，已潰未潰皆可用。鹽梅燒灰
末，入輕粉少許，麻油調塗。○喉痺乳蛾，水梅丸：青梅二十枚，鹽
十二兩，淹五日，取梅汁，入明礬三兩，桔梗、白芷、防風各二兩，牙
皂角三十條，共為末，拌汁和梅，入瓶收之。每用一枚，噙嚥津液。
凡中風痰厥、牙關不開，用擦尤佳。○赤痢腹痛，陳白梅、茶、蜜
水各半煎服。○梅核膈氣，取半青半黃梅，每個用鹽一兩淹一
日夜，曬乾，又浸又曬，水盡乃止。用青錢三個夾二枚，麻線縛定，
一通甕瓷罐內，封埋地下，百日取出。每用
一梅含之，嚥汁入喉下，即消，真妙方。

實 酸平，生津止渴，勿多食。集註：生梅多食損齒傷筋，蝕脾
胃，發痰熱。食梅齒齼，嚼胡桃解。

本草綱目易知錄　卷三　四

核仁　酸平，明目益氣，除煩熱，治代指忽腫痛，擣和醋浸之。

葉　酸平，治休息痢及霍亂，煎汁飲之。下部虫䘌，梅葉、桃葉各一斛，杵爛蒸熱，納器中，隔布蒸之，虫盡死。○月水不止，梅葉焙、棕皮燒灰等分，末，每服二錢，酒調下。○中水毒病，初起頭痛惡寒，心煩拘急，旦醒暮劇，梅葉擣汁三升飲之，良。

根　治霍亂及風痺，止休息痢，煎湯飲之。初生小兒取根同桃李根煎湯浴，無瘡熱之患。其根須取掘土中者，若出土者殺人。

桃仁　苦甘辛平，入手足厥陰血分。苦以瀉滯血而去瘀血，甘以緩肝氣而生新血，殺小虫，通月水。治血結、血躁、血秘、癥瘕、熱入血室、損傷積血、欬逆上氣，消心下堅硬，除卒暴擊血、皮膚血熱躁癢、瞀血發熱如狂、血滯風痺骨蒸、肝瘧寒熱、鬼疰痛及產後血病、行血連皮、潤燥去皮、用血不足者禁。婦人難產數日不出、桃仁一箇劈開兩片一片書可字一片書出字、吞之即生。○產後陰腫桃仁燒炭研傅。○婦人陰癢桃仁研綿裹塞。○卒然心痛、桃仁七枚、去皮研水服。○尸疰鬼疰乃五尸之一、挾鬼邪爲祟、其病變動有三十六種至九十九種、使人寒熱淋瀝、沉默無處不惡、積久死死後傳人、急以桃仁五十枚水煮汁服取吐、吐不盡三四日再吐效○風虫牙痛、針刺桃仁燈上燒煙出吹滅、安痛齒上咬之數次愈。○男子陰腫、作癢、桃仁炒末酒服小兒卵癩全方。○唇裂桃仁研、豬脂調傅。

實 辛酸甘熱微毒、肺之果也、作脯食益顏色、冬桃食之解勞熱生者、多食損人、焦註生桃、多食發寒、熱膨脹生癰癤患淋與鼈全食患心痛、五果列桃爲下

桃毛 桃實上毛刮下取用 辛平、微毒、破血閉、下血瘕、癖崩中、破癖氣、治惡

鬼邪氣、婦人寒熱、積聚無子、帶下諸疾、

桃奴（桃梟 神桃）苦微溫。有小毒。破血、療心痛、止邪瘧、殺百鬼精魅、辟五毒不祥。治中惡腹痛、肺氣腰痛、伏梁結氣、小兒虛汗、妊娠下血。燒炭末，米飲服。止吐血立效。油調傅小兒頭上肥瘡、軟癤、燒煙、熏痔瘡。此是桃實著樹經冬不落正月采時珍曰桃乾懸如梟首著木故名、奴者言其不能成實也○伏梁結氣在心下不散桃奴三兩末空心酒服二錢○五種瘧疾桃奴十四枚巴豆七箇黑豆一兩末冷水丸彈大硃砂爲衣發日五更念藥王菩薩七遍井華水下一丸立瘥○食桃過多成病桃奴燒灰水服二錢取吐出愈○妊娠下血不止桃奴燒炭末水服二錢○盜汗不止桃奴一箇烏梅二箇葱根七箇燈心二長莖陳皮一錢稻根麥芽各一撮水煎服○小兒頭瘡桃奴燒炭輕粉少許末麻油調搽○白禿頭瘡桃奴一兩黑豆一合末臘豬脂調搽

花　苦平性走泄下降利大腸甚快治氣實人病宿水痰飲腫滿下積滯殊功定風狂下惡氣破石淋下三虫除心腹痛利大小便爲末傳頭秃肥瘡手足癘瘡久服耗陰血損元氣　別錄曰三月三日采揀淨陰乾用　斅曰桃花勿用千葉者服之令人鼻衄不止目黄○産後秘塞二便不通桃花葵子滑石檳榔等分末每葱白湯服二錢即通○脚氣腫痛桃花一升陰乾末每温酒細呷之一宿即消○乾糞塞腸脹痛不通鮮桃花一兩和麪三兩作餛飩煮熟空心服日午腹鳴當下惡物○雀卵面皰桃花冬瓜仁研末等分蜜調傅之

葉　苦平除惡氣療頭風除尸虫出瘡中小虫治傷寒時氣風痺無汗小兒寒熱客忤止霍亂腹痛通大小便　頌曰采嫩者名桃心入藥尤勝

○桃葉蒸汗法桃葉七斗煎水一石令病人卧床上將水安床簀下厚蓋乘熱熏少時當雨汗汗遍去湯速粉之并灸大椎穴

愈又桃葉蒸法云連發汗汗不出者死可蒸之燒地令熱去火以少水灑之布乾桃葉於上厚二三寸安席葉上臥溫覆得大汗被中傳粉極燥便瘥凡柏葉麥麩蠶沙皆可如此法用○風襲項強不得顧視穿地作坑如上桃葉蒸法汗出瘥○腸痔出虫桃葉一斛杵納小口器中坐熏之有虫自出○女人陰瘡如虫咬痒痛桃葉生擣綿裹納之日數易○除三尸虫桃葉杵汁服一升○鼻內生瘡桃葉嫩心杵爛塞之無葉用枝○身面癬瘡每日午擣桃葉汁搽

莖及根白皮　苦平除邪鬼辟瘧癘解蠱毒療黃疸身目如金治中惡腹痛去胃中熱疰忤心腹痛殺諸瘡虫解中蠱毒取東引桃莖白皮焙大戟斑蝥去足翅等分末冷水服半匙即出不出再服○卒患瘰癧不痛者桃樹白皮貼瘡上灸二七壯○卒得心痛東引桃枝一握去粗皮濃煎服○下部䘌瘡桃白皮煎膏入熊膽少許以綿蘸藥納下部○婦人經閉數年面黃腹塊肚上筋起腿脛腫桃根牛蒡根馬鞭草根牛膝蓬虆各一斤煎膏每熱酒服一匙○黃疸如金擇天晴早晨勿令婦人雞犬見取東[illegible][illegible][illegible]

細如筋欽股者，一握，切細，水煎，空腹服，三五日，其黃離離如薄蛋散開，百日不忌熱麵猪血。

桃膠　苦平，和血益氣，破血止痛。治中惡疰忤，惡鬼邪氣，癖下痢，下血淋。時珍曰，當桃茂盛時，以刀刮樹皮，久則膠溢出，采收以桑灰湯浸過，曝乾。○石淋作痛，桃膠取如棗大，夏月以冷水送，冬月則熱水服，當下石，石盡止服。○血淋作痛，桃膠炒，木通，石膏，各一錢，水煎，食後服。生產後下痢赤白，裏急後重腹痛，桃膠焙乾，沉香，蒲黃炒，等分，末，每服二錢，食前米飲下。

桃符　治中惡精魅邪氣，水煮汁服。此是門上戶內書符以辟邪者。

桃橛　治卒心腹痛，鬼疰，破血，辟邪惡氣脹滿，煮汁服，與桃符同功。今人書符作釘於地上，以鎮家宅者。

栗　鹹溫，屬水，益氣，腎之果也，厚腸胃，補腎氣，煨熟食，止內寒暴瀉。生食、療腰脚不遂、治筋骨斷碎、腫痛瘀血、生嚼塗之良。銑曰生食多則發氣、煮蒸炒熟食、多則壅氣。宗奭曰小兒不可多食、生則難化、熟則滯氣膈食生虫、往往致病。㬎要云一種芧栗、芧音序小栗也、功同。俗名茅栗、字訛傳。

栗楔　治筋骨風痛、活血尤效。每日生食七枚、破冷痃癖。生嚼署惡刺、出箭頭、傅瘰癧腫毒痛。時珍曰一毬三顆其中扁者名栗楔。○小兒疳瘡、每生嚼栗楔傳。葦刺入肉、方同。馬汗入肉成瘡、方同。○馬咬成瘡、獨顆栗子燒末傅。熊虎爪傷、仝方。○小兒口瘡、大栗煮熟日食、勿爹效。○衄血不止、大栗七枚、刺破連皮燒炭、出火毒、入麝少許、研勻、每服二錢、溫水下。

栗荴　栗內薄皮　甘平澁、研末和蜜、塗面去皺文、令光澤。骨鯁在咽、栗內薄皮燒炭末、吹咽中即下。又方栗荴半兩、鲇魚肝一具、乳香二錢半、共搗丸豆大、看鯁遠近、以線繫綿裹一丸、水吞、提線鈎出。

栗殼栗之黑殼煮汁服止瀉血反胃消渴。鼻衄不止傷藥不效栗殼燒灰末粥飲服二錢

毛毬栗蒲外毛毬利包煎洗火丹毒腫。根治偏腎氣酒煎服之

樹皮煎洗瘡毒沙蝨溪毒丹毒五色。花治瘰癧

大棗曬乾大棗甘溫脾經血分藥補中益氣堅志強力益脾平胃補五臟通九竅和陰陽調營衛潤心肺止咳嗽除煩悶助十二經和百藥補少氣少津液傷寒及補劑加用之生發脾胃升騰之氣療心下懸及大驚四肢重治虛損除腸胃癖氣和光粉燒治疳痢。小兒患秋痢與蛀棗食之良殺烏頭附子毒多食損齒中滿症忌之。大明曰齒病疳病虫䘌人不宜啖棗小兒亦不宜時珍曰今人蒸棗多用糖拌蒸過久食損脾助濕熱集要云

一種芊屎棗甘濇溫補腎固精其樹小葉細繁蜜實圓小蔕按此即鄉俗名米棗也五月結實處暑後收采鄉人蒸曬陳久煮食治小兒久瀉秋痢試之屢效虫蛀者煎水食亦良又按南棗產旌德縣其核內雙仁名玉棗補益功勝效符參朮俗又名人參棗○小腸氣痛大棗一枚去核斑蝥一箇去頭翅入棗內紙包煨熟去蝥食棗以肉桂蓽澄茄湯下○婦人臟躁悲傷欲哭象若神靈數欠伸者甘麥大棗湯大棗十枚小麥一升甘草一兩分五服水煎亦補脾氣○呪棗治瘧疾棗一枚向呪曰吾有棗一枚一心歸大道優他或優降或劈火燒之念七遍吹棗上與病人食之即愈葆按此臨發早一時用效○耳聾鼻塞不知香臭大棗十五枚去皮蓖麻子三百粒去殼和擣綿裹塞耳鼻日一換月餘聞聲知香臭先治耳後治鼻不可並塞○下部虫癢蒸大棗取膏以水銀和捻長三寸綿裹夜納下部中明日虫皆出○走馬牙疳棗肉一枚黃柏等分燒炭砒霜少許末傅○卒急心痛烏梅二箇棗四枚杏仁十四粒擣酒下

生棗 甘辛熱多食令人寒熱羸瘦人不可食○思邈曰生棗多食令人熱渴膨

脹、助臟腑損
脾元助濕熱、

核燒研摻脛瘡良。核中仁苦平、治腹痛邪氣惡氣卒忤、炒食陳者良。時珍曰常服棗核中仁百邪不敢忤、仲陽已服有效則知棗核仁可治邪、

葉 甘温微毒小兒壯熱煎湯浴之。和葛粉揩熱痱瘡良。反胃嘔噦

乾棗葉一兩藿香半兩丁香二錢半每服二錢姜三片水一盞煎服、

木心 甘濇温有小毒治中蠱腹痛、面目青黃淋露骨立、剉一斛水淹三寸煑五升澄清煑服取吐愈。

梨 甘微酸寒潤肺涼心消痰降火止渴利大小便治傷寒熱發熱嗽反胃解丹石熱氣驚邪止心煩氣喘狂熱煩躁津枯神昏

譫語頻飲漿沃之。葆元解酒毒瘡毒清瘟熱肺癰切片貼湯火傷止痛不爛。多食令人寒中冷痢金瘡乳婦血虛人忌。葆按梨產處多山東梨為最近處惟歙縣梨其味甘淡清薄不酸他處者味帶酸澀只可充果食不堪入藥先嚴年登八旬每至季冬痰喘氣壅卧不安枕以開水送米糕數塊稍寐片時又作又進糕待至春後方平葆以梨汁熬膏進半匙和參蓍膏一匙沖水食糕漸安枕而寐按梨性潤肺清痰涼心降火凡人寐則肺氣歸腎藉水而養水枯肺失所養則受火刑是致氣喘難卧梨性寒經火熬去其寒又和參蓍扶其氣是以奏效後以是法年老服之俱驗○消渴飲水取梨汁熬膏少加蜜收無時熱水調服○小兒風熱昏憒躁悶不食梨三枚煮取汁入糯米煮粥食○痰喘氣急梨剜空去子納料豆令填滿留蓋合住糯糠火煨熟搗餅每日食之○反胃轉食藥物不下梨一箇丁香十粒刺入梨內紙包四五重打濕煨熟食之○赤目弩肉日夜痛取梨一枚擣絞汁棉裹黃連一錢切浸汁仰卧點之

葉　煎服，治風，止霍亂吐利，小兒寒疝，擣汁服，解中菌毒。

木皮　煎服，解傷寒時氣，霍亂吐利。氣積鬱胃，有氣從脇左右起，上冲胸滿，氣促鬱冒厥者，梨木灰、伏出雞卵殼中白皮、紫菀、麻黃等分，末，糊丸梧子大，每酒下十丸。結氣欬逆全方，亦可爲末服。

棠梨　酸甘濇寒，燒食止滑痢。時珍曰：棠梨，野梨也，處處有之，霜後可食，子多酸，實如楝子大。

枝葉　治霍亂吐瀉，轉筋腹痛，取一握，和木瓜三兩，煎汁細呷之。反胃吐食，棠梨葉油炒，去刺爲末，每日酒服一錢。

木瓜　酸鹹溫濇，入脾肺血分，益肺和胃，滋脾伐肝，消食止渴，調營衛，助穀氣，強筋骨，下冷痢，治濕痺脚氣衝心，腹脹善噫，心下痞滿，霍亂吐下，轉筋不止，止嘔逆，心膈痰唾，療吐瀉奔豚及水腫，冷熱痢，心腹痛，多食損齒骨，病癃閉。反花痔瘡，木瓜為末，鱓魚身上涎調貼之。○項強筋急，不可轉側，肝腎兩臟受風，木瓜二箇，取蓋去瓤，沒藥二兩，乳香二錢半，入木瓜內縛定，飯上蒸三次，搗成膏，入生地汁半盃，酒二盞，煖化溫服三錢。○脚筋攣痛，木瓜數枚，酒水煮爛乘熱貼痛處，以帛裹之，冷即易，換日三五度。○霍亂轉筋，木瓜一兩，煎湯服，仍煎湯浸青皮裹其足。

木瓜核　治霍亂煩躁氣急，每嚼七粒，溫水嚥下。

枝葉皮根　並酸濇溫，煎汁飲，止霍亂吐下轉筋，療脚氣，煎淋汁可以已蹶。枝葉煎汁飲，治熱痢。其粗枝作杖，利筋脉。

材木　作桶濯足，甚益人。

山樝（猴樝　棠梂子）酸甘微溫，活血消積，健胃補脾，行結氣，止水痢，治癥痕痰飲痞滿吞酸滯血痛脹、小腸疝氣發小兒痘疹、理老人腰痛產後兒枕痛、惡露不盡煎汁入砂糖服之化血塊氣塊消食積肉積。煮汁洗漆瘡沐身治瘡癢。生者多食令人嘈煩易飢、損齒。凡用蒸熟曝乾。震亨曰、山楂大能剋化飲食若胃中無食積、及脾虛不能運化而不思食者、多服之反伐脾胃生發之氣。○偏墜疝氣、山查小茴炒末、糊丸梧子大每服百丸空心白湯下。○老人腰痛、山查鹿茸等分末、蜜丸梧子大每白湯服百丸、

核　吞之化食磨積、治㿗疝、下產難。難產、山查核七七枚葉百草霜為衣酒吞下、

木　苦寒、治水痢、水煎服。煎洗頭風身癢

根　消積、治反胃、煎服。　莖葉　煮汁洗漆瘡。

林檎 酸甘温。下氣消痰，治霍亂肚痛，水穀下痢，消渴洩精，小兒閃癖。志曰：多食發熱，澁氣生冷痰，發瘡癤，其子食之煩心。○水痢不止，林檎半熟者十枚，水煮食並飲湯。○小兒下痢，林檎構子同杵汁，任意服。○小兒閃癖，頭髮竪黄，瘰癧瘦弱者，乾林檎脯研末，醋和傅。

東行根 煎服，治白虫蚘虫，消渴好睡。

柰 甘酸苦寒，和脾，耐飢，生津止渴，益心氣，補中焦諸不足，治卒食飽氣壅不通者，擣汁服之。多食令人肺壅臚脹，病人忌之。士良曰：此有三種，大而長者為柰，圓者為林檎，皆夏熟，小者味澁為梣，至秋熟而柰西土最多

生柹 烘柹 甘寒，解酒毒，止口乾，通耳鼻氣，壓胃，開熱，續經脉氣，治腸胃不足。○時珍曰：烘柹非謂火烘，取青柹收置器中，自然紅熟，如烘成，澁味盡去，其甘如蜜，性冷，食多令人腹痛引

痰、一人食蟹多食生柹至夜大吐繼之以血昏迷、一道人教磨木香汁灌之即漸醒而愈

白柹 乾柹 甘平濇脾肺血分之果開胃澁腸消痰止渴健脾胃氣補虛勞不足消腹中宿血殺虫厚腸去面䵟潤聲喉治吐血潤心肺治肺痿心熱咳嗽反胃咯血血淋腸澼痔漏下血。時珍曰白乾柹生霜者用生柹去皮捻扁日曬夜露至乾內甕中待生白霜乃取出今人名柹餅葆按揣取柹霜法將乾柹餅白霜收取又復曬露甕收取霜如此數次其柹內汁盡吐出爲霜而甘味則大減矣。○腸風臟毒下血不止諸藥不效乾柹燒炭飲服二錢數服愈。小便血淋仝方。○痰嗽帶血乾柹飯上蒸熟批開每一枚摻青黛一錢藕節湯下。○耳聾鼻塞乾柹三枚細切豆豉少許和粳米煮粥日日空心食。○面上䵟黯日食乾柹自退解桐油毒仝上方。○產後咳逆氣亂心煩乾柹切碎水煮汁呷。○小兒秋痢以粳米煮粥熟時入乾柹末再煮二三沸食之奶母亦食。○反胃吐食乾柹三枚連蒂搗爛酒服甚效。○婦人蒜髮

用陳乾柿五枚茅香煮枸杞焙等分末、擣丸梧子大每服五十丸茅香湯下、

柿霜（葆增）乃柿曬露其津液盡洩於外體輕氣浮生津止渴甯嗽化痰能清上焦心肺客熱治咽喉口舌瘡痛。

烏柿（火熏乾者）甘溫殺虫治金瘡火瘡狗齧瘡生肉止痛斷下痢服藥口苦及嘔逆者食少許即止。

醂柿（水藏柹）濇下焦健脾胃消宿食。時珍曰醂藏柿也以水收鹽浸之

柿餻　擣和糯米粉作糗蒸與小兒食止下痢下血作餅作餻與食止秋痢。時珍曰作餻法糯米一斗乾柿五十箇同擣粉蒸如乾乃煮大棗擣泥和拌作餻

柿蒂　苦溫能降逆氣治欬逆噦氣。俗名呃逆。○欬逆不止濟生柿蒂散柿蒂丁香各二

錢、生姜五片、煎服。潔古加人參一錢、王氏加半夏、或末服。

木皮　止下血、曬焙末、米飲下二錢。湯火瘡、燒灰、麻油調傅。

根　煎服、止血崩、血痢、下血。

椑柹 漆柹 椑漆　甘、寒、濇。止煩渴、潤心肺、去胃中熱、利水、解酒毒、除腹藏冷熱。壓丹石藥發熱。生啖性冷澁、多食、寒中。忌蟹同食。

牛奶柹 君遷子 丁香柹　甘、濇、平。鎮心、止消渴、去煩熱、久服悅人顏色、令輕健。時珍曰、牛奶柹、其木類柹、而葉長、但結實小而長、狀如牛奶、乾熟紫黑色。

甘石榴　甘酸、溫、濇。治咽喉燥渴、理乳石毒、制三尸虫。多食損人肺。

酸石榴　酸、溫、濇。止瀉痢、崩中帶下、治赤白痢、連子擣汁、頓服一枚。訣曰多食損齒令黑、其汁酸、性滯戀成痰。○腸滑久痢、酸石榴一箇、煨炭末、仍以酸石榴皮一塊煎湯服神效。久瀉不止仝方。○痢血五色或膿或水、冷熱不調、酸石榴二枚連子擣汁服之

酸榴皮　下蚘虫、澁大腸、收脫肛、止下痢漏精、治筋骨風腰脚不遂、行步攣急疼痛、止瀉痢下血崩中帶下、俱煎服。取汁點目止淚下。○赤白痢腹痛、食不消、酸榴皮炙黃末、棗肉或粟米飯丸梧子大、每空腹米飲下三十丸、日三。如寒滑、加附子、赤石脂。○糞前有血、令人面黃、酸石榴皮炙末、每以茄子枝煎湯服二錢。○小兒風癇、酸石榴皮一枚、剜蓋剜空、入全蠍五枚、蓋定、黃泥固濟、煅炭、每服半錢、乳汁送、或防風湯下。○脚肚生瘡、初起如粟、搔之黃水流、漸開潰爛、遶脛而成瘡疾、酸石榴皮煎汁洗、愈乃止。○疔腫惡毒、以針刺四畔、榴皮安瘡上、以麵圍四畔、灸、內榴末傅、褁經宿、根自出

酸榴東行根　煎服、下蚘虫寸白、治口齒病、止瀉痢帶下、功與

皮同。青者染鬚用。金蠶蠱毒。吮白凡味甘。嚼黑豆不腥。即是中蠱。石榴根皮煎濃汁服。即吐。出活蠱而愈。○寸白蚘虫。酸石榴根一握。洗。水煎五更服。取下虫大甌。除根。○女子經閉。酸石榴根煎。空心服。未通再服

榴花　千葉者治心熱吐血。研末吹鼻止衄血。亦傳金瘡止血。金瘡出血。榴花半斤。石灰一斤。搗和乾末傅。○鼻出衄血。酸榴花二錢。黄蜀葵花一錢。末。每水煎服一錢。效乃止

陳皮　黄橘皮　辛能散。苦能燥。能瀉。溫能補。能和。爲脾肺二經氣分藥。以脾爲元氣之母。肺乃攝氣之籥。故能從補瀉。升除藥而隨其所用。調中快膈。下氣止嘔。導滯消痰。利水穀。清痰涎。利小便。去寸白虫。開胃。去氣痢。破癥瘕。痃癖。治上氣咳嗽。氣沖胸中。吐逆霍亂。反胃嘈雜。時吐清水。痰痞。痎瘧。大腸閉塞。膀胱留熱。停水

患淋及婦人乳癰能宣通五臟統治百病皆取其燥濕理氣之功。凡食料解魚腥毒多食單服亦損元氣。留白和中理胃。去白、下氣消痰。○脚氣沖心心下硬腹中冷陳皮一斤杏仁五兩去皮閉全方。○小兒疳瘦陳皮一兩黃連一兩半米泔水浸一日焙射香三分末用猪膽盛藥以漿水煮熟取出粟米飯和丸綠豆大每米飲服一二十丸。○聤耳出汁陳皮燒炭一錢射香少許末日搽。○嵌甲作痛難行履陳皮煎湯浸久甲肉自離輕手剪去虎骨末傅。○產後吹奶陳皮一兩甘草一錢水煎服即散。

雲紅皮去皮陳皮蓀增苦辛平發表寬胸消痰行氣治大人腹寒積痛嬰孩客忤胎風。○產後尿閉不通、雲紅末每空心溫酒服二錢即通未通再服。○婦人乳癰未成即消已成即潰雲紅皮麩炒香去麩末每服二錢香附酒下初起一服效蓀按驗友一少年體弱由病後患腹疼在臍下臍上諸藥不效有教食建蘢眼肉痛稍緩教吸煙數口即痛止滯要多吸方可彼愛體面憇手擬方名烏梅丸雲紅二兩九香虫入錢烏梅雷丸各四錢蜜丸每服四十九常服可保不痛但積冷虫固難以除根又嬰孩百日內病及初生開口俱可服雲紅虫退尾各三分防風荆芥鈎藤各五分、薄荷二分、水頓熱服、

青皮青橘皮 辛苦而温色青氣烈入肝胆氣分瀉肺氣、疏肝氣、散滯氣、破堅癖消傷寒瘧疾、胸膈氣逆、左脇肝經積氣及多怒脇疼、腹痛疝氣消乳腫乳岩去下焦諸濕、最能發汗汗多及無滯氣者勿用。傷寒呃逆聲聞四鄰青皮研末白湯服二錢、○婦人乳岩久積憂鬱乳房內有核如指頭不痛癢五七年成瘡名乳岩不治青皮四錢水煎徐徐服日一服○唇燥生瘡青皮燒末猪脂調塗

橘實 甘者潤肺酸者聚痰止消渴、開胃氣、除胸中膈氣多食

戀膈生痰滯肺氣、

橘瓤上筋膜 治口渴吐酒、炒香煎湯飲甚効

橘核 苦平入足厥陰經與青皮同功治腎疰腰疼、膀胱氣痛小腸疝氣陰核內癀腫硬或潰鹽酒煎服治酒齇風鼻赤炒末每用一錢胡桃肉一個全擂酒服 腰痛、橘核、杜仲等分炒末每鹽酒服二錢、

葉 苦平入厥陰經行肝氣導胸膈逆氣消腫散毒乳癰脇疼用之行經 肺癰、綠橘葉洗擣絞汁一盞服之吐出膿血卽愈經驗方

柑 甘大寒利腸胃中熱毒止暴渴利小便解丹石多食冷肺生痰冷脾發痼癖瀉痢陰汗、婦人難產乾橘瓤陰乾、燒灰研末溫酒服二錢、

皮　辛甘寒、下氣調中、解酒毒、酒渴、去白焙末、點湯入鹽飲之、產後肌浮、爲末酒服。○治傷寒食復勞復及咽喉痛、俱濃煎汁服、時珍曰、橘皮苦辛溫、柑皮辛甘寒、外形雖似、而氣味不同、多食令肺燥、　○核　作塗面藥

葉　治聤耳流水、或膿血、取嫩頭七箇、水潤杵取汁、塗愈

橙　酸寒、洗去酸汁、切和鹽蜜煎、藏食、止惡心、能去胃中浮風惡氣、行風氣、消癭氣瘰癧、殺魚蟹毒、生多食傷肝氣、發虛熱

皮　苦辛溫、消食下氣、散腸胃中惡氣、去胃中浮風氣、作醬醋香美、和鹽藏食、止惡心、解酒病、糖作橙丁、甘美、消痰下氣、利膈寬中、宿酒未解、食之速醒、香橙湯消酒寬中快氣、橙皮二斤、生薑五兩、焙、搗爛入炙甘草末半兩、和作

小餅每嚼一餅沸湯入鹽送下。○痔瘡腫痛隔年封乾橙子桶內燒煙熏之。○葆驗治年老痰喘橙皮陳皮甘草乾姜等分同搗布包揉洗去汁用渣研細末每早晚用末和白糖各一匙開水服

核　治閃挫腰痛炒末酒服三錢。面䵟粉刺濕研夜夜塗之。

柚 臭橙　酸寒消食解酒毒治飲酒人口氣去腸胃中惡氣療妊婦口淡不思食。

皮　苦辛下氣化痰消食快膈散憤懣之氣宜食不入藥

葉　治頭風痛同葱白搗泥貼太陽穴

花　蒸麻油作香澤面脂長髮潤躁

佛手柑 枸櫞　辛酸下氣除心頭痰水煎酒飲治痰氣咳嗽煎湯服、

治心下氣痛。

金橘　酸甘温、下氣快膈、止渴解醒、辟臭、食皮尤佳。葆按、俗名金棗、皮香美、肉酸澁、人多食皮去肉、其皮漂淨糖淹藏、曬乾作茶點、名橘餅、福建造者爲最、我婺又有山橘、俗名金豆、如櫻桃大、肉厚只一核、水漂淨微煮、少加銅綠作色、曬微乾、糖漬曝乾、食美、性同、

枇杷葉　苦平、氣薄味厚、陽中之陰、淸肺和胃而降氣、氣下則火降痰消、咳逆自止而嘔渴平。治肺氣熱嗽、嘔噦不止、產後口乾、療肺風瘡、胸面風瘡、酒皶鼻赤、主渴疾、理脚氣、解暑毒、止鼻衄、拭去毛用。肺病蜜炙、胃病姜汁炒。温病發噦、因飲水多、枇杷葉炙去毛、炙香茅根等分、每服四錢、水煎緩飲○酒皶鼻赤、枇杷葉、巵子等分、每酒煎服二錢、面上風瘡、仝方○衄血不止、枇杷葉末、茶服二錢○反胃噦嘔、枇

杷葉炙丁香各一兩人參二兩每服三錢生姜三片煎服愈○肺熱嗽久身如火炙肌瘦將成勞枇杷葉木通冬花紫菀杏仁桑皮等分大黃減半爲末蜜丸櫻桃大食後夜卧各含化一丸

實　甘酸止渴下氣潤五臟利肺氣止吐逆解上焦熱多食傷脾發痰熱同炙肉熱麪食令人發黃疸。

花　治頭風鼻流清涕和辛荑等分末每酒服二錢。

木白皮　生嚼嚥汁止吐逆不下食煎汁冷服尤佳

楊梅　酸甘溫鹽藏食利五臟止嘔噦去痰消食下酒止渴常含一枚嚥汁下氣能滌腸胃滯除煩憒惡氣乾作屑臨飲酒時服少許止吐酒。燒灰服斷下痢甚驗。性熱微毒多食令人發熱生瘀傷筋損齒忌葱同食　一切損傷止血生肌令無瘢痕鹽藏楊梅和核擣泥做挺子竹筒收藏凡遇破傷研末傅之神效○頭風作痛楊梅為末每食後薄荷茶服二錢或以消風散同煎服或同研末以白梅肉和丸彈子大每食後葱茶嚼一丸

核仁　治脚氣為末酒服神效　取仁法以柹漆拌核曝之則自裂出仁也

樹皮及根　煎服解砒毒洗惡瘡疥癬漱口止牙疼燒灰油調塗湯火傷　食中砒毒心腹絞痛面青肢冷欲吐不吐楊梅樹皮煎湯二盌服愈○風虫牙痛楊梅根皮一兩川芎五錢射香少許末以半錢嗅鼻內口含水涎出愈又楊梅根皮韭菜根肉案上油泥等分擣貼兩腮虫從腮角出

櫻桃　甘熱濇調中益脾氣止洩精水穀痢多食傷筋骨敗血氣熱病喘嗽暗風人尤忌小兒多食無不作熱病　儒門事親云舞水一富家有二

予好食櫻桃每日啖一二升半月後長者發肺癰幼者發肺痿相繼而死

核 煎服治麻疹閉標不出及出復沒者佐解表藥服之亦立出。葆按本草失載原予弟芝田用此治痲疹活人無算而予試用亦驗考究其果性得正陽之氣小兒多食無不發熱而疹出自心肺以其核直達所出之處鼓舞陽邪外解內標不閉疹自外出可救治矣

葉 治蛇咬擣汁飲并傅之 根 煮服下寸白蚘虫

枝 治雀卵斑點同紫萍牙皂白梅肉研和日用洗面良

銀杏 白菓 甘苦而温性濇而收色白屬金而入肺經潤肺定喘生食降痰解酒消毒殺虫熟食温肺益氣定痰哮寧喘嗽止帶濁縮小便多食則收令太過令人壅氣臚脹動風小兒發霍發驚

引痔嚌漿塗面鼻手足去皶皰䵟𪑿及疥癬陰䘌疳蝕欬嗽失聲白果仁四兩茯苓桑皮各二兩烏豆半升白蜜半斤煮熟日乾末以乳汁半盌拌濕九蒸九曬丸如豆大每白湯下三十丸〇赤白帶下下元虛憊白果蓮肉芡實各五錢胡椒一錢半末烏骨雞一隻去腸毛盛藥肚內煮爛食

胡桃仁　味甘氣熱皮澀肉潤益命門利三焦溫肺潤腸補氣養血潤躁化痰通潤血脉骨肉細膩治虛寒咳嗽腰脚重痛心腹疝痛血痢腸風石淋五痔〇同故紙蜜丸服一水一火爲補下焦腎命之藥利小便散腫毒發痘瘡制銅毒燒炭和松脂研傅瘰癧〇其性熱能入肺腎惟虛寒者宜之而痰火積熱者勿多食〇消腎溢精胡桃丸治房慾無節或失志傷腎致水虧火强口舌乾精自溢胡桃肉茯苓各四兩附子泡去皮一兩切片姜汁蛤粉同

焙末蜜丸梧子大每米飲服三十丸○老人喘嗽氣促睡卧不得胡桃杏仁俱去皮生姜各一兩研膏人煉蜜少許丸彈子大每卧時嚼一丸姜湯下或噙嚥津下○急心氣痛胡桃肉一枚研棗子一枚去核夾胡桃肉紙包煨熟細嚼以生姜湯送下○小兒頭瘡胡桃肉燈上燒炭入輕粉少許末菜油調塗○悞吞銅錢胡桃肉多食自出○消痰止嗽胡桃肉三枚生姜三片卧時嚼細卽飲湯兩三呷再嚼桃姜如前飲湯靜卧必愈○痰喘咳嗽晝夜不寧胡桃肉一枚連皮人參寸許煎湯徐徐服之喘嗽自定○聤耳出汁胡桃仁燒研狗膽汁和作挺子棉裹塞○傷耳成瘡出汁胡桃杵取油納入蓧挼取油法胡桃杵碎銅片裹以手指捻之其油自出器盛加片腦末少許尤效

油胡桃　辛熱有毒能攻毒殺虫治癰腫癘風疥癬楊梅白禿諸瘡潤鬚髮

殼　燒炭入下血崩中藥良

榛仁　甘平調中開胃止饑健行益氣力實腸胃令人不饑。

陸機詩疏云、榛有兩種、一種大小枝葉皆如栗而子小、形如橡子、味亦如栗、枝莖可爲燭、纂要云、形似鷄心、俗名鷄心栗、一種高丈餘、枝葉如木蓼子、作胡桃、味、遼代上黨甚多、久留亦易油壞、我婺亦有、

櫧子仁 子 苦櫧 苦澁平、止渴止瀉痢、破惡血、食之不飢、令人健行。

皮葉 煮汁飲、止產婦血、嫩葉貼臁瘡、一日三換、良。

鉤栗 巢櫧子、甜櫧子 甘平、厚腸胃、令人肥健不饑

橡實 橡斗、櫟 **實** 苦微溫、治下痢、充腸胃、肥健人、澁腸止瀉、煮食止飢

禦歉歲 時珍曰、橡實四五月開花如栗、黃色、結實如荔枝核有尖、其蒂有斗、包其半截、其仁如老蓮肉、山人歉歲采爲飯、或浸擣取粉食、又名橡斗、皂斗、謂其斗刓剜象斗、可以染皂

○水穀不痢、日夜百餘行、橡斗二兩、楮葉炙一兩、末、每烏梅湯服一錢、血痢不止、同方、加砂仁半兩、○下痢脫肛、橡斗燒炭末、猪油調傳、○石癰堅硬如石不作膿、橡斗以醋於石上磨汁塗

乾則易數十度。平。○痔瘡出血：橡斗粉、糯米粉各一升，炒黄，滚水作条，飯上蒸熟食，不過四五次效。

斗殼 澀濇。止下痢、腸風、崩中、帶下、冷熱瀉痢，煮汁或爲散服。并可染皂，亦染髭鬚。下痢脱肛：橡斗殼燒炭末，猪脂調塗，或煮汁洗。○腸風下血：橡斗殼數個，白梅肉填滿，鐵線扎定，煅炭末，每米飲服二錢。○走馬牙疳：橡斗殼入鹽填滿，合定煅炭，入射香少許，末，先以米泔漱過，搽之。○風虫牙痛：橡斗殼五個，皂角一条，切五片，入內，鹽填滿煅過，研末，日搽三四次，荆芥煎湯漱之，然後搽。

木皮、根皮 苦，平。止水痢，消瘰癧，治惡瘡因風犯露致腫者，煎汁日洗，令膿血盡乃止。

槲實 樸樕 槲樕 槲子。仁：苦、澀，平。蒸煮作粉，澀腸止痢，功同橡子。頌曰：槲處處山林有之，木高丈餘，與櫟相類，九月結實似橡實而稍短小，其蒂亦有斗，但小不中用，其實荒歲人亦食之，但味苦澀耳。

葉　甘苦平、活血止血、療痔止瀉利小便、治血痢、除面上皶赤、入藥炙焦用、鼻衄不止、槲葉擣汁頓服、即止、○腸風血痔、槲葉槐米等分、炒焦末、每米飲服二錢○鼻皶生鼻上出膿血、以米泔水煎洗拭乾、槲葉燒炭末、傅○冷淋莖痛、槲葉末、每服二錢、葱白七寸、煎湯調送、

木皮赤龍皮、苦澁、煎服除虫、治瘻、澁五臟、吐瘰癧、止赤白痢、腸風下血、煎湯洗惡瘡。一切瘻疾、槲樹皮三十斤熬去滓、再熬成膏、取雄鼠屎、雌鼠屎、各十四枚燒炭末、和納溫酒一升勻、每服五合、後當有虫出効、又方槲白皮五斤水煎成、膏日服一匙、并塗瘡上、○小兒瘰癧、槲白皮煎湯頻洗○肘骨疽瘡、槲皮燒炭、每米飲服一匙

荔枝　實甘平、益智通神、健氣、止呃逆、止煩渴、治頭暈、心躁、背膊勞悶、瘰癧、瘤贅、赤腫、疔腫、發小兒痘瘡、其性純陽、生者多食則

發熱煩渴齦腫口痛衂血火病人尤忌之頌曰多食不傷人如過度飲蜜漿解之物
類相感志云食荔枝多則醉以殼浸水飲之即解○呃逆不止
荔枝七箇連殼核燒炭白湯調下立止○疔瘡惡腫荔枝肉白
梅肉各三箇擣餅貼瘡上根即出又方荔枝五箇以狗糞中米
淘淨末糯米粥同研成膏攤帋上貼留孔出毒氣○風虫牙痛
荔枝連殼燒炭研末搽牙即止又方
荔枝一箇剔開填鹽滿煅末搽即愈

核　甘濇而溫入厥陰經行散滯氣治心氣痛小腸氣疝氣痛
及婦人血氣刺疼燒研酒服其實雙結而核似睪丸故治㿗疝
卵腫述類象形之義○心脾氣痛不通荔枝核末醋服二錢即愈○婦人血氣刺痛荔枝核煅焦半兩香附
一兩末每鹽湯服二錢○疝氣㿗腫來笑丹荔枝核四十九箇
陳皮九錢硫黃四錢為末鹽水打麵糊丸菉豆大遇痛時酒服
十九丸久再服三服神效亦治諸氣痛○腎腫
如斗荔枝核青皮小茴等分炒末每酒服二錢

殼　治痘瘡出不爽快煎湯飲之又解食荔枝發熱浸水飲之
赤白痢荔枝殼橡斗殼炒石榴皮炒甘草炙等分每以半兩水煎溫服

花及皮根　治喉痺腫痛水煮汁細細含嚥之

龍眼 圓眼　實甘平開胃益脾補虛長智安志厭食除蠱毒去三虫解五臟邪氣久服强魂聰明輕身不老通神明時珍曰食品以荔枝爲貴而資益則龍眼爲良荔枝性熱而龍眼性和平濟生方治思慮勞傷心脾有歸脾湯

核　治胡臭用六枚同胡椒二七枚研末遇汗出擦之

橄欖 青果　實酸澀甘溫開胃下氣止瀉生津液止煩渴治咽喉痛生食煎飲並消酒毒解河豚魚毒嚼汁治魚骨鯁能解一

切魚鱠毒。初生胎毒，小兒落地時用橄欖一箇燒研，漂硃砂末五分，和勻，嚼生脂麻一口，吐唾，和藥絹包如棗大，安兒口中，待咂一箇時頃，方可與乳，能取下腸胃穢毒，令兒少疾及出痘稀。○唇裂生瘡，橄欖炒末，猪脂調塗。○下部疳瘡，橄欖炭末油調傅，或加兒茶五分。○牙齒風疳，膿血有虫，橄欖燒炭末，入射香少許，勻貼。

核　甘濇溫。磨汁服，治諸魚骨鯁及食鱠成積。小兒痘瘡倒靨，燒研服之。腸風下血，橄欖核燈上燒炭，研末，每服二錢，陳米飲調下。○陰腎癩腫，橄欖核、荔枝核、山查核等分，俱燒炭末，每空心小茴湯服二錢。○耳足凍瘡，青果核燒炭，油調塗。

○橄欖核仁　甘平。治唇吻燥痛，研爛傅之。集註：橄欖核兩頭尖有稜，內有三竅，中有仁可食。

榧實　甘平濇。肺之果也。潤肺滑腸，明目輕身，令人能食，行營衛，助筋骨，壯陽道，治咳嗽白濁，常食療五痔，去三虫、寸白、蠱毒、鬼疰惡毒。多食滑腸、五痔。人宜之。炒食香美、久食引火入肺大腸受傷、其皮反菉豆。○寸白虫日食榧子七枚滿七日虫盡化爲水○好食茶葉面黃者、每日食榧子七枚以愈爲度○令髮不落榧子三箇胡桃二箇側柏葉一兩搗浸雪水梳頭髮永不落且潤黑。○尸咽痛癢語言不出榧實半兩蕪荑一兩杏仁桂各半兩末蜜丸彈子大含嚥

花　治水氣、去赤虫、令人好色、不可久服

海松子　仁甘小溫。溫腸胃、潤皮膚、肥五臟、散水氣、主諸風、去死肌、能潤肺、治燥結咳嗽、療虛羸少氣、補不足、逐風痹寒氣、去骨節風頭眩。同柏子仁、治虛秘。多食發熱毒。肺燥咳嗽、松子仁一兩胡桃肉二兩研膏和熟蜜半兩收之每食後沸湯點服二錢。○小兒寒嗽或作喘、松子仁五箇炒、百部、麻黃各二錢末、杏仁四十箇去皮、水煮

化白糖、丸芡子大每食後噙化十丸。○大便虛秘、松子仁、柏子仁、火麻仁等分、研泥、溶黃蠟和丸梧子大每服五十丸黃耆煎湯下

檳榔 苦溫破滯、辛溫散邪、通關節、利九竅。宜利五臟六腑壅滯、能瀉胸中至高逆氣、使之下行性如鐵石。又能墜諸藥至於下極、攻堅去脹、消食行痰、健脾調中、除一切風、下一切氣、殺三虫、伏尸、寸白、破癥結、除痰癖、治痰氣喘急、心痛積聚、癥瘕諸瘧、水腫、脚氣、腹痛、賁豚、膀胱諸氣、五膈氣、風冷氣、大小便氣秘、衝脉爲病、氣逆裏急、瀉痢後重、過服損眞氣、傳瘡生肌止痛、燒灰傳口吻瘡。心脾作痛雜心、檳榔、良姜各一錢半、陳米百粒、水煎服。○乾霍亂症、心腹脹痛、不吐不利、煩悶欲死、檳榔末五

錢童便半盞水煎服、○血淋痛檳榔一枚麥冬煎湯磨汁空心服、○口吻生瘡檳榔燒灰輕粉少許末傅○醋心吐水檳榔四兩橘皮一兩末每空心生姜湯服一匙、○小兒頭瘡水磨檳榔曬粉麻油調塗

大腹皮　辛微温、健脾下氣、行水、止霍亂、降逆氣、治冷熱氣攻心腹大腸、痰膈、酸心、通大小腸、下一切氣、消肌膚中水氣浮腫、脚氣壅逆、瘴瘧、蠱毒、胎氣惡阻、痞滿脹悶、凡用洗曬乾

子　辛澁温、與檳榔同功、思邈曰鴆鳥多集其樹、凡用腹皮先酒洗後以黑豆汁洗曬用○烏癩風瘡大腹皮連子勿傷動以酒一升浸之慢火熬乾爲末臘猪脂和傅○漏瘡惡穢、大腹皮煎湯洗之

無花果　映日果　優曇鉢、甘平、開胃、止泄痢、治五痔咽喉痛、

葉　甘微辛、有小毒、五痔腫痛、煎湯、先熏後洗。

枳椇子　甘平、潤五臟、解酒毒、止嘔逆、辟虫毒、止渴除煩、去膈上熱、治頭風、小腹拘急、利大小便、功同蜂蜜。枝葉熬膏亦同。

木皮　甘溫、和五臟、治五痔。腋下狐臭，用枳椇樹鑿孔，取汁一二碗，青木香、東邊桃枝、西邊柳枝、七姓婦人乳和煎一二沸，就熱於五月五日雞叫時洗淨，將水傾十字路口，速回勿顧，即愈。只是他人先遇必帶去。

川花椒　蜀椒　辛溫有毒、純陽之品、乃脾肺命門氣分之藥。稟南方之陽、受西方之陰、故入肺散寒、開腠理、寬胸膈、解鬱結、消宿食、止嘔逆、治寒熱咳嗽、腹內冷痛、頭風下淚、溫瘧無汗、心胸留飲、入脾除濕、溫脾胃、通血脈、調關節、破癥結、殺蚘虫、止泄瀉、逐骨節皮膚死肌、寒熱痺痛、水腫黃疸、下痢腸澼。辛入命門、補火壯陽、癖、通三焦、暖腰膝、縮小便、除六腑寒冷、腰脚不遂、虚損留結、陰汗洩精、陽衰溲數、冷痛、久痢、女子字乳餘疾、産後宿血。堅齒明目、破血通經、滅瘢下乳。殺虫魚毒、鬼疰蠱毒。脾胃素熱者忌。冷虫心痛、川椒四兩炒出汗、酒一盃淋之、服酒。○傳尸勞疰最殺勞虫、川椒不拘多少去目及合口、黃草紙二重隔之、炒出汗、安地上以砂盆蓋定、以火炭蜜遮四弦、納一時許、爲末、老酒浸白糕丸梧子大、每食前鹽湯下四十丸、服至一斤、其疾自愈、此方亦治痺痛、歴節風痛、半身不遂、以肉桂湯下、治腰痛、茴香湯下、治腎冷、鹽湯下。○囊瘡痛痒、川椒七粒葱頭七箇、煎水洗之。○腎風囊痒、川椒杏仁等分研膏塗掌心、合陰囊而卧。○漆瘡作痒、川椒煎湯洗、凡人忌漆、至漆所嚼川椒塗鼻上、不生漆瘡。○食茶面黃、川椒炒末、糊丸梧子大、每茶湯下十丸。○蛇入人口不得出者、用刀破蛇尾、以川椒二三粒裹定、須臾自退出、此因天熱取涼臥地上、有蛇過而入人口、不得出法。○心腹冷痛、以布裹川椒、安痛處、用熨斗熨、令椒出汗即止。○陰冷入腹、漸漸冷氣入陰囊腫滿痛悶欲死、以布裹椒包囊下、熱氣大通、愈日再易。○寒濕脚氣、川椒三升布囊盛之、日以踏脚。○足上濕瘡痒極搔之流水皮破、乃濕熱生虫、川椒炒、甲珠、白芷各一錢、龍骨、黃草紙灰各二錢、末、先洗拭、以桐油掃瘡搽藥碌驗

椒目　苦寒、其性下達、能行滲道、不行穀道、所以能下水燥濕、治水蠱、利小便、止氣喘、主十二種水、痿水腹脹滿、膀胱拘急、腎虛耳卒鳴聾、腎虛耳鳴如風水鳴響、或如打鐘磬聲、椒目、巴豆霜、菖蒲等分、研末、以松香黃蠟溶和作挺、納耳中、日一易。○止盜汗、夜目微炒末、以猪上唇煎湯、臨臥服半錢。○眼生黑花、年久難治者、炒椒目、炒蒼朮各一兩、末、醋糊丸豆大、每醋湯服二十丸。○痔漏腫痛、椒目末、空心水服三錢。○崩中帶下、椒目炒末、每溫酒服一錢

葉　辛熱、殺虫、治奔豚伏梁氣及內外腎釣、并霍亂轉筋、和艾及葱研、以醋拌罨之、煎洗脚氣及漆瘡

根　辛熱微毒治腎與膀胱虛冷血淋色瘀者煎飲。色鮮者勿服、

秦椒花椒土椒　辛温有毒除風邪去寒痺、能下腫濕氣惡風四肢瘰痺、口齒浮腫搖動、疝痛久痢腹中冷痛、女人月事不通產後惡血血痢。生毛髮、滅瘢。痕煎洗疥癬諸瘡、脚氣浮腫、癭瘤癰風、葆元增時珍曰秦椒花椒也、始產於秦今處處種之、最易蕃衍生青熟淡紅其目不及蜀椒目光黑也○手足心腫乃風也花椒搗等分末醋和傅之○牙齒風痛花椒醋煎含漱

胡椒　辛熱純陽、快膈下氣、温中去痰調五臟、壯腎氣暖腸胃去寒濕、除臟腑風冷去胃中冷氣宿食不消、霍亂氣逆、心腹卒痛、冷氣上衝胃寒吐水腸滑冷痢、反胃虛脹冷積陰毒、牙齒浮熱

作痛殺一切魚肉鼈蕈毒多食助火損肺昏目發瘡令人吐血
赤白下痢胡椒菉豆照一歲名一粒末糊丸梧子大紅用姜湯
白用米湯下○房勞陰毒胡椒七粒葱心三寸麝香一分末黃
蠟溶和做小條插入陰內少頃汗出即愈○沙石淋痛胡椒朴
硝等分末每白湯服二錢○心腹冷痛胡椒三七粒清酒吞之
○蜈蚣咬傷嚼胡椒封之○虛寒積癖在背膜之外流於兩脇
氣逆喘急久則營衛凝滯發爲癰疽多不救胡椒二百五十粒
蠍尾四箇木香二錢半爲末粟米飯丸菉豆大每橘皮湯下二
十丸名磨積丸○阿伽陀丸治婦人血崩胡椒檀香鬱金茜草
小蘗皮等分末水叠丸梧子大阿膠
湯下二十丸按胡椒出摩伽國故名

畢澄茄　辛溫、下氣消食、暖脾胃辟鬼氣止嘔吐噦逆治冷氣痰
澼霍亂、吐瀉腹疼去皮膚風心腹間氣脹腎氣膀胱冷令人能
食、能染髮、及香身、珣曰生南海諸國向陽者爲胡椒向陰者澄茄
又老爲胡椒嫩澄茄時珍曰胡椒與澄茄亦

猪大腹皮同檳榔也○噎食不納、澄茄、白蔻等分末、孤嚼○鼻塞不通、肺氣上攻所致、澄茄半兩、薄荷三錢、荊芥一錢、末、蜜丸彈大、時時含嚥○反胃吐食、吐出黑汁、治不愈者、澄茄末、米糊丸豆大、姜湯下、愈後服平胃散

吳茱萸　辛苦大熱、有小毒、入足大陰血分、少陰厥陰氣分、潤肝燥脾、溫中下氣、除濕開鬱、去痰殺虫、開腠理、厚腸胃、通關節逐風邪、治厥陰經、痰涎頭痛、陰毒腹痛、疝氣血痢、嘔逆吞酸、痞滿塞胸、咽膈不通、去痰冷逆氣、飲食不消、心腹絞痛、中惡腹疼、胃冷吐瀉、產後心痛、遍身瘰痺、腰脚軟弱、腸風痔疾、腎氣脚氣、水腫、霍亂轉筋、喉舌口瘡、牙齒虫䘌、鬼魅疰氣、性雖熱、而能引熱下行、利大腸壅氣、下產後餘血。然走氣動火、昏目發瘡、血虛有

火者禁用。吳茱萸湯，治時發頭痛背寒嘔吐酸汁，不食，吳萸泡、茯苓等分，蜜丸梧子大，每熱水服五十丸。○咽喉口舌生瘡，此虛火上炎，吳萸末，醋調貼兩足心，或津唾調，移夜便愈。○小兒腎縮，乃初生受寒所致，吳萸、硫黃各半兩，同大蒜研塗其腹，仍以蛇床子燒煙熏之。○婦人陰寒，十年無子，吳萸、川椒各一升，末，煉蜜丸彈大，綿裹納陰戶中，日再易。○食已吞酸，胃中虛冷，吳萸泡七次，乾姜等分，末，湯服一錢。○陰下濕痒，吳萸煎湯頻洗。○小腸疝氣，奪命丹，治疝氣偏墜，臍下攣痛，外腎腫硬，日漸滋長，及濕痒成瘡，吳萸一斤，作四分，一分酒浸，一分醋浸，一分湯浸，一分童便浸，俱浸一宿，同焙乾，澤瀉一兩，共爲末，酒糊丸梧子大，每空心姜湯或酒下五十丸。○寒熱怪病，寒熱不止，四肢堅如石，擊之似鐘磬聲，日漸瘦，吳萸、木香等分，煎湯飲。

葉　辛苦熱，下氣，治霍亂，止心腹痛冷氣，及內外腎釣痛，和鹽研罨之，乾則易。○轉筋者，同艾搗，醋和罨之。又治大寒犯腦頭痛，以酒拌葉、袋盛、蒸熱、更互熨之。

枝　治大小便卒關格不通、取向南行枝三寸含之立通。

根及白皮　止瀉、消食、殺三虫、蟯虫、治喉痹、咳逆、中惡、腹痛、牙齒虫痛、下痢不禁、女子經產餘血、擦白癬、洗漆瘡。肝勞生虫、眼中赤脉、吳萸根末、一兩半、粳米半合、雞子白三箇、同化蠟一兩半、和丸小豆大、每米湯下三十丸、當自下虫。

鹽麩子　酸鹹微寒、生津降火、潤肺化痰、止唾、滋腎、收汗、止痢、止渴、消毒、除痰飲、瘴瘧、解酒毒、黃疸、飛絲蠱毒、天行寒熱、咳嗽、喉中熱結、喉痹、風濕眼疾、生毛髮、去頭白屑、擣末服之。藏器曰、樹狀如椿、七月子成穗、粒如小豆、有鹽似雪、可為羹用、其葉上有虫結成五倍子。

本草綱目易知録　卷三

樹白皮　破血止血蠱毒血痢殺蚘虫并煎服之。

根白皮　治酒疸擣碎米泔浸一宿平旦空腹服諸骨鯁以醋煎濃汁、時呷之岑公云、有人被雞骨哽項腫可畏用此根醋煎啜三椀雞骨便吐出

茶葉茗苦搽　苦甘微寒下氣消食解暑止渴破熱氣除瘴氣利大小腸去痰熱、消頭目令人少睡解酒油膩炙煿之毒治中風昏憒多睡不醒。濃煎飲吐風熱痰涎及熱毒赤白痢。和川芎葱白煎服、止頭痛多食嗜食寒胃消脂成瘻痺痰瀉諸病酒後飲茶引入膀胱經患瘕疝水腫空心及服土茯苓威靈仙者忌産後秘塞以葱涎調好茶為末丸豆大茶服百丸自通不可用大黃通利藥○嗜茶成癖以新鞋盛茶葉令滿任意食食盡再盛一鞋食愈則止男

用女鞋女用男鞋つ痰喘咳嗽、不能卧、好茶僵蠶、各一兩、爲末
盞碗盛湯泡浸盞定臨卧添沸湯點服、○大便下血、好茶葉一
斤、五倍子五箇燒炭、共末、每米飲服二錢、○陰囊生瘡、先以甘
草水洗後以茶葉研末摻之、○霍亂煩悶、好茶、乾姜各一錢末
水調服、つ脚極濕
爛茶葉嚼爛傳効、

茶花 蓧補 甘淡微苦、花白蕋黄、入手足太陰經、清肺躁滲脾濕、
生津止渴清熱除煩○治胸膈留邪、往來寒熱、渴欲飲水、熱壅痰
涎、去頭目風、利大小便○

茶子 苦寒有毒、去痰垢、治喘急咳嗽、擣仁洗衣、除油膩○
上氣喘急、時咳、茶子百合等分末、蜜丸梧子大、每新汲水服七
丸○喘嗽齁鮯、不拘大小、用米泔少許、磨茶子滴鼻中、令汲入
口服之、口咬竹筒、少頃涎出如線、不過數次絶根、○
頭腦鳴響、狀如虫蛀、名天白蟻、茶子末吹鼻中、取効、

皋蘆 苦𧀰 葉苦平煎飲止渴明目除煩令人不睡消痰利水通小腸治淋止頭痛煩熱噙嚥清上膈利咽喉。時珍曰皋蘆木其葉狀如茗而大如手掌挼碎泡飲最苦而色濁風味比茶大不及今廣人用之名苦𧀰葆按吾鄉名苦茶

甜瓜瓤 甘寒滑有小毒解暑止渴除煩熱利小便通三焦間壅塞氣治口鼻瘡暑月食之永不中暑然多食至深秋作痢發黃疸脚氣凡食瓜過多但飲酒及水送射香少許服便消。時珍曰甜瓜北土中州種蒔二三月下種延蔓而生六月花開黃色七月瓜熟有圓有長有尖有褊大或徑尺小或一捻

瓜子仁 甘寒清肺潤腸和中止渴治腹內結聚破潰膿血最爲腸胃脾三經內壅要藥止月經太過研末去油水調服炒食

補中宜人。斅曰凡用曝乾研粉以帋三重裹去油不去油其力短、西瓜子仁同。○腸癰已成、少腹腫痛小便淋大便澁、下膿甜瓜子一合、當歸炒一兩蛇退一条為末、每服四錢水煎食前服利下惡物效○腰眼疼痛甜瓜子三兩酒浸十日、曝末每酒服三錢○解口臭氣、甜瓜子末蜜丸每旦漱口、含一丸亦可貼齒、

瓜蔕 瓜丁 苦丁香 苦寒有毒、乃陽明經、去濕熱之藥。能引去風熱痰涎、治風眩頭痛、癲癇喉痺、頭目濕氣、皮膚水腫、主大水身面、四肢浮腫、鼻中息肉、腦寒熱齆眼昏吐痰、欬逆上氣、癈黃疸、殺蠱毒、及食諸果、病在胸腹中、皆吐下之：合射香、細辛治鼻不聞香臭。凡胃弱、及病後產後亡血家、尺脉絕上部無實邪者、俱忌用。

瓜蔕散瓜蔕炒、赤小豆各二錢半末每用一錢、以豉一合湯煎去滓和服、少少加之、快吐乃止○風癇喉風欬嗽遍身風疹、急

中涎潮等症，此藥不大吐逆，只出涎水。瓜蒂末壯年服一字，小兒老人半字，早晨井水下，一食頃含沙糖一塊，良久涎如水出，年深者出墨涎，有塊布水上，涎盡食粥兩日。如吐多人困甚，射香少許泡水飲即止。○遍身如金，瓜蒂公丁香等分末，吹鼻取黃水，亦可揩牙取涎。○十種蠱毒，瓜蒂末、棗肉丸梧子大，每棗湯服三十丸。○發狂欲走，瓜蒂末，井水服一錢取吐愈。○齁喘痰氣，瓜蒂三箇末，水調服，吐痰即止。○鼻中息肉，瓜蒂末吹之，日三。又方和白凡等分末，猪脂調作挺塞之。○黃疸癃黃，瓜蒂、丁香、赤小豆名七枚，末，吹豆許鼻中，黃水出愈。身面浮腫同方。

蔓 陰乾用 治女人月經斷絕，同使君子肉各半兩、甘草六錢為末，每酒服二錢。

花 治心痛欬逆。

葉 補中去瘀血，治小兒疳及打傷損折，為末酒服。人無髮者，擣汁塗之即生。面上黶子，七夕日午時取瓜葉七片，直入北堂中，向南立，逐片拭黶即滅。

西瓜瓤　甘淡寒、寬中下氣、消煩止渴、療喉痺、解暑熱、利小水、解酒毒、治血痢、含汁治口瘡　頌曰、西瓜性寒解熱、有天生白虎湯之號、然亦不宜多食

皮　甘涼、治口舌脣內生瘡、燒研噙之。閃挫腰痛、西瓜青皮陰乾爲末、每服三錢、鹽酒調下。○食瓜過傷、用瓜皮煎湯飲解、諸瓜皆同

翠衣　葆增　甘涼、味淡氣薄、解暑熱、清膜原、治暑熱時邪、彌漫氣分、汗出神昏、舌白譫語、大熱煩渴、二便不利、能堵截陽明、免邪入腑、防守膻中、庶不逆傳、功同白虎湯、無妨胃氣之患、若邪熱入營、舌苔絳燥、非所宜也。○葆按、翠衣、是西瓜青皮、用刀輕刮下者、本草失載、惟葉氏醫案、溫病條辨取用、未詳主治之性、愚治暑熱時邪、屢試有效、故補之、俟考、

瓜仁蓀增　甘寒、安血絡、潤肺燥、化痰解煩、和中止渴、功同甜瓜子。治勞損失血、喉疼失音。曝末去油服。炒食者徒適口味、反耗津液、動火生痰。○蓀元屢用、效驗、故亦增之

葡萄　實、甘濇、屬土、下走滲道、除煩解渴、調中、治淋、益氣倍力、强志、逐水、利小便、除腸間水、治筋骨濕痺、時氣痘瘡不出、食之或研酒飲、甚效。○熱淋澁痛、葡萄汁、藕汁、生地汁、白蜜各五合、每服一盞、石器溫服。○除煩止渴、生葡萄擣濾取汁、以瓦器熬稠、畧少許、收黙湯飲、甚良。○胎上衝心、葡萄煎湯飲之

根及藤葉　煎汁飲、止嘔噦、通小腸、利小便、消腫滿、治霍亂後惡心、孕婦子氣上衝心、飲之卽下、而胎安。腰脚肢腿痛、煎湯淋

洗。水腫葡萄嫩心十四箇、螻蛄七箇、去頭尾同研露七日、暴乾末、每淡酒調服半錢、暑月尤佳

陽桃 獼猴桃 酸甘寒、調中下氣、止暴渴、解煩熱、壓丹石、下淋石、熱壅、治骨節風、癱瘓不隨、野雞肉痔病、曝乾煎服、并熏洗。多食冷脾胃、令人臟寒作瀉。妬乳乳癰取乾陽桃煎湯、乘熱熏後服葆驗方

藤中汁 甘滑寒、治反胃、和生姜汁服之、又下石淋。

枝葉 殺虫、煎汁飼狗、治瘑疥。

甘蔗 甘平、濇脾之果也、下氣和中、消痰止渴、利大小腸、除心胸煩熱、止嘔噦反胃、和脾氣、寬胸膈、解酒毒、通大腸。多食發虛熱、動衄血、共酒食生痰、同榧子食則渣軟。反胃吐食朝食暮吐暮食朝吐甘蔗汁七升生

姜汁一升，和匀，日日細呷之。乾嘔不止，同方。○虛熱咳嗽口乾涕唾，甘蔗汁升半，青粱米四合，煮粥食。○小兒口疳，蔗皮燒末摻之。○酒病腹疼，大便閉，甘蔗取乾者，煎湯頻飲，便通痛止。葆驗方。○發熱口乾小便赤澁，甘蔗去皮，嚼汁嚥之，飲漿亦可。○痁瘧疲瘵，蔗汁頻飲，自愈。○眼暴赤腫，甘蔗汁二合，黃連半兩，入銅器內，慢火熬濃，汁點之。按晁氏客語云：甘草遇火則熱，麻油遇火則冷；甘蔗煎飴則熱，泡湯則冷。此物性之異，醫者可不知乎。

滓　燒炭研末，烏桕油調，傅小兒頭瘡白禿。燒煙勿令入目，能使目暗。葆驗方治奔走遠路，足背腫，足板心痛，甘蔗滓燒煙頻熏效。又草鞋走路押破，蔗滓燒炭末油調傅。

砂糖　甘溫，和中助脾，緩肝氣，潤心肺，解酒毒，散瘀血，利大小腸熱，治心腹熱脹，口乾燥渴。臘月瓶盛，封固窖糞坑中，至春取出收藏，患天行熱狂者，絞汁服甚良。多食損齒，生虫，發疳及心氣痛。噤口痢，沙糖半斤，烏梅一箇，水煎，時時呷之。○上氣喘嗽煩熱，食則吐逆，砂糖、姜汁等分，慢煎，每嚥半匙服。○食韭口臭，砂糖食則解。○虎傷人瘡，砂糖塗之，並冲水服。○禄驗方。治產後腹疼，瘀血不下，少腹塊痛，砂糖一兩，查肉五錢，拌勻入鍋內炒焦，起煙，入酒水各一盌，煎數沸，取起濾去滓，服。或用煎生化湯服之，更良。

白糖 同冰糖 甘平。理嗽消痰，解酒和中，明目止渴，助脾氣，緩肝氣。治心腹熱脹，目中熱膜。和棗肉、脂麻搗丸，噙之，潤心肺燥熱，助五臟生津。和生姜、葱白泡湯飲，能發表散寒。白糖、冰糖氣清味平，潤肺化痰力勝，而沙糖氣濁味厚，消食下瘀功良。禄元 然多食亦助熱，損齒生虫。

蓮子 甘溫而濇，脾之果也。脾者黃宮，故能交水火而媾心腎，安靖上下君相火邪。主五臟不足，傷中，益十二經脉血氣，安心養神、止渴去熱、補虛損、厚腸胃，固精氣、强筋骨、利耳目、除寒濕、止脾瀉久痢、赤白濁、腰痛洩精，女人崩帶及諸血病。擣碎、和米作粥飯食，輕身益氣，令人强健。生食過多、動氣發脹。蒸食良，大便燥結者、勿食。補中强志，蓮子半兩，去皮心，研末，粳米煑粥和攪食。○補虛益損，蓮子半升，酒浸二宿，猪肚一具洗淨，入蓮子內縫定，煑熟曬乾末，酒煮米糊丸梧子大，每温酒服五十丸。小便頻數同方，醋糊丸。○小兒熱渴，蓮子二十枚炒，浮萍二錢半，生姜三片，水煎分二服。

石蓮子　甘平，性温。清心寧神，除煩開胃，進食，止吐，爲治噤口痢要藥。藏器曰，石蓮經秋正黑，入水必沉，惟煎鹽鹵能浮之。此物居山海間，百年不壞，人多得食，令髮黑不老。時珍曰蓮子六、七月收至秋房枯子黑其堅如石故名石蓮入九月收剝去黑殼以水浸去黑皮及青心生食佳入藥蒸熟用蓀按今藥肆中石蓮味苦色黑中空無青心係產樹間非真石蓮也用者宜審○久痢噤口石蓮肉炒末每服二錢陳倉米煎湯調下便覺思食甚妙加入香連丸內服尤妙脾泄腸滑方同○反胃吐食石蓮肉末入肉豆蔻少許勻米湯調服○白濁遺精石蓮肉龍骨益智仁炒茯苓等分爲末每空心米飲服二錢○產後咳逆嘔吐心忡目眩石蓮肉一兩半茯苓一兩丁香五錢末每米飲服二錢○心虛赤濁石蓮子六兩甘草一兩末每燈心湯服一錢

蓮子心 蓮薏 苦寒清心去熱解血渴止霍亂治產後發渴生研末米飲服二錢立愈○勞心吐血蓮子心七個糯米二十一粒末酒服○小兒遺精蓮子心一撮爲末入辰砂一分勻每服一錢湯下日二○纂要云蓮心色青入肝其心極於上能反向下可能留肝血之散使血得所藏

蓮房 蓮蓬殼 苦濇溫入厥陰血分消瘀散血與荷葉同功生者破血

消瘀、炒焦則止血、酒煎服、治血脹腹痛、及產後胎衣不下。水煎服、解野菌毒、止血崩、下血溺血、陳者良。經血不止、蓮房炭酒服二錢。○血崩不止、蓮蓬炭荊芥炭等分末、每米飲服二錢。○產後血崩、蓮房五箇、香附二兩、共燒炭末、每米飲服二錢。○小便血淋、蓮房炭末、入射香少許、每米飲服二錢。○漏胎下血、蓮房炭末、麵糊丸豆大、湯下百丸。○天泡濕瘡、蓮蓬炭、井泥調塗

蓮蕊鬚　甘濇溫、清心通腎、固精氣、烏髭鬚、悅顏、益血、止血崩、吐血。忌地黃、葱蒜。久近痔漏三服除根、蓮鬚、牽牛、取頭末、各兩半、當歸五錢、末、每空心酒服二錢、

蓮花　苦甘溫、鎮心、益色、駐顏、身輕、忌地黃、葱蒜。難產催生、取蓮花一葉書人字、吞水送即產、○天泡濕瘡、蓮花貼之。○墜損嘔血、積血、心胃嘔血不止、乾蓮花末、每酒服一匙、神効、

藕　甘平、散留血、解酒毒、除熱渴、開胃消食、止怒止洩、解悶除煩。

治霍亂後虛渴○破產後血悶○解病後乾渴、血淋諸淋○爲治心脾經血分藥○久服令人心懽○擣汁飲○解射罔毒、蟹毒○擣罯金瘡傷折○蒸食大能開胃○補五臟、實下焦○同蜜食令腹臟肥○不生諸虫、忌鐵器○澄粉食○安神益胃○輕身延年○詵曰、產後忌生冷、獨藕不忌、爲能破血也○墜馬血瘀、積在胸腹、唾血無數、乾藕根末、每酒服一匙、日二○小便熱淋、藕汁、生地汁、葡萄汁等分、每用半盞、入蜜溫服○血淋脹痛、諸藥不效欲死、髮燒灰二錢、藕汁調下、日二、數日愈○產後悶亂、血氣上冲、口乾腹痛、藕汁三升飲、又方藕汁、生地汁、童便等分煎服○霍亂煩渴、藕汁一鍾、姜汁半鍾勻服○上焦痰熱、藕汁、梨汁各半盞服、

藕蔤　甘平、生食解煩毒、下瘀血、治霍亂後虛渴煩心、不能食、解酒食毒、餘功與藕同○又名藕絲菜、此是五六月嫩時采爲蔬茹、老則爲藕、味不堪矣

藕節 澁平擣汁飲主吐血不止及口鼻出血消瘀血解熱毒産後血悶和地黃汁入熱酒童便飲能止咳血唾血血淋溺血下血血痢血崩。卒暴吐血雙荷散藕節荷葉蒂各七箇入蜜少許擂水煎服。鼻淵腦瀉藕節川芎等分末每米飲服二錢。鼻衄不止藕節擣汁飲並滴入鼻中。遺精白濁心虛不寧金鎖玉關丸藕節蓮鬚蓮子芡實山藥茯苓茯神各二兩金櫻子二斤熬膏入少麵和藥擣丸梧子大每服七十丸米飲下

荷葉 苦平其色青其形仰其中空其象震感少陽甲膽之氣燒飯合藥俾助脾胃而升發陽氣澁精滑散瘀血發痘瘡消水腫癰腫。治吐咯衄血下血溺血血淋崩中血脹腹痛胎衣不下産後惡血口乾躁煩損傷敗血雷頭風腫。煎洗腎囊風脚膝浮腫荷葉心藁

本。煎湯撖洗。痘瘡倒黶南金散治風寒外襲倒黶勢危霜後荷葉貼水紫背者炙僵蠶炒去絲等分末每服半錢芫荽泡湯或溫酒下。產後心痛惡血不盡荷葉炒香末沸湯或童便下胎衣不下同方。吐血咯血荷葉焙末每米湯服二錢。吐血衄血四生丸生荷葉生柏葉生艾葉生地等分搗爛丸雞子大每以一丸水煎去滓服。崩中下血荷葉燒炭半兩蒲黃黄芩各一兩末每空心酒服三錢。陰腫痛痒荷葉浮萍蛇床子等分煎洗。漆瘡痒荷葉煎湯洗。赤遊火丹荷葉搗爛入鹽匀塗。妊婦傷寒熱渴恐傷胎嫩卷荷葉焙半兩蚌粉二錢半末每服三錢新汲水入蜜調服並塗腹上名罩胎散。產後傷寒血悶欲死荷葉紅花姜黃等分炒末童便調服二錢。脫肛不收貼水荷葉焙末酒服二錢仍以荷葉盛末坐之。徧身風癘荷葉三十枚石灰一斗淋汁全煮漬之半日乃出數日一作良。偏頭風痛荷葉一枚燒炭蒼朮升麻各五錢煎水調服。吐血不止嫩荷葉七枚擂汁水服

荷葉蒂 荷鼻 與葉同功尤能安胎去惡血留好血止血痢殺蕈

蕈毒妊娠胎動已見黃水，乾荷蒂一枚炙末，糯米淘汁煎熱調服。○血痢不止，荷葉蒂煎汁服

菱角芡實　甘平安中解暑，補五臟不飢，解傷寒積熱，止消渴，解酒毒射罔毒丹石毒。其性冷利，生食過多，傷臟腑損陽氣，痿莖，生蟯虫。擣澄粉食，補中延年。

烏菱角殼　煎服，止瀉痢，入染髭髮方亦用。

芡實　甘平開胃助氣，止渴益腎，去濕痺，益精氣，強志，久服令耳目聰明，治腰脊膝痛，小便不禁，夢遺滑精，白濁帶下。生食過多難化動風，不益脾胃，澄粉食功勝菱粉。雞頭粥益脾强志，利耳目，芡實三合，先煮，入粳米一合煮粥，空心食。○四精丸治思慮色欲過度，損心氣，小便數遺精，芡實、秋石、茯苓、蓮子各二兩，末，棗肉蒸搗丸梧子大，每

空心鹽湯下三十丸。○分清丸、治濁病、芡實、茯苓、各半斤、黃蠟化蜜、和丸梧子大、每鹽湯服百丸、

雞頭菜 芡實莖 菜 鹹甘平、止煩渴、除虛熱、生熟皆宜。

根 煮食、治小腹結氣。偏墜氣塊、雞頭根切片、煮熟、和鹽醋食之、

葧臍 烏芋 地栗 甘微寒滑、溫中益氣、開胃下食、解風毒、消黃疸、辟蠱毒、除胸中實熱氣、治消渴痺熱、下血血痢、婦人血崩、療五種膈氣、能消宿食、飯後宜食之。又能毀銅、治悞吞銅物。其性冷、多食令人腹脹氣滿、小兒秋月食多、臍下結痛。擣澄粉食、厚腸胃、不飢、能解毒、服丹石人宜之。集驗方、葧臍曬乾末、白糖服二錢、能辟蠱毒、傳聞下蠱之家、知有此物、蠱不敢下。○大便下血、葧臍汁、好酒、各半鍾、空心溫服。○下痢赤白、端午午時、取完好葧臍、洗拭乾、勿令損破、置瓶內、燒酒浸、黃泥密

封、遇患者、取二枚空心細嚼原浸酒送下、○婦人血崩勃臍燒
炭、一歲一個末酒服、○小兒口瘡勃臍燒炭研末摻之、○悮吞
銅錢勃臍擣
汁、細呷自化、

慈姑　甘苦微寒、解百毒、治產後血運攻心欲死、產難胞衣不出
下、石淋、擣汁服之、妊婦忌。時珍曰、慈姑生淺水中、人亦種之、三
月生苗、青莖中空、有稜、葉如燕尾、前
尖後歧、霜後葉枯、根乃結、冬及春初掘取、洗、灰湯煮熟、去皮食
乃不麻人、葆按、慈姑有二種、一種詳草部慈姑有毛衰之市肆
名毛慈姑是野生者、此生淺水中
或種或野生、無毛衰、俗名光慈姑

葉　治諸惡瘡腫、小兒遊瘤丹毒、擣爛塗之、即便消退、蛇虫咬
傷、擣爛封之、研泥調蚌粉塗瘙痱。

諸果有毒

凡果未成核者、食之令人發癰癤及發寒熱、

凡果落地有惡虫緣過者、食之令人患九漏。

凡果有雙仁者、有毒殺人

凡瓜雙蒂者、有毒殺人。沉水者、殺人

凡果忽有異常者、根下必有毒蛇、食之殺人。

本草綱目易知錄目錄卷四

木部

柏子仁　柏葉 枝節 脂 根白皮　松香 節 葉 鬚 花 根皮 木皮 杉材 皮 子 葉
肉桂 桂心 筒桂　桂枝 桂皮　木犀花　辛夷
沉香　公丁香　母丁香　檀香
降香　楠木　樟材　烏藥 葉 子
楓香 木皮 根葉 菌　乳香　沒藥　血竭
安息香　蘇合香　龍腦香　樟腦
阿魏　蘆薈　胡桐淚　黃蘗

小蘗　厚朴子　杜仲　椿樗皮葉莢
乾漆葉花　梓白皮　楸葉　梧桐皮葉子
白桐葉花木皮　桐子油　海桐皮花　苦楝子花葉木皮
槐角花葉枝膠木皮　檀木　秦皮　合歡皮
皂莢子刺木根皮　肥皂莢　沒石子　柯子核葉
櫸葉　柳花實葉枝及白皮　檉柳　水楊枝葉木根皮
白楊枝葉　榆白皮葉花莢仁　蕪荑　蘇木
烏木　樺木　櫚木　椶櫚皮筍及子花
烏臼木葉油　巴豆油殼　大楓子　相思子

桑皮（椹 葉 白汁 枝 桑柴火） 柘木皮（東行根 白皮） 楮實（葉 枝莖皮 皮中汁） 只實（只殻 只茹 根皮 葉）
臭橘（橘核 皮 刺） 巵子 苦丁茶 酸棗仁
蕤核仁 山茱萸 盧都子（根葉） 金櫻子（花葉 根）
郁李仁（根） 女貞子（葉） 衛茅 南燭子（枝葉）
五加皮 枸杞（苗） 地骨皮 石南葉（實）
黃荊子（葉 荊瀝 莖根） 蔓荊子 紫荊皮 木槿（花 根皮 子）
木芙蓉 山茶花 蠟梅花 伏牛花（根葉 枝）
密蒙花 木棉花（及布子 油） 柞木（葉） 黃楊木
接骨木（葉根 皮） 茯苓（赤苓 茯神 神木 苓皮） 琥珀（毉珀） 豬苓

雷丸　桑寄生實　松寄生　楓寄生

桃寄生　柳寄生　樟寄生　石刺木

淡竹葉苗竹茹竹瀝根　苦竹葉根茹竹瀝　慈竹瀝　山白竹

竹黃　仙人杖　鬼齒　古厠木厠籌

古櫬板　霹靂木

服器部

錦　黃絹　扇　麻布

綿布　青布　棉花衣中故綿花　褌襠

汗衫　病人衣　衣帶　頭巾

幞頭　裹脚布　敗天公　故簑衣
氈屜　皮鞾　麻鞋　草鞋
屐屜鼻繩　楮紙　竹紙　藤紙
草紙　麻紙　火紙　青紙
桐油繖紙　印紙　曆日　鍾馗
桃符　桃橛　救月杖　撥火杖
吹火筒　鑿木柄　鐵椎柄　銃楔
刀鞘　馬鞭　箭笴及鏃　弓弩弦
紡車弦　梭頭　梳篦　針線袋

敗蒲扇　蒲席簟附編荐索寡婦荐　簾箔簿經繩厠屋戶簾　漆器
研硃砂銚　燈盞　燈盞油　車脂
敗船茹　屠几垢　杓　筯
甑甑箄帶　鍋蓋　飯籮　蒸籠
炊單布　弊帚　簸箕舌　魚笱
漁網　草麻繩索　馬絆繩　縛豬繩
尿桶舊板舊籬

蟲部

蜜蜂蜜蠟蜂子　土蜂蜂子蜂房　大黃蜂子　露蜂房

蠮螉　虫白蠟　紫鉚礦　五倍子 百藥煎 內虫
螳螂 桑螵蛸　雀甕　[illegible] 蠶蛹 蠶蛻 繭鹵汁 蠶連
[illegible]繰絲湯 雄原蠶蛾 蠶沙　九香蟲　枸杞蟲　蘹香虫

本草綱目易知錄　卷[illegible]　目錄

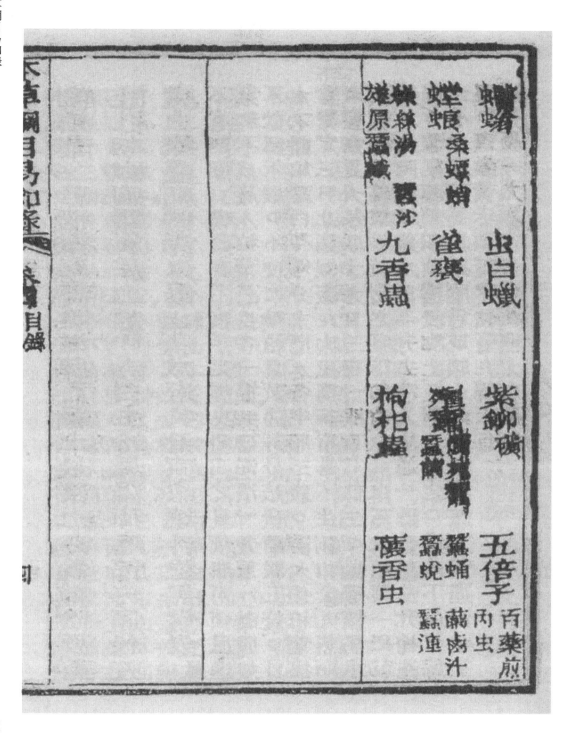

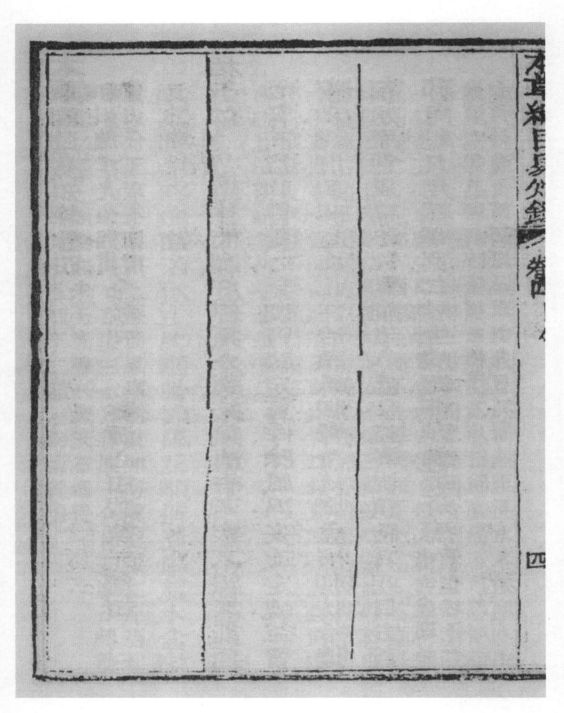

本草綱目易知錄卷四

婺源心田戴葆元編輯
和州龍孝光伯熙甫
蕭山任玉琛筱園甫　仝校刊

木部

柏子仁　柏實　辛甘而潤、肝經氣分藥、其氣清香、不寒不躁、又能通心腎、而益脾胃、養心氣、潤腎躁、定驚悸、除風濕、安魂定魄、益智甯神、潤肝、興陽、益血、止汗、治頭風、腰腎冷、恍惚、虛損、膀胱冷膿宿水、歷節風痛、小兒驚癇、老人虛秘。益壽、悅顏、聰耳、明目、去百邪鬼魅。凡用蒸曝取仁炒。生燒瀝、澤頭髮、擦疥癬、老人虛閉、柏子仁、松子仁、火麻仁等分同研、溶蜜蠟丸梧子大、以少黃丹湯食前調服二三十丸、日二服

側柏葉　苦濇微寒、養陰滋肺而躁土、最清血分、爲補陰要藥。止吐衄血痢、腸風尿血、崩中赤白、去冷風濕痹、歷節疼痛、殺五臟虫、瘵蠱痢、傅湯火傷、止痛滅瘢。炙罨凍瘡、燒汁塗黑鬢髮。○中風不省、涎潮口噤、語言不出、手足嚲曳、得病之日、便服可使風退氣和、不成廢人。柏葉、葱白各一握、共研泥、酒一升、煎汁溫服。如不飲酒、水服。○小便血淋、柏葉、黃連等分、焙研、酒服三錢。○月水不斷、柏葉、白芍等分、末、酒水各半、服三錢。○湯火傷、柏葉搗塗繫定、三日止痛滅瘢。○大風癘疾、眉落不生、側柏葉九蒸晒、末、煉蜜丸豆大、每服十九、日三夜一服、百日即生。○鼠瘻核痛、未成膿、柏葉搗塗、炒鹽熨之、氣下即消。○吐血不止、柏葉一把、乾薑二片、阿膠三錢、水煎一升、去滓、入馬通一升、合煎一升、棉濾服。○霍亂轉筋、柏葉搗裹脚上、及煎汁淋之。○蟲痢下血、男婦大小、大腹下黑血、茶脚色、或膿血如淀、柏葉焙末、黃連減半、煎服。○頭髮黃赤、柏葉末、猪膏丸彈大、每以布裹一丸、納泔汁中化開、沐自黑潤。

枝節　煮汁釀酒去風痺歷節風燒取湽油塗瘑疥及虫癩

脂　身面疣目同松脂等分研勻塗之數夕自失

根白皮　苦平治火灼爛瘡長毛髮熱油灼傷以臘猪脂煎根皮油塗

松香松脂　苦甘溫鍊服潤心肺利耳目強筋骨止崩帶除邪下氣辟穀延年除胃中服熱咽乾消渴歷節諸風風痺死肌及癰疽惡瘡頭瘡白秃疥瘙風癩。煎膏貼生肌、止痛排膿、抽風諸瘡毒膿血瘻爛塞牙孔殺虫鍊法大釜内安甑用白茅安甑底上蓋黄沙寸許安松香沙上炊以桑柴候松香盡入水中取出投冷水内候凝又蒸如此三次其白如玉則可服。軟癤頻發翠玉膏明松香八兩銅綠二兩麻油三錢雄猪胆汁三個先溶松香乃下油胆銅綠末傾水中扯拔器盛每用攤絹貼。金絲膏治一切瘡瘍腫毒松香白膠香各二兩沒藥一兩乳香二錢黃蠟麻油各三錢同熬至滴水不散傾水中扯千遍收藏每捻作餅貼。歷節諸風百節酸痛不可忍松脂三十斤鍊五十遍以鍊酥三升和脂三斤攪令稠每空心酒服一匙日三忌血腥生冷醋物常食麪粥佳。婦人白帶鍊松香五兩酒二斤煮乾末酒糊丸梧子大每酒服五十丸。陰囊濕痒欲潰松香末紙作卷筒每筒入花椒三粒浸灯盞油內取出點燒滴下油器盛搽先以米泔洗。小兒禿瘡松香五錢猪油一兩熬搽。一切腫毒松香八兩銅青二錢蓖麻仁五錢同搗作膏攤貼。久聾不聽鍊松脂三兩巴豆一兩搗作挺棉裹塞日二

松節　苦溫。松之骨也質堅氣勁能燥血中之濕治百節久風風虛脚痺疼痛釀酒飲主脚弱骨節風及顛撲損傷煎水含漱風蛀牙痛或燒灰日揩。歷節風痛四肢如解脫松節五斤酒五斗浸三七日每服一合日五服。轉筋攣急松節一兩剉如米大乳香一錢瓦石器慢火炒焦研末每服木瓜酒下二錢筋病皆統治

松渚音諸火燒松枝取液治瘡疥及塗馬牛瘡

松葉松毛苦、溫、生毛髮、安五臟、殺米蟲、守中不飢、治風濕瘡、去風痛脚痺、細切、以水及麪飲服、或搗末丸服、辟穀延年、及治惡疾灸瘡凍瘡風瘡。煎洗陰囊濕痒。湯火灼傷葆元懿方治已破未破俱效、嫩松毛取淨一握細剉和水磨如磨米漿法、澄碾去淨水、帶濕塗之、止痛生肌神效。風牙腫痛、松毛一握、鹽一合、酒三升、煎汁漱。大風惡瘡松毛二斤、麻油五兩、絹袋盛、清酒二斗、浸春夏五日、秋冬七日每溫服小盞、常飲令醺醺、愈即止。脚氣風痺松葉酒、治十二風痺不能行、松葉六十斤、剉、水四石、煮五斗汁、以糯米五斗釀如常法、酒熟、飲常令醉。三年中風、松葉一斤、切細、以酒一斗煮取三升、頓服汗出立瘥。歷節風痛、松葉搗汁一升、酒三升、浸七日、每服一合、

松花松黃甘、溫、潤心肺、益氣、除風、止血、可釀酒飲、亦可和白糖

印糕充菓食，但難久藏易敗。須日松花上黃粉、山人及時拂取正似蒲黃蓀。按今市亦從外販來者名松花粉，防痘瘡破爛者撲之、易結靨，不堪食。○產後壯熱頭痛頰赤、口乾唇焦煩滿昏悶、松花、蒲黃、川芎、當歸、石膏等分末、每以紅花二捻煎水服二錢。○頭旋腦腫，三月收松花如鼠尾者切一升，浸酒三升，封五日，空心溫服。

根白皮 苦溫益氣，補五勞，辟穀不飢。

木皮 赤龍皮 生飢止血、治癰疽瘡口不合、白禿杖瘡、湯火瘡。腸風下血，松木皮去外粗皮，取裏白者，切焙研末，每臘茶湯服一錢。○金瘡杖瘡，赤龍皮煅炭末摻之，最止痛。○小兒頭瘡浸淫，名胎風瘡，老松赤龍皮入豆豉少許，瓦上煅炭、加輕粉少許，末，麻油調傅。

杉材 杉木 辛微溫，去惡氣、治心腹脹痛、風毒奔豚、霍亂上氣，並煎湯服。煎汁、浸捋腳氣腫滿、漆瘡、煎湯洗之立瘥。小兒陰腫赤痛，日夜啼叫，煎而複作，老杉木燒炭，入輕粉少許，末，清油調傅。○肺壅失音，杉木燒炭淋汁飲，音出止服，不出又服。○臁瘡黑爛，老杉木節燒炭，麻油調傅，箬葉隔之，絹帛包定效

皮　治金瘡血出，湯火灼傷，燒炭研傅，或雞子清調傅。葆驗方治囊癰潰爛，睪丸欲出，流水，老杉木皮炭研末，傅，紫蘇葉與布包，

葉　治風虫牙痛，同川芎、細辛，酒煎含漱。

子　治疝氣痛，一歲一粒，燒研，酒服

肉桂　辛甘大熱，純陽，入足少陰、太陰血分，補三焦命門不足，去痼冷沉寒，利肝肺氣，消火消陰，溫中止渴，堅筋骨，通血脈，理疏不足，宣導百藥，無所畏，去營衛中風寒，表虛自汗，頭痛，腰痛，腹

中冷痛、寒熱冷痰、霍亂轉筋、春夏慎用。秋冬下部腹痛非此莫止。木得桂而枯、能抑肝風而扶脾土、從治目赤腫痛、陰盛失血、脾虛惡食、濕痢驚癇、寒痺風瘖、止煩止唾、咳嗽、通經墮胎、開喉痺鼻齆、忌生葱、石脂、去粗皮用。足躄筋急、桂研末、酒和塗。○中風失音、肉桂切片着舌下、嚥汁、喉痺不語方同。○九種心痛、桂心末、酒服二錢。○產後心痛惡血冲心、氣悶欲絕、桂心末、狗膽汁丸芡子大、每酒送一丸。○死胎不下、肉桂末二錢、待痛緊時童便盞熱酒下。○產難橫生、同方加射香少許、酒下。○小兒遺尿、桂末、雄雞肝等分、搗丸小豆大、早晚溫水下。○外腎偏腫、桂末水調塗。○寒疝心痛、四肢逆冷、不食、肉桂末、熱酒調服。○小兒久痢赤白、肉桂去皮、以姜汁炙、黃連以吳萸炒、等分末、紫蘇、木瓜煎湯服。○食果腹脹、不拘多少、桂末飯丸綠豆大、白湯送六丸、未消再服。○乳癰腫痛、肉桂、甘草各六分、烏豆三分、炒末、醋調墜、帮餐住、膿化爲水。○重舌鵝口、肉桂末姜汁調塗。○血崩不止、肉桂砂鍋煅炭末、每空腹

末飲服一二錢
名神應散、屢效、
桂心、苦辛、入手少陰經血分、暖腰膝、續筋骨、通九竅、利關節、止下痢、殺三虫、益精明目、消瘀生肌、治風痺骨節攣縮、破痃癖癥瘕、利月閉、胞衣不下、療一切風氣、補五勞七傷、治九種心痛、腹內冷氣、痛不可忍、欬逆結氣、脚痺不仁、鼻中息肉、失音喉痺、陽虛失血、內托癰疽痘瘡、能引血化汗化膿、殺草木毒、解蛇蝮毒。學曰、用肉桂紫色厚者、去外粗皮、并內薄皮、取中心味辛者、謂之桂心、附方、述前、
筒桂 小桂 辛溫、治百病、養精神、和顏色、為諸藥先聘通使、恭曰、此桂嫩而易卷如筒、故名筒桂、以其小名小桂、

桂枝 牡桂 辛温氣薄體輕上浮入足太陽經利肺氣開腠理通血脉宣導百藥佐以辛苦治傷風頭痛解表發汗調和營衛温筋通脉而利關節佐以酸甘治傷風表虛止煩出汗去皮膚風濕冷風疼痛咳逆上氣結氣喉痺心疼痰飲脇疼脇風泄奔豚散下焦畜血又能横行手臂治痛風 仲景云太陽病發熱汗出者此爲營弱衛强陰虛陽必湊之故用桂枝發其汗此乃調其營氣則衛氣自和風邪無所容遂自汗而解非桂枝能開腠理發出其汗也汗多用桂枝者以之調和營衛則邪從汗出而汗自止非桂枝能閉汗孔也時珍曰麻黄遍徹皮毛故專於發汗而寒邪散桂枝透達營衛故能解肌而風邪去

山桂皮 辛温香竄食料用之不入藥 蓀按桂皮處處有之其樹雖去皮木亦不死

木犀花桂花 辛溫、同百藥煎兒茶作膏餅噙、生津辟臭化痰、治風虫牙痛、同麻油蒸熟、潤髮及作面脂

辛夷 辛溫輕浮、入肺胃氣分、能助胃中清陽上行、通於頭腦、溫中解肌、明目下氣、通關節、利九竅、通鼻塞涕出、治頭痛寒熱、體噤瘙癢、面腫引齒痛、眩冒身兀兀如坐車船上、去白虫、生毛髮、去瘀面䵟、入面脂生光澤、治鼻淵鼻鼽鼻窒鼻瘡、及痘後鼻瘡、並用研末、入射香少許、葱白蘸入數次良。其性香竄、氣虛火盛者忌。

沉香 辛苦微溫、俱木皆浮而沉香獨沉、故能下逆氣而墜痰涎

能降亦能升，故統理諸氣而調中，補五臟，去惡氣，治上熱下寒氣逆喘急，大腸虛閉，小便氣淋，男子精冷，痰涎血出，霍亂中惡邪鬼疰氣，補右腎命門，助精壯陽，益氣和神，補脾胃，暖腰膝，止轉筋，破癥癖，行氣不傷氣，溫中不助火，治噤口毒痢，吐瀉冷氣冷風麻痺，骨節不任，皮膚瘙癢，氣痢瘡腫。以沉水、味香甜、海南者良。磨汁用，忌火。胃冷久呃，沉香、紫蘇、白蔻等分末，以柿蒂湯每服八分。○胞轉不通，非小腸膀胱受病，乃強忍房事，或過忍小便所致，非利水可通，當治其氣，沉香、木香各二錢末，白湯空腹服，以通為度。○大腸虛閉，因汗多津液耗，沉香一兩，蓯蓉酒浸焙二兩，麻仁研汁乞豆大，每蜜湯下百丸。

公丁香丁子香　辛溫純陽，入肺腎胃三經。溫脾暖胃，辟穀殺蟲，壯陽專暖陰戸消痃癖暖腰膝、去胃寒治霍亂擁脹嘔噦呃逆胃氣奔豚、腹疼陰痛、風毒諸腫齒䘌、口氣骨槽勞臭五色毒痢五痔姤乳、小兒吐瀉、及痘瘡灰白胃虛不食殺酒毒鬼疰蠱毒凡氣血盛、及胃熱火熾者忌勿見火

嬰兒吐乳小兒百日內吐乳或糞青色用年少婦人乳汁一盞入公丁香十粒陳皮去白一錢瓷盛鍋內盥沐細細與服、○朝食暮吐公丁香十五粒研末、甘蔗汁、姜汁、丸如蓮子大、噙嚥○鼻中息肉公丁香棉裹納之○乳頭破裂公丁香研末傅○姤乳乳痛公丁香末水服一匙○食蟹致傷公丁香末姜湯服五分○乾霍亂痛不吐不瀉公丁香十四粒末沸湯服不瘥再服○小兒吐嘔不止公丁香生半夏各三錢姜汁浸一宿焙末丸黍米大姜湯下十丸○反胃關格氣噎不通公丁香木香等分每服四錢水煎一盞先以黃泥做盤曬乾浸藥汁於內服屢効用土盤者取其助脾也

母丁香雞舌香　辛溫治風水毒腫霍亂心痛去惡熱吹鼻殺腦疳姜汁調塗拔白鬚孔中即生黑者○暴心氣痛母丁香末酒服一錢○小兒冷疳面黃腹大食則吐母丁香末乳汁和蒸三次姜湯服一匙○反胃吐食母丁香末以鹽梅搗丸芡子大每噙一丸○婦人虛熱母丁香三十六粒乳香三錢六分末用活兔胆和杵千下作三十六丸每用一丸酒化下神驗○婦人陰冷母丁香末紗囊盛捻如指大納入陰中○風牙宣露發歇口氣母丁香射乾各一兩射香一分末日揩○齲齒黑臭母丁香煎汁噙之

白檀香旃檀　辛溫色白調氣殺虫入手太陰足少陰經引芳香之物上至極高之分佐以橘橙砂蔻葛根益智姜棗等通行陽明能處胸膈咽嗌之間爲理氣要藥止心腹痛霍亂腎氣中惡鬼疰去邪惡散冷氣消風熱腫毒能引胃氣上升進飲食治噎膈

吐食。外腎及腰痛者、水磨塗之、面生黑子、每夜漿水洗拭令赤磨汁塗之、

降眞香　辛温、宅内燒之辟天行時氣宅舍怪異、小兒帶之、辟邪惡氣。爲末傅折傷金瘡、止血定痛、消腫生肌、治吐咯諸血、能化瘀安新、靖歸血絡、失血初起者最宜、虛者審用、藥元○金瘡出血降香五倍子銅花等分末傅之、○癰疽惡毒降香楓樹膠等分末熏之、

楠木　辛微温、煎汁服、治霍亂吐下不止、及心腹脹痛、煎湯洗轉筋及足腫、枝葉同功。水腫自足起、楠木、桐木、煎漬足日日用、○心脹腹痛楠木三兩煎湯飲

皮　苦温、暖胃正氣、治霍亂吐瀉、小兒吐乳、並煎服

樟材　辛溫去惡氣治中惡心腹痛鬼疰霍亂腹脹宿食不消常吐酸臭水酒煎服煎湯浴脚氣疥癬風痒作履除脚氣。時珍曰霍亂及乾霍亂須吐者以樟木屑煎濃汁吐之又中惡鬼氣卒死者以樟木燒烟薰之待甦用藥此物辛烈香竄能去濕氣辟邪惡故也○手足痛風冷痛如虎咬者樟木屑一斗水一石煎極滚泡之安足桶上閉住熏勿令氣入目

烏藥　根辛溫香竄入足陽明少陰經能疎胸腹邪逆之氣一切病之屬氣者皆可治氣能順則風散故用以治中氣中風及七情鬱逆氣厥頭痛腫脹喘急天行疫瘴膀胱腎間冷氣攻衝背膂小便頻數白濁氣淋反胃吐食中惡心腹痛蠱毒鬼疰宿食不消霍亂瀉痢脚氣疝氣女人血氣小兒腹中諸虫及癰癤疥

癘，并解冷熱，功難盡述，猫犬百病，並可磨服。

一切氣痛，不拘男女冷氣、血氣、肥氣、息賁、伏梁、奔豚，氣搶於心，切痛冷汗，喘息欲死，烏藥小者酒浸一宿，小嫩青皮、良姜等分，仝炒末，鹽酒童便調服二錢。○咽喉閉痛，生烏藥一枝，醋煎，先噙後嚥，吐出痰涎愈。○烏沉湯，治一切氣，一切冷，補五臟，暖腰膝，調中壯陽，去邪氣，冷風麻痺，膀胱腎間冷氣攻衝背膂，俛仰不利，風水毒腫，吐瀉轉筋，癥癖刺痛，中惡心腹痛，鬼疰瘴疫，婦人血氣痛，烏藥十兩，沉香五兩，人參三錢，炙甘草四錢，末，每服半錢，鹽湯空心溫服。○孕中有癰，烏藥五錢，牛皮膠一錢，煎服。○氣厥頭痛，烏藥、川芎等分，為末，每服二錢，茶清調服，產後頭痛，仝方，鐵秤錘燒淬酒服。

嫩葉 炙煎，飲代茗，補中益氣，止小便滑數，補陰丸加用之。纂要云，葉名旁琪，茶溫中燥脾，消食殺蛔，治腹中寒痛，小兒尤宜，嫩者茸茸色黃，炒乾收藏，陳者良。

子 治陰毒傷寒，腹痛欲死，炒焦煎服，汗出陽氣回便瘥。

時珍曰、烏藥吳楚山中極多、人以為薪、根葉有香氣、根如芍藥、嫩者白、老者褐色、其子如冬青子、生青色熟紫、核殼極薄、其仁亦香而苦、蒗按烏藥、又名婆欓、近醫用之治女科理氣鬱、名樟槠子、即此也、

楓香脂　白膠香　辛苦熱、鍊服止吐咯衄血、外用活血解毒生肌止痛、一切癰疽瘡疥、癬金瘡、治癮疹風痒浮腫、煎水浴之、燒過揩牙、永無牙疾○時珍曰、凡用以蠡水煮三十沸、入冷水中揉扯數十次、曬乾、內服者、再煮扯三次佳○吐血衄血、白膠香蛤粉等分末、薑汁服二錢○吐血不止、白膠香末、新汲水服二錢○吐血咯血、白膠香、銅青各一錢末、入乾柿內、紙包煨熟食○又方、白膠香切片、炙黃一兩、新綿燒炭一兩、末、每米飲服一錢○便癰膿血、白膠香一兩末、入射香、輕粉少許、勻摻之○瘰癧軟癤、白膠一兩化開、以蓖麻子六十四粒、研入、待成膠攤貼○小兒奶疽、生面上、楓香為膏攤貼○一切惡瘡、金絲膏、白膠香、瀝青各一兩、麻油、黃蠟各二錢半、同落化、入冷水中扯千遍、攤貼○大便不通、楓香半棗大許、鼠屎二枚、研勻、水和作挺、納入肛門○

良久自通○魚骨哽咽白膠香丸彈大細細呑之

木皮　辛平性澁治水腫下水氣止水痢俱煎汁飲止霍亂刺風冷風煎湯浴之。大風瘡楓木燒灰輕粉等分末麻油調傅效

根葉　治癰疽已成擂酒飲以滓貼之

菌　有毒食之令人笑不止飲地漿解之

乳香　薰陸香　辛溫香竄下氣益精入心補腎通十二經定諸經之痛能去風伸筋活血調氣消癰疽諸毒托裏護心主風水毒腫使諸瘡令內消能發酒理風冷治心腹諸痛中風口噤不語止大腸泄澼治腎氣通耳聾補腰膝療不眠止霍亂衝惡去惡氣伏

尸癮疹癢毒中邪氣疰氣心腹痛亦治癲狂婦人血氣產難折
傷煎膏止痛長肉。入丸散微炒則不粘時珍曰製乳香入丸藥以酒研如泥水飛用或
研以燈心同研則易細或以糯米研或人指甲數片研或以乳
鉢坐熱水中研皆易細葆按今藥肆中製者和沒藥入鐵鍋熬
焦枯去油名乳沒子製法以銜鐸作鐘形盛乳香安文火上焙
其油盡入銜鐸最易研細而性味不失沒藥製法同〇婦人胎
產臨產月服令胎滑易產製乳香半兩只敷一兩末煉蜜丸梧
子大每空心酒下三十丸〇癲狂病濮辰砂一兩乳香棗仁各
五錢酒下恣飲沉醉聽睡一二日勿驚若驚醒則不可治本事
方加人參一兩名甯志膏〇小兒內釣腹痛乳香沒藥木香等
分水煎服〇小兒夜啼乳香一錢燈花七枚末每服半字乳汁
下〇心氣痛乳香三兩真好茶四兩末以臘月鹿血丸彈子大
每溫醋化服一丸〇中疽弩肉乳香胆凡等分末傅之內消愈
〇急慢驚風乳香甘遂等分末每服半錢乳香湯下〇大風癘
疾乳香一斤細研入牛乳五升甘草末四兩瓷盒盛之安柿上
置中庭安劍一口夜於北極下祝禱去盒子蓋露一夜次日入

瓶中蒸炊三斗米熟卽止夜間依前承露又蒸如此三次乃止每用一匙空心及晚食前温酒調服服後當有惡物出至三日三夜乃愈

沒藥 苦平、通血滞、行氣壅、散血消腫、定痛生肌、補心膽虚、肝血不足、治金瘡杖瘡、諸惡瘡、痔漏、下血、目瞖膚赤、墮胎妊、破癥瘕宿血、損傷瘀血、産後心腹血氣痛、凡損傷跌墮、傷筋骨、心腹血瘀、並宜研熱酒服○製同乳香 女人異疾女人月事退出皆如禽獸之形欲來傷人先將棉塞陰戸頓服沒藥末一兩白湯調下○産後惡血沒藥血竭末各一錢童便酒服○筋骨損傷米粉四兩炒黃入沒藥乳香各半兩酒調成膏貼之○歴節諸風骨節疼痛晝夜不止沒藥末半兩虎脛骨酥炙末三兩每温酒服二錢○小兒盤腸氣痛乳香沒藥等分爲末木香磨汁調服一錢

血竭騏驎竭　甘鹹色赤、係木之脂液流結、如人之膏血、茲手足厥陰經血分藥。補心包絡、肝血不足、益陽精、消陰滯氣、破積血、止痛生肉、散滯血諸痛、爲和血之聖藥。治心腹卒痛、金瘡出血、婦人血氣、小兒瘈瘲、傷折打損、一切疼痛、血氣攪刺、及內傷血聚、並宜酒服。爲末傳一切惡瘡疥癬久不合。性急不可多使、卻引膿。白虎風痛走注、兩膝熱腫、血竭、硫黃等分末、每溫酒服一錢。慢驚瘈瘲、安魂定魄、血竭半兩、乳香二錢半、仝搗、火上溶丸梧子大、每薄荷湯化一丸、麥冬人參湯下。產後血衝心胸滿喘垂死、血竭、沒藥各一錢、研末、童便和酒調服。腹中血塊、血竭、沒藥各一兩、丹皮、滑石仝煮過各一兩、米醋糊丸梧子大、每酒服三十丸。收斂瘡口、血竭末五分、射香少許、大棗燒灰半錢、同研、津唾調塗。產後血運不知人及狂語、血竭末、每溫酒服二錢。

安息香　辛苦平。逐鬼惡、辟蠱毒。治心腹鬼疰、惡氣、霍亂、風痛、男子遺精、暖腎氣、婦人血噤、產後血運、中惡、魘寐、勞瘵、傳尸、邪氣、魍魎、鬼胎、血邪、婦人夜夢鬼交，同臭硫黃燒薰丹穴，永斷。又燒之去鬼來神。○時曰：安息生南海波斯國，樹中脂也，狀若桃膠，秋月采取。○小兒肚痛，曲腳而啼，安息香丸：安息香酒蒸成膏，沉香、木香、丁香、霍香、大茴各三錢，香附、砂仁、炙甘草各五錢，末，以安息香和煉蜜丸芡子大，每服一錢，紫蘇湯下。○歷節風痛，用精猪肉四兩裹安息香二兩，以瓶盛灰，火上着一銅板隔之，安香於上燒之，以瓶口對痛處熏之。○卒然心痛，或經年頻發者，安息香酒服半錢。○小兒驚邪，安息香燒自除。

蘇合香　甘溫。香竄、辟惡除邪、通諸竅臟腑、辟一切不正之氣，通神明，去三蟲、殺鬼精物、令人無夢魘，治溫瘧、蠱毒、癇痓。○

寰宇志云蘇合油出安南三佛齊諸番樹生膏以濃無滓者佳又云出大秦國破人采蘇合香先煎其汁爲香膏乃賣其滓諸國轉來中國不大香也○蘇合香丸治傳尸骨蒸殗滯肺痿疰忤鬼氣卒心氣痛霍亂吐利時氣瘴瘧赤白暴痢瘀血月閉痃癖疔腫小兒驚癇客忤大人中風中氣狐狸等病蘇合油一兩安息香末二兩好酒熬成膏入蘇合油勻白朮香附青木香檀香沉香丁香射香蓽茇訶子硃砂犀角各二兩龍腦乳香各一兩共末以香膏和煉蜜丸彈大蠟包收○水氣浮腫蘇合香丸輕粉水銀等分擂勻蜜丸豆大每白湯下一丸當下水出

龍腦香 片腦 冰片 辛溫香竄、善走能散、先入肺、傳於心脾而透骨通諸竅、散鬱火、治驚癇痰迷、目赤膚翳、內外障眼、耳聾鼻塞、齒痛喉痺、頭痛腦痛、心腹邪氣、風濕積聚、傷寒舌出瘡、三虫、五痔、散心盛有熱、入骨治骨痛、小兒痘陷、婦人難產、研末新汲水服少許立下鎮心秘精治大腸脫風熱喉痺燈芯炭一錢黃柏炭五分枯礬七分片腦三分共末每用少許吹患處○傷寒舌出寸許每以片腦末摻之即愈○內外痔瘡片腦數分葱汁化搽○中風牙噤無門下藥者開關散效端午午時片腦南星等分末每以少許揩齒二三十遍其口自開○目赤目膜雄雀屎水漂淨五分片腦一分末乳汁調成膏日日點效○頭痛腦痛片腦一錢紙卷作燃燒煙熏鼻吐出痰涎即愈

樟腦　辛熱香竄純陽與焰硝同性能於水中發火通關竅利滯氣治中惡邪氣霍亂腹疼寒濕腳氣疥癬風瘙齲齒虫痛殺虫辟蠹置鞋中去腳氣熏衣箧辟疰虫安被席辟壁蝨

小兒禿瘡樟腦一錢花椒二錢脂麻二兩爲末以退猪湯洗淨拭乾搽○牙齒虫痛樟腦硃砂等分末搽效○腳氣腫痛樟腦二兩烏頭三兩末醋糊丸彈大每置一丸於足心踏之下以微火烘之衣被圍覆汗出如涎爲效

阿魏　辛平、入脾胃、消肉積、殺諸小虫、去臭氣、破癥積、下惡氣、辟瘟○治瘧○除邪鬼蠱毒○治風邪鬼疰、心腹中冷、霍亂心腹痛、腎氣瘟瘴、禦一切蕈菜毒、解自死牛馬肉諸毒○癲疝疼痛、敗精惡血結在陰囊所致、阿魏二兩醋和蕎麥粉作餅裹之煨熟、大梹榔二枚鑽孔溶乳香填滿、亦以蕎麥粉裹煨熟、共末入硇砂末一錢、赤芍末一錢、勻糊丸梧子大、每食前酒下三十丸○痞塊有積、阿魏五靈脂炭各五錢末、黃雄狗膽汁丸黍米大、每空心津唾送三十丸○五噎膈氣方同○尸疰中惡、近死尸惡氣入腹、終身不愈、阿魏三兩、每用二錢拌麪裹作餛飩十餘枚、煮熟食、日三服、至三七日除根、忌五辛油物○小兒盤腸內弔腹疼不止、阿魏末大蒜半辦煨熟搗泥丸麻子大、每艾湯服五丸○脾積結塊、雞子五箇、阿魏五分、黃蠟一兩、同煎化分十服、每空心細嚼、滾水下、十日後大便下血、乃積化也

薈　苦寒、厥陰經藥、其功耑於殺虫、清熱、明目鎮心、療五府殺

三虫。治熱風煩悶、胸膈熱氣、小兒癲癇、驚風、及諸瘡熱、傳䘌齒
甚良。治濕癬、出黃汁、及痔病瘡瘻、吹鼻殺䘌、瘡除鼻痒。解巴豆
毒。小兒脾虛瀉者勿服。○小兒脾疳蘆薈使君子等分為末每米飲服一二錢。○癬瘡延蔓經年不愈蘆
薈一兩炙甘草研末先以溫漿水
洗癬拭淨傅之立乾便瘥真神效

胡桐淚　苦能殺虫、寒能清熱、味鹹又能入骨軟堅、治大毒熱、心
腹煩滿、風虫牙痛、風疳䘌齒、骨槽風、[illegible]咽喉熱痛、水磨掃之
取涎、瘰癧病、非此莫除、治口齒家為要藥、殺火毒麪毒、能軟一
切物、多服令人吐。○恭曰胡桐淚出肅州、是樹脂淪入土石鹼鹵
地、似黃凡而堅、其樹高大、皮葉似白楊青桐
桑葉、其脂見水便消。○走馬牙疳胡桐淚黃丹等分末摻之。○
牙疳宜露齦血臭氣胡桐淚一兩枸杞根一升每用一錢煎水

漱又方胡桐淚葶藶等分末摻○牙齒蠹黑

胡桐淚一兩丹砂半兩射香一分爲末摻之

黃蘗　苦寒微辛沉陰下降、入腎經、爲足太陽引經藥、故能瀉膀胱相火、而補腎水不足○濟下焦虛、堅腎壯骨髓、瀉伏火、救腎水、止瀉痢、消渴、殺蛀虫疳虫○治諸瘡癰瘍、骨蒸勞熱、五臟腸胃中熱結、黃疸、驚氣在皮間、肌膚熱赤、目熱赤痛多淚、耳鳴、鼻衄、蚘虫心痛○熱瘡泡起、虫瘡、血痢、腸風痔血、下血如雞鴨肝片、衝脉氣逆、小便不通、及諸瘡痛癢○傅小兒頭瘡○得知母滋陰降火○得蒼朮除濕清熱、爲治痿要藥○得細辛瀉膀胱火、治口舌生瘡○女子漏下赤白、陰陽蝕瘡、男子陰痿○傅玉莖上生瘡○久服寒胃尺脉弱者禁用、小兒下血或血痢黄柏半兩赤芍四錢末飯丸麻子大每食前米飲下二十丸○赤白濁淫及夢洩黄柏炒蛤粉各一斤末糊丸豆大空心酒下又方加知母牡蠣粉山藥各四兩糊丸鹽湯下○時行赤目黄柏去粗皮末濕紙包黄泥裹煨每用彈子大紗帕包之浸水一盞飯上蒸乘熱熏洗效○嬰兒赤目在蓐內人乳浸黄柏汁點之○小兒重舌苦竹瀝浸黄柏汁點之○口瘡臭爛黄柏五錢銅綠二錢末摻之去涎○鼻中生瘡黄柏檳榔等分末猪脂和傅○唇瘡痛痒黄柏末薔薇根汁調塗○小兒顖腫生下則腫黄柏末水調貼足心○男子陰瘡有二種一種陰蝕作白膿出一種只生熱瘡熱瘡用黄柏黄芩等分煎湯洗仍以黄柏黄連研末傅○小兒臍瘡不合黄柏末塗之○臟毒痔漏下血不止柏皮丸黄柏一斤分作四分三分用酒醋童便各浸七日晒焙一分炒焦末煉蜜丸梧子大每空心温酒下五十丸又方用猪臟頭一条入前藥内搗丸服○妊娠下痢白色日夜三五十行黄柏炒焦末大蒜煨熟去皮搗爛丸梧子大每空心米飲下五十丸日三服神効○咽喉卒腫食飲不通黄柏末醋調傅○乳發初起黄柏末雞子白調塗○火毒生瘡凡人冬月烘火火氣入内兩股生瘡其

汁淋濇黄柏末摻之

小蘗 山石榴 苦大寒、治口瘡疳䘌、殺諸虫、去心腹熱氣 弘景曰小蘗樹小狀如石榴其皮外白裏黃又一種多刺皮亦黃並主口瘡

厚朴 苦降能瀉實滿、辛溫能散濕滿、入足太陰陽明經、平胃調中、消痰化食、明耳目、調關節、去結水、破宿血、化水穀、除三虫、殺腸中虫、治傷寒頭痛、寒熱驚悸、肺氣脹滿、膨而喘咳、反胃嘔逆、霍亂轉筋、血痺死肌、腹痛脹滿、積年冷氣、腹內雷鳴、宿食不消、止吐酸水、大溫胃氣、能導滯寬腸、爲瀉痢後重要藥、瀉膀胱及五臟一切氣、婦人胎前產後、腹臟不安、息豆犯之、動氣、凡用去

外皮姜汁炒大腸乾結厚朴生研猪臟頭煮爛搗丸梧子大每姜水下三十丸□尿渾白濁心脾不調厚朴姜炒一兩茯苓五錢末酒水送三錢□小兒吐瀉胃虛有痰厚朴一兩半夏二錢仝浸一百刻水盡爲度末盡用火熬乾去厚朴只研半夏每服半錢薄荷湯下□下利水穀久不瘥、厚朴黃連等分水煎空心服

子逐節甘溫、明目益氣治鼠瘻神效、

杜仲甘溫能補、微辛能潤色紫入肝經氣分、潤肝躁補肝虛子能令母實、故亦補腎益精氣、堅筋骨、肝充則筋健、腎充則骨強、能使筋骨相著、治腎冷、腎勞腰脊攣痛、腳中酸疼、不欲踐地陰下濕癢、小便餘瀝、妊娠體弱、胎漏、胎墜、頻慣墜胎或三四箇月即墜於兩月前預服杜仲八兩糯米煎湯浸透鹽酒水炒續斷二兩酒浸焙共末以山藥六兩末作糊丸梧子大每空心米飲下五十丸□腎虛腰痛

杜仲一斤分作十劑每夜取一劑水二升浸至五更煎三分取汁以羊腎三四枚切片再煮五六沸如作羹法和川椒鹽空腹服葆驗方杜仲故芷各二錢川椒青鹽各五分共研粗末韭菜腦九個搗勻用牯猪腰子一對劈半開去內白膜將藥裝入內縛定酒水各半煮二時取起去藥食腰子以汁送屢驗神效

椿樗　椿香樗臭皮、及根白皮、苦濇能燥下濕、去肺胃陳積之痰治大腸滑瀉、久痢腸紅、濕氣下痢、精滑夢遺、女子血崩、赤白濁帶、產後血不止、赤帶、腸風瀉血不住、利溺濇、縮小便、去口臭疳虫疥䘌、鬼疰傳尸蠱毒、殺蚘虫、治疳䘌、樗皮尤良、痢初起者、慎用、時珍曰椿皮色赤而香樗皮色白而臭多食微利人椿皮入血分而性濇樗皮入氣分而性利宜辨之主治雖同濇利則異用者宜審○肛痛痢久嗜飲蓄食鮮味畜血在臟下痢膿血延久百藥不效

一肛門痛樗根白皮人參各一兩末每空心米飲調服二錢藥盡

病愈忌油膩青菜五葷蕎麵諸物○産後腸脫不收樗枝取皮一握葱五莖川椒一撮合煎去滓乘熱薰洗洗後睡少時忌鹽醋醬麪發物及勞心用力年久亦可治○女人白帶樗根白皮滑石等分末粥丸梧子大每空腹湯下百丸或加炮姜白芍黃柏俱炒焦等分丸服男子白濁方同○休息痢疾日夜無度腥臭樗根白皮訶子各半兩母丁香十粒末醋糊丸梧子大每米飲下五十丸○臟毒下血樗根白皮酒浸焙末棗肉丸梧子大每酒下五十丸○小兒疳疾椿白皮曬末二兩粟米淘淨研濃汁丸豆大十歲下每飲服五丸另用一丸吹鼻內三度良

葉 苦濇有小毒、嫩芽瀹食消風祛毒、多食熏經脈臟腑、令人神昏○治白禿不生髮、和桃楸葉心擣汁頻塗○煎洗瘡疥風疽樗木根葉尤良

莢 鳳眼草 治大便下血○腸風瀉血、椿莢半生半燒炭等分末每米飲服二錢○悟吞魚刺、椿樹子燒研酒服

二錢又方香椿樹子陰乾半盌
擂碎熱酒沖服良久連骨吐出

乾漆　辛溫功專殺虫行血破年深堅結之積滯破日久凝結之瘀血療咳嗽利小腸去蚘虫殺三虫續筋骨絕傷消瘀血痞結腰痛風寒濕痺傳尸勞瘵女人疝瘕經脉不通生漆有毒性烈須用乾者燒炭用

小兒虫病胃寒嘔惡症與痛相似者乾漆炭蕪荑等分末米飲服五分或一錢○九種心痛及腹脇積聚干漆炭一兩末醋煮麪糊丸梧子大每熱酒下五丸至九丸○女人經閉不來及繞臍寒疝痛產後血氣不調諸瘀瘕等病乾漆炭川膝末各一兩生地汁一升入瓦器中熳火熬候可丸丸如梧子大每服三五丸米飲酒任下○喉痺欲絕不可藥者乾漆燒煙以竹筒吸之○產後青腫疼痛及血氣水疾乾漆炭大麥芽等分末入瓦器內黃泥固濟煅赤取出末每酒下一二錢是產後諸疾皆可服○相感志云漆得蟹而成水物性相制也凡人畏漆者要至漆處嚼川椒塗口鼻則可免

生漆瘡者杉木湯紫蘇湯漆姑草湯蟹湯浴洗皆良

漆葉　治五尸勞瘵、殺虫、曝末每日酒服一錢。

漆花　治小兒解顱、腹脹、交脛不行方中用之。

梓白皮　苦寒煎服解熱毒、去三虫、療目中疾、治時氣温病吐逆、反胃、煎洗小兒壯熱、一切瘡疥、皮膚瘙痒。時珍曰梓木處處有之有三種木理白者爲梓赤者爲楸梓之美者爲椅楸之小者爲榎桐亦名椅與此不同。時氣温病頭痛壯熱梓白皮煎服

葉　搗傅猪瘡、飼猪肥大、療手脚火爛瘡。

楸　木白皮苦微寒消食澁腸下氣止吐逆殺三虫及皮膚虫、治上氣咳嗽煎膏粘傅惡瘡疽瘻癰腫疳痔除膿血生肌膚壯筋

骨、外科要藥、亦入面脂口吻生瘡、貼之頻易效、時珍曰楸有行列莖幹直聳可愛至上垂条如線謂之楸線其木濕時脆燥則堅良材也○白癜風瘡、楸白皮五斤水熬膏日三摩之

葉　生者搗傳瘡腫、熬膏貼發背癰疽、煎湯洗瘡瘍膿血

時珍曰有人患發背潰壞腸胃可窺垂危百方不瘥立秋日太陽未升時采楸樹葉熬去滓成膏傳其外內以雲母膏作小丸服不累日而愈○上氣欬嗽腹滿羸瘦楸葉三斗煎去滓再煎至可丸如棗大以竹筒納人下部中立愈○一切腫毒不問硬軟取楸葉十重傳腫上舊帛裹之日三易當重重有毒氣爲水在葉上冬月取干葉鹽水浸軟或取根皮搗爛傳皆效○瘰癧瘻瘡秋分前後取淨楸葉十五斤以水一石淨釜中煎取三斗換鍋取煎取八升又換鍋煎取二升乃納不津器中用時取麻油半合蠟一兩溶化又取杏仁七粒生姜少許同研入膏中和勻先塗瘡上經二日拭却以篦子勻塗每日塗拭不過半月已破者即便生肌未破即內消采藥熬膏時忌婦人雞犬見○小兒目瞖嫩楸葉三兩搗爛帋包泥裹燒乾去泥入水少許搗十

頻貼○小兒禿瘡楸葉搗汁塗之

桐

白桐椅桐葉苦寒治惡蝕瘡著陰、消腫毒生髮、弘景曰桐樹有四種青桐葉皮青似梧桐而無子梧桐皮白葉似青桐而有子子肥可食白桐一名椅桐人家多植之與岡桐無異但有花子二月開花黃紫色禮云三月桐始華是也堪作琴瑟岡桐無子手足腫浮桐葉煮汁漬之○癰疽發背大如盤臭腐不可近桐葉醋蒸貼之退熱止痛生肉生口屢效

木皮殺三虫、治五痔五淋療奔豚氣病。沐髮去頭風、生髮滋潤○治惡瘡小兒丹毒、煎汁塗之、腫從脚起削桐木煎汁漬之并少飲○傷寒發狂熱極狂言欲走桐木白皮取四寸煎服當吐下青黃水愈○跌撲傷損水桐樹白皮醋炒搗傳

花傅猪瘡、飼猪、肥大三倍眼見諸物禽虫飛走乃肝膽之疾青桐花棗仁元明粉羌活各一兩

爲末每服二錢開水調下日三服

梧桐木白皮　燒研、和乳汁塗鬚髮、變黃赤轉黑、治腸痔。

葉　治發背、炙焦研末、蜜調傅乾即易。

子　甘平、搗汁塗拔去白髮根下必生黑者。又治小兒口瘡和雞子燒存研摻。遁甲書云梧桐可知日月正閏生十二葉一邊十三葉小餘者視之則知閏何月也時珍曰梧桐處處有之樹似桐而皮青其木無節直生理細而性緊葉似桐而稍小光滑有尖其花細蕊墜下如醭其莢長三寸許五片合成老則裂開如箕謂之橐鄂其子綴於橐鄂上多者五六少或二三子大如胡椒其皮皺畢術云梧桐生山石間者爲樂器更鳴響也

桐子油罌子桐荏桐　甘、微辛寒、有毒宣水腫、塗惡瘡、吐風痰喉痹、及一

切諸疾、以水和油掃入喉中探吐、或以子研末吹入喉中取吐、塗疥癬蟲瘡毒腫、及脛瘡、湯火傷瘡、塗鼠咬處、能辟鼠、亦毒鼠死、又點燈燒銅箸頭烙風熱爛眼妙、煠食吐甚得酒即解○脚肚風瘡如癩、桐油入乳等分掃之、數次愈○酒皶赤鼻、桐油調黃丹雄黃傳之○凍瘡皸裂、桐油一盞髮一握熬化瓶收、每以溫水洗令歕傳之即安○解砒石毒、桐油二升灌之、吐即毒解○癰腫初起、桐油點燈入竹筒內熏之、得出黃水即消○血風臁瘡、胡粉煆過細研、桐油調隔紙膏貼之○山人有無病暴卒者、旁居見其食桐子肉二枚、似亦毒人

海桐皮剝桐苦平、去風、殺蟲、入血分、能行經絡、達病所、治霍亂中惡、赤白久痢、腰腳不遂、血脈頑痺、腿膝疼痛、除疳䘌疥癬、牙齒蟲痛、煎服及含之、煎湯洗赤目、除膚赤○腰膝痛甚諸藥不效、海桐皮薏苡仁各二兩、牛膝

川芎羌活骨皮五加皮各一兩甘草半錢生地十兩並焙乾以棉布包裹入酒盛二斗浸之冬二七夏七日每空心早午晚各飲一盞常令醺醺此方勿添減驗效○風癖有虫海桐皮蛇床子等分末以臘猪脂調傅○風虫牙痛海桐皮煎水漱之○中惡霍亂海桐皮煮汁服之

海桐花　止金瘡血、殊効。

苦楝子 金鈴子　苦寒有小毒、入肝舒筋、能導小腸膀胱之熱、因引心包相火下行通利小便水道、為治熱厥心痛、腹痛、疝氣要藥。○治溫疾傷寒、大熱煩狂、失心躁悶、止上下部腹痛殺三虫療瘍疥虫痔。凡用酒煮、蒸皮核、杵碎。○熱厥心痛或發或止身熱足寒久不愈先灸大溪崑崙引熱下行金鈴子延胡各一兩末每温酒服三錢○癩疝腫痛楝實丸川楝子五兩分作五分一兩用故帋二錢炒黃一兩用小茴三錢食塩一錢炒一兩用萊服子二錢炒一兩用牽牛子三錢同炒一兩用斑蝥七箇去頭足全炒去食塩菔子牽牛斑蝥只留故芷小茴同研末酒打麪糊丸梧子大每空心酒下五十丸○又方加巴豆四箇全炒不用加肉桂木香各二錢末入丸○腎消膏淋苦楝子小茴等分末每酒服一錢○丈夫疝氣水腫氣傷膀胱連小腸等氣苦楝子一四粒溫湯浸去皮巴豆一百粒微打破以麫二升全入銅鍋内炒至苦楝赤皮爲度取出去核巴豆麪不用爲末每服三錢熱酒或醋湯調服一方入塩炒小茴半兩末匀

根及木皮　苦微寒微毒、治犹虫、利大腸、米醋和塗疥癬、頁遊風熱毒風瘮、惡瘡疥癩、小兒壯熱、並煎湯洗。小兒犹虫苦楝木皮去外蒼皮水煎汁飲又抵聖散苦楝皮二兩蕪荑半兩末每水服二錢○小兒諸瘡蠼螋瘡禿瘡浸淫瘡並以苦楝皮炭末傅

花　治熱痱瘡、焙末摻之、鋪席下殺蚤蝨。

葉　治疝入囊痛臨發煎酒飲

槐角　槐實　苦寒、入肝經氣分、明目益氣、疏導風熱、去風殺虫、催生墜胎。潤肝燥、涼大腸、止涎唾、除熱淚。治頭腦身胸悶熱風煩悶、風眩欲倒、吐涎如醉、瀁瀁如坐車船上、及腸風痔瘻、男子女人陰瘡、陰痒、婦人乳瘕、子臟急痛、大熱難產、治口齒風瘀、五痔瘡瘻、以七月七日取之、搗汁入銅器內、煎可丸如鼠屎、納竅中、日三易乃愈。冬月入牛膽中、陰乾百日、取出飯後吞一枚、明目通神、有痔病及下血者、尤宜服。槐角丸治五種腸風瀉血、糞前有血名外痔、糞後血名內痔、大腸不收名脫肛、穀道四面弩肉如嬭名舉痔、頭上有孔名瘻瘡、內有虫名虫痔、並治之。槐角一兩炒、地榆、當歸酒焙、防風、黃芩、枳殼麪炒各半兩末酒糊丸梧子大每米飲服五十丸○大腸脫肛槐角槐花等分炒末羊血蘸藥炙熟食酒送猪腰子蘸炙亦可○內痔外痔槐角一斗搗汁晒稠取地膽爲末同煎丸梧子大米飲服十丸兼作挺子納下部或以苦参末代地胆亦可○目熱昏暗槐角黄連各二兩末蜜丸梧子大每漿水下二十丸

槐花 味苦、色黄、氣凉、入肝及大腸經血分、而凉血、去皮膚風熱、凉大腸、殺腹臓虫、治腸風瀉血、赤白下痢、五痔、心痛、血衄、眼赤、吐血、衄血、崩中漏下、並炒研服、炒香頻嚼、治失音及喉痺。入藥炒用○衄血不止槐花烏賊骨等分半生半炒末吹之○舌衄出血槐花末傅之○小便尿血槐花炒鬱金煨各一兩末每豆豉湯服一錢○血崩不止槐花三兩黄芩二兩末每服半兩銅秤錘桑柴燒浸酒一盞調服○癰疽發背凡人覺心熱背熱四支麻木有紅暈在背即取槐花一把鐵杓炒褐色好酒一碗煎之乘熱飲酒一汗即愈如未退再炒一服神效○發背

散血槐花菉豆粉各一升同炒象牙色末細茶煎汁一碗露一
宿調末傅之留孔出氣忌婦人手○外痔長寸槐花煎洗并服
○下血血崩槐花一兩棕炭五錢鹽一錢水煎服○白帶不止
槐花炒牡蠣煅等分末每酒服三錢○暴熱下血豬臟一條洗
淨控乾以槐花末填滿札定米醋炒鍋內煮爛搗丸彈子大每
空心當归酒下二丸葆驗方加黃連一兩○略血唾血槐花炒
末每米飲服三錢○楊梅瘡毒乃陽明積熱所生槐花四兩略
炒酒煎服○疔瘡毒腫毒及癰疽發背已成未成但焮痛者皆
治槐花炒桃仁各一兩
酒煎服已成未成俱效

葉　苦平煎服治小兒驚癎壯熱疥癬疔腫皮莖同用。邪氣產
難絕傷及癮疹牙痛諸風采嫩葉食霍亂煩悶槐葉桑葉各一錢炙甘草三分水煎服○
腸風痔疾槐葉蒸熟晒乾末煎飲代茶久
服亦明目○鼻氣塞槐葉葱豉調和煎服

枝　治赤目崩漏八月斷大枝候生嫩葉煮汁釀酒飲治大風

癢痛。青枝燒瀝塗癬煎洗痔核及陰囊濕痒、煅焦揩牙去虫、燒灰沐頭、長髮。傳信方治痔狀如瓜熱氣如火槐枝濃煎汁先洗便以艾灸其上三五壯自覺熱氣入腸中大便轉瀉先血後穢痛甚瀉後遂愈。胎赤風眼取槐枝如馬鞭大長二尺作二段齊頭麻油一匙置銅鉢中晨使童子一人以其枝向鉢研暝乃止令仰臥以塗目日三度。風熱牙疼槐枝燒熱烙之。陰瘡濕痒槐枝煎湯洗日三

木皮、及根白皮、苦平煎服治爛瘡、喉痺寒熱、及下血、中風皮膚不仁。煎淋、男子陰囊墜腫、疝痛五痔、一切惡瘡、疥瘡、婦人產門痒痛、湯火灼瘡、煎水漱口齒風疳䘌血煎膏貼止痛長肉、消癰腫。痔瘡有虫作痒下膿血多取槐白皮煎濃汁先熏後洗搗之乃以皮研末綿裹納下部內。破傷中風避陰槐枝上皮取大片安傷處艾灸皮上百壯不痛灸痛痛灸不痛爲度。陰下濕痒槐白皮炒煎水洗

槐膠　苦寒、治一切風、化涎、及肝臟風、筋脉抽掣、急風口噤、或四肢不收、頑痺、或毒風周身如虫行。或破傷風、口眼偏斜、腰背强硬、任作湯散丸煎、雜諸藥用之。煨熱綿裹塞耳、治風熱聾閉。

〇葆按此槐脂凝結如膠、故名槐膠。服者須水煮、並拔如煉松脂法。

檀木皮及根皮　辛平有小毒、和榆皮為粉食、可斷穀救荒。根皮搗塗瘡疥、殺虫。

秦皮　色青氣寒、味苦性濇、入厥陰肝、少陽膽經、而益腎水、性能平木退熱、故治目痛諸疾、小兒驚癇、熱痢下重、風寒濕痹、洗洗寒熱、目中久熱、而目赤腫風淚不止、白膜遮睛、男子少精、女人脇下、小兒身熱、埋下焦虛。久服肥健有子。煎汁澄清、洗赤眼。同葉煎湯洗蛇咬、并研末傳。眼暴腫痛秦皮黃連各一兩苦竹葉半升水煎服○眼弦挑針乃肝脾積熱秦皮沙糖水煎調大黃末一錢服微利愈○血痢連年秦皮鼠尾草薔薇根取汁熬乾可丸如梧子大每服十丸稍增以知爲度○天蛇毒瘡似癩非癩天蛇草間花蜘蛛人被其螫爲露水所濡乃成此疾秦皮一升煮汁一斗飲作數次服瘥○赤眼生翳秦皮一兩水煎汁澄清日洗又方加滑石黃連

合歡　木皮甘平屬土、明目和血、消腫止痛殺虫、和心志安五臟、補陰之功甚捷、令人歡樂無憂、植之庭除、使人不忿。治肺癰濁唾、中風攣縮、研末酒服。撲折傷疼痛、煎膏消癰腫續筋骨、搗末、和鐺下墨油調塗蜘蛛咬瘡。用葉洗衣垢。肺癰唾濁合歡木皮掌大水煎服○撲損

接骨合歡木皮四兩炒焦芥菜子三兩炒共末每臥時溫酒服二錢以滓傳患處接骨甚效○小兒撮口合歡枝煎汁拭口中并洗之○中風攣縮合歡枝柏枝槐枝桑枝石榴枝各五兩生剉糯米黑豆各五升羌活一兩防風五錢細麴七升半先以水煎五枝取二斗汁浸米豆蒸熟入麴與防風羌活如常釀酒法封三七日壓汁每飲五合勿過醉致吐常令有酒氣

皂莢　皂角辛鹹溫有小毒屬金、性躁、氣浮而散、入手大陰陽明經、金勝木、躁勝風、兼入厥陰經爲治風木之病、搜肝風瀉肝氣、利九竅、殺精物、搐鼻立嚏、治中風口噤咽喉痺塞、吹之導之能通上下關竅而湧吐痰涎、通肺大腸氣、服之則除濕去垢消痰破堅殺虫墮胎及婦人胎不落、治風痺死肌頭風淚出痰喘脹滿、咳嗽囊結癥堅腹痛風癘疥癬、塗之則散腫消毒、熬膏塗帛上

貼一切痛痒燒烟熏久痢脫肛、全蒼朮艾之辟瘟疫邪、及濕氣

凡用去子弦炙透

元祐五年、白春至秋、蘄黄二郡人、患急喉痺症、十死八九、用黑龍膏救活無算、其方治九種喉痺、急喉痺、纏喉風、結喉、爛喉、遁虫、虫蝶、重舌、木舌、飛絲入口、大皂莢四十挺、切碎、水三斗、浸一夜、煎至一斗半、人人參末半兩、甘草末一兩、煎至五升、去滓、入無灰酒一升、釜煤二匙、湯匙煎如餳、瓶盛、封埋地中一夜、每温酒化下一匙、或用掃入喉內、取涎盡爲度、後含甘草片。○稀涎散治卒中風、昏昏如醉、形體不收、或倒或不倒、口角涎出、不急治成大病、此乃風涎潮上、胸痺氣不通、用此吹之、大皂莢肥實不蛀者四挺、去黑皮、白凡一兩末、每用半錢、温水調灌、不大嘔吐、漸漸冷涎出、乃用藥治。○中風口噤不開、涎潮壅上、皂角一挺、去皮、猪脂塗炙黄色、末、每温酒服一錢、吐出風涎爲度。○中風口喎、皂角五兩、末、陳醋調左喎塗右、右喎塗左。○鬼魘不寤、皂角末吹之、自縊將死、全方、乙水溺卒死、一宿尚可活、綿裹皂角末、納下部、須臾出水即活。○急喉痺塞、逡巡不救、皂角末少許、點患處、外以醋調厚封項下、須臾便破出血愈。○風癎諸痰、五癎膏、大皂角半斤、去皮子、

蜜四兩塗上、慢火炙透、搥碎、熱水浸一時、挼取汁、慢火熬成膏、入射香少許、攤在夾棉帋上晒乾、剪作帋花、每用三四片、入淡漿水小盞、中洗淋下、以筒吹汁入鼻內、待痰涎流盡、吃脂麻餅一箇、涎盡自愈。○風邪癇疾、皂莢燒炭四兩、蒼耳莖根葉晒乾四兩、陀星一兩、末、水糊丸梧子大、硃砂爲衣、每棗湯下四十丸稍退減半。○欬逆上氣唾濁不得臥、皂莢丸、皂莢去皮子、末、蜜丸梧子大、每棗湯下三丸。○脚氣腫痛、皂角赤小豆末、酒醋調貼腫處。○鼻䶌不通、皂角末吹之。○風熱牙痛、皂角一挺、去子入盐塡滿、仍加白凡少許、黃泥裹煆研、日擦之。○大腸脫肛、皂角五挺、搥碎、水挼取汁、浸之自收上、收後以湯盪其腰肚、令皂角氣行、不再作、仍以皂角去皮炙末、棗肉丸豆大、米飲服三十丸。○婦人吹乳、猪牙皂角去皮、蜜炙末、酒服一錢。○魚骨哽咽、皂角末吹鼻取嚏。○咽喉骨哽、猪牙皂角二条、切碎、生絹袋盛、滿鍟線縛項中立消。○大風諸癩、皂角二十条、炙去皮子、酒煎濾過候冷、入雪糕丸梧子大、每酒下五十丸。○中暑不省、皂莢一兩燒炭、炒甘草一兩、末、温水和灌之。○胸中痰結、皂角三十挺去皮、水浸一夜、挼取汁、熬至可丸、如梧子大、每食後鹽漿水下十丸。○二便關格、皂莢焙研、粥飲下三錢、立通。又方皂莢燒

煙於桶內坐上熏之即通○卒病頭痛皂角吹鼻取嚏○胸宜
不止皂角去皮子蜜炙搥碎取汁熬膏噹鼻內口咬定良久涎
出愈○疔腫惡瘡皂角去皮酥炙焦末入射香少許勻和
糞少許塗五日後根出愈○外腎偏疼皂角末水調傳
子　辛溫炒舂去赤皮以水浸軟煮熟糖漬食疎導五臟風熱
壅○核中白肉入治肺藥○核中黃心嚼食治膈痰吞酸○
仁、和血潤腸、治風熱、大腸虛秘、瘰癧腫毒、瘡癬○斅曰揀圓滿堅硬不蛀者以瓶
煮熟剝去硬皮取向裏白肉去黃晒乾○下痢不止諸藥不效
三服宿垢去盡即變黃糞屢效皂角子瓦焙末糊丸梧子大每
陳米湯下四十丸○腸風下血皂角子槐實各一兩用糯米糖
炒香去糖末陳粟米飲下一錢○小兒流涎脾熱有痰皂角子
仁半兩半夏姜湯泡七次暴一錢半共末姜汁丸麻子大每溫
水下五丸○婦人難產皂角子二枚吞之○風虫牙痛皂角子
末棉裹彈子大兩顆醋煮熱更互熨痛處○年久瘰癧皂角子
不蛀百粒米醋一升硇砂二錢同煮乾炒令酥看瘰子多少如

一箇服一粒十箇服十粒細嚼米湯下酒浸煮服亦可〇一切疔腫皂角子未傳之

皂角刺　辛温治風殺虫功同皂莢但其銳利能引諸藥上行爲治上焦病又能引至癰疽處直達病所治癰腫妬乳風癘惡瘡胞衣不下米醋熬嫩刺濃汁塗癬瘡有奇効癰疽已潰勿用妊婦忌之〇大風惡癘目盲眉髮落鼻梁崩勢難救角刺三斤燒灰蒸一時日乾末每食後煎大黃湯調一匙服一旬外眉髮生肌肉潤目光明保命集云癘風乃營氣熱風客於脉不去先用樺皮散方載樺木下丕服五七日後灸承漿穴七壯三灸後每旦服樺皮散午以升麻葛根湯下錢氏瀉青丸晚服一聖散一名追風再造散大黃末半兩煎湯調皂角刺灰三錢乃緩瀉血中之風熱也戒房室三年服藥便出惡虫爲驗直候虫盡爲絕根又選奇方神効散黃柏末皂角刺灰各三錢空心酒調服取下虫物不損人食白粥兩三日後接服補氣藥忌一切魚肉雞發風物〇小兒重舌角刺燒灰朴硝等分入片腦少

許勻末先漱口將末摻舌下涎出自消○腸風下血角刺灰二兩胡桃肉槐花炒故芷各一兩末每米飲下一錢○胎衣不下角刺灰酒服一錢○婦人乳癰角刺炭一兩蚌粉一錢勻每酒服一錢○乳汁結毒產後乳汁不泄結毒者角刺蔓荊子各燒炭等分末每酒服一錢○發背不潰角刺麩炒黃芪各一兩甘草乳香各半兩爲末每酒煎服三錢去滓○腸內生瘡在腸臟難用藥角刺三錢酒一盌煎服其膿血從小便中出

木皮根皮 辛溫殺虫治風熱痰氣肺風惡瘡皂莢根皮秋冬采如羅紋者陰乾炙黃蒺藜炒黃芪人參只殼炒甘草炙等分末每沸湯服一錢○產後腸脫不收皂角樹皮半斤皂角子一合川椒樹皮半斤石蓮子炒去心一合爲粗末以水煎湯乘熱傾盆內以布物圍定坐熏洗挹乾便喫補氣藥一服仰臥自收

肥皂莢 辛溫微毒去風濕下痢便血瘡癬腫毒腸風下血獨子肥皂燒炭末糊丸梧子大米飲下一錢○下痢噤口肥皂一枚以塩實其內燒炭末米粥調少許服○風虛牙腫老人腎虛或涼藥搽牙致痛

獨子肥皂以青塩實滿燒炭研末摻之或入樟腦匀。○頭耳諸瘡眉癬燕窩瘡並用肥皂煅炭一錢枯凡二分末麻油調塗。○臁梨頭瘡獨子肥皂一枚去核入巴豆二枚沙糖填滿塩泥包煅炭、輕粉、檳榔各七分共研末麻油調搽先以灰汁洗溫水再洗拭乾時搽。○癬瘡不愈川槿皮煎湯肥皂去核及內膜煎湯時搽。○便毒初起肥皂搗爛傳。

沒石子　子無食　苦溫、和中、益血、生精、和氣、安神、烏髭髮、止牙疼、生肌肉、研末服治腸虛冷痢、腸滑赤白、小兒疳䘌、冷滑不禁研末撲陰汗、搽陰瘡、燒灰治陰毒痿。○大小口瘡沒石子三分甘草一分末摻之嬰孩用少許置乳上令吮之入口即啼愈。○足趾肉刺沒石三枚燒炭末傳。○牙齒痛沒石子末綿裹一錢咬之涎出愈。○血痢不止沒石子一兩末飯丸小豆大每食前米飲下五十丸。○產後下痢沒石燒炭研末酒服一錢。○口臭急疳沒石子末吹下部即瘥。○鼻面酒皶沒石子有孔者水磨成膏夜夜塗之。○小兒久痢沒石子二箇炒黃末作餛飩食訶子訶黎勒苦以下氣消痰、酸以斂肺降火、澁以收脫止瀉、溫以開胃化食利津液、止水道、下宿物、止嘔吐、實大腸、開音止渴、消痰下氣治水調中、破胸膈結氣、止腸澼久瀉、下痢赤白治冷氣腹脹肺氣喘急、及五膈氣、霍亂心腹痛、腸風瀉血、崩中帶下、奔豚腎氣。療痰嗽、咽喉不利者含之殊勝。妊娠胎漏、胎動欲生、脹悶氣喘、并息痢、肛門急痛、產婦陰痛、和蠟燒烟熏之、及煎湯熏洗。其性濇、嗽痢初起者、忌用。小兒風痰壅閉語音不出氣促喘悶手足動搖訶子半生半煨去核大腹皮等分水煎服名二聖散○水瀉下痢訶子煨二分肉豆蔻一分末米飲每服二錢○妬精下疳訶子炭入射香少許先以米泔水洗或以荊芥黃柏甘草馬鞭草葱白煎湯洗拭乾糝藥

核　止嗽、止痢、磨白翳，注目中，去風、火赤痛。

葉　下氣、消痰、止渴、及霍亂，煎服，功同訶子。

櫸　鬼柳　木皮，苦，大寒。煮汁服，治時行頭痛、熱結在腸胃，療水氣、斷痢，能安胎，止妊婦腹痛。夏月煎飲，去熱。通身水腫，櫸樹皮煎汁日服。○毒氣攻腹，手足腫痛，櫸樹皮、和樹皮等分，煮汁煎如飴糖，以櫸皮煎湯化服。○蠱毒下血，櫸皮一尺，蘆根五寸，水煎服，當下蠱物出。○飛絲入目，櫸皮去粗皮二兩，古錢七文，煎洗。○小兒痢血，櫸皮二十分，犀角十二分，水煎服，三服當瘥。

葉　甜茶　炒香，煎飲，去熱。生挼貼火爛瘡，治臁爛惡瘡，蓋搗署之。宗奭曰：其葉謂柳非柳，謂槐非槐，最大者木高五六丈，合二三人抱，湖南北甚多，然不材也，不堪作器。時珍曰：櫸材紅紫，作箱案之類甚佳，其實亦如榆錢之狀，鄉人采其葉爲甜茶。

柳花柳絮 苦寒止血治吐血咯血風水黃疸面熱帶黑濕痺膝疼、
四肢攣急痂疥、惡瘡、金瘡焙末和射香少許勻摻走馬牙疳。金
瘡血出、封之即止。○大風癘疾、柳花四兩、搗成餅貼壁上待乾取
下、米泔水浸一時、取起焙末二兩、白花蛇烏
蛇各一條去頭尾酒浸取肉、全蠍、蜈蚣、蟾酥、雄黃、各五錢、苦參
天麻、各一兩、共末麻黃取汁熬膏爲丸梧子大、硃砂爲衣、每溫
酒服五十丸、日二、愈爲度。○面上膿瘡、柳絮鉛
粉、等分末、燈盞油調下。○吐血柳花末、米飲服、
實 主潰癰、逐膿血、搗汁飲治渴、藏器曰本經以柳絮爲花悞
矣、花則初發時黃蕊、其子爲
飛絮時珍曰、本經治風水黃疸、柳花也治惡瘡金瘡疥
痺柳絮也、花乃嫩蕊可搗汁服、子與絮連難以分別
葉 煎服下水氣、療白濁、解丹毒、洗漆瘡、治天行熱病傳尸骨
蒸解湯火瘡、及疔瘡毒入腹熱悶、主服金石人發大熱悶能清

心腹內血。煎洗惡瘡、痂瘡、馬疥，立愈。熬膏續筋骨，長肉止痛。眉毛脫落，柳葉陰乾末，姜汁於鐵器中調，夜夜摩之。○卒得惡瘡，不可名識，柳葉或皮煮汁，入鹽少許，勻頻洗。面上惡瘡方同。○痘爛生蛆，嫩柳葉鋪席上臥之，蛆盡出愈。○小便白濁清明，柳葉煎湯代茶，愈爲度。

枝及根白皮　煎服治痰熱淋疾、黃疸白濁，作煎湯浴洗風腫瘙癢。酒煎漱齒痛。小兒間日、五日寒熱，煎枝浴之。酒煮熨諸痛腫，去風止痛消腫。削爲牙杖滌齒良。項下癭氣，取水涯柳三十斤，煎汁，糯米三斗，如常釀酒日飲。○齒齦腫痛，柳枝、槐白皮、桑皮、白楊皮等分煎水，熱含。○乳癰妬乳初起堅紫，根搗泥烘熱，棉裹熨之。○痔瘡如瓜，腫痛，柳枝煎湯漬并洗，以艾灸三壯五壯，覺熱氣入腸，大下膿血愈。○湯火灼瘡，柳枝燒炭末塗。○反花惡瘡，肉突如飯粒，根深膿潰，柳枝葉三斤，煎熬如飴，日三塗，亦治疔瘡。○走注氣痛不定，忽有一處如折撲，痛甚，靜時其處冷如冰，此暴寒所傷，柳枝

台皮酒煮暖熨之有黑點處砭去血愈風
毒卒腫方同〇黄疸初起柳枝煮汁服、

檉柳 河柳 觀音柳 枝鹹温消痞解酒毒利小便治痳疹、值暑熱毒熾盛
痧、標閉不出、神効蓀元 木剝驢馬血入肉毒、取末片火炙熨并煮
汁浸之 時珍曰、檉柳小幹弱枝葉如絲、婀娜可愛、原生河西、故
名河柳名觀音柳、謂觀音用此酒水也、皮赤、一年三次
作花穗長三四寸、水紅色、如蓼花〇痳疹蓀騐案治汪姓子、值
暑熱出痳、年五歲、延予時已三日、見其煩躁嘔惡渴甚不寐以
火照之疹瘾皮膚中、標閉不出、閱所服辛散過劑、予曰、疹出於
陽而收於陰、值此夏末陽氣洩於外、陰血耗於內、守成法辛散
是猶抱薪救火、素問云、守其嚴氣、無伐天和是也、囑以檉柳五
錢煎汁湯即與飲、半夜許稍安、仍灑照服、黎明渴止嘔平、汗出
而痳日出時疹盡發出而安、囑戒口調護不須服藥〇腹中痞
積、檉柳煎湯露一夜、五更服數次消〇酒多致病、檉柳乾末酒
服一
錢、

水楊枝　葉苦平，搗汁服，治久痢赤白，主癰腫痘毒。時珍曰：楊枝硬而揚起，故謂之楊，多宜水涘蒲萑之地。恭曰：水楊葉圓潤而尖，枝條短硬；柳葉狹長，枝條長軟。

木白皮及根　治金瘡痛楚，乳癰諸腫毒，痘瘡。乳癰紅腫初起，水楊根搗爛傳，其熱如火，再傳遂平。○金瘡苦痛，楊白皮末，酒服一錢，仍末傳之。

白楊木皮　苦寒，治毒風脚氣腫，四肢緩弱不隨，毒氣遊易在皮膚内，痰癖等証，及撲損瘀血，俱酒煎服。煎湯日飲，止妊痢。醋煎含漱，止牙痛。煎汁釀酒飲，消瘿氣。漿水煎，沐入鹽含漱，治口瘡。又主風痹宿血，折傷血瀝在骨肉間，痛甚，及皮膚風瘙腫，俱雜五木煎湯浸損處。煎膏貼，續筋骨。時珍曰：白楊木高大，葉圓似梨而青，背白，有鋸齒，木肌細也堅直可爲梁拱、終不撓曲。水楊葉長、莖可作矢、又與柳葉長而細、逈異。○項下癭氣、秫米三斗、蒸熟、取圓葉白楊木皮十兩勿令見風、切煮汁二升、漬麴末五兩、如常釀酒日飲自消。○妊娠下痢、白楊皮、水煎日服。

枝　消腹痛、治吻瘡。○口吻爛瘡、白楊嫩枝、鐵上燒炭、猪脂和塗楊木東枝、去粗皮、細剉、絹袋盛、納酒漬、密封、日三服。○面色不白、白楊皮十八兩、桃花一兩、瓜子仁一兩、末、水服。

葉　治齲齒、煎水含漱、治骨疽久發、骨從中出、頻搗傅之。

榆白皮　甘平、滑利下降、入大小腸膀胱經、利諸竅、滲濕熱、利水道、除邪氣、行津液、通經脉、滑胎產、療腸胃邪熱氣、消有形留着之物、治二便不通、五淋腫滿、喘嗽不眠。搗涎傅癬瘡、小兒頭瘡痂疕、生皮搗醋和封、暴患赤腫、及女人妬乳腫。凡氣實作壅者宜之。若胃虛寒、久服滲利，恐洩眞氣。小便氣淋，榆皮、石燕，煎水日服。○五淋澁痛，榆白皮焙末，每以二錢，水煎如飴服。○身體暴腫，榆皮末和米煮粥食。○胎死腹中，或母病欲下胎，榆白皮煎服。○五色丹毒，俗名遊腫，犯者多死，榆白皮末，雞子白和塗。○小兒瘰癧，榆白皮搗泥封。○小兒禿瘡，榆白皮末，塗虫當出愈。○癰疽發背，榆白皮搗爛，香油和傅，留頭出氣，若燥乾，以苦茶頻潤，不粘更換新者，將愈，以桑葉嚼爛貼之，口合乃止。○時珍曰：榆有數十種，不能盡別，惟取白者名枌。其木最高大，未生葉時，枝條間先生榆莢，形狀似錢而小，色白成串，俗呼榆錢。後方生葉，煠浸淘過可食。三月采榆錢，可作羮，晒至冬釀酒，瀹過曬乾爲醬，采白皮爲榆麫，粘滑勝漆。

葉　嫩葉作羹及煠食，消水腫，利小便，下石林，壓丹石，煎洗酒皶鼻，同酸棗仁等分，治胆熱虛勞不眠。

花　治小兒癇、及小便不利、傷熱。

莢仁　微辛平。作羹食，令人多睡。和牛肉作羹食，治婦人白帶。作醬似蕪荑，助肺下氣，殺諸虫，令人能食，消心腹間惡氣卒心氣痛。塗諸瘡癬。陳者良。

蕪荑　辛苦而溫。殺虫止痛，化食，逐寸白，去三虫，殺中惡虫毒，諸病不生，散腸中嗢嗢喘息，五臟肢節邪氣，除皮膚骨節中風淫淫如虫行，主積冷氣，心腹癥痛，腸風痔瘻，惡瘡疥癬，婦人子宮風虛，孩子疳瀉，冷痢，得訶子、豆蔻良。長食治五痔，研末和猪脂，塗熱瘡，和蜜調塗濕癬，作醬香美。方家榆仁，但宜少食。脾胃有虫，食則作痛而黃：蕪荑二兩，和面炒黃，為末，米飲服二錢。○疳熱有虫，形瘦無炎：橘皮、黃連各一兩，末，猪膽汁七枚，和入，怨內飯上蒸之計蒸九次乃入射香半錢匀蒸餅丸綠豆大每米飲服一二十丸。○小兒虫痛乃胃寒虫上諸症與癇相似蕪荑乾漆炭等分末米飲每服一錢。○腹中鱉瘕平時嗜酒血入於酒爲酒鱉平時多氣入血於氣爲氣鱉虛勞痼冷敗血雜痰爲血鱉搖頭掉尾如虫之行上侵人咽下侵人肛或附脇背或隱胸腹大如鱉小如錢治法惟用蕪荑炒煎服兼用暖胃益血理中之類乃可殺之若從事雷丸錫灰等藥無益也。○嬰孩驚癇風後瘖不能言肥兒丸蕪荑神麯麥芽俱炒各一錢爲末猪胆汁打糊丸黍米大每服十丸木通湯下內黃連能去心經惡血

蘇木　甘鹹微酸辛凉入三陰血分而破血排膿止痛消癰腫撲損瘀血治霍亂嘔逆産後血癖氣滯破癥瘕死血産後敗血脹悶欲死及惡露不安心腹攪痛經絡不通及癰瘍主婦人血氣心腹痛月候不調失音口噤赤白下痢後重急痛癩男女中風

口噤不語酒煎調乳香少許末立吐惡物但少用和血多用則
破血産後血運蘇木三兩水五升煎二升分數次服○金瘡接
骨凡指斷及刀斧傷蘇木爲末敷之外以蠶繭包縛完固
數日平復○產後氣喘面黑欲死乃血入肺
也蘇木二兩水煮入人參末一兩服神效

烏木 甘鹹解毒治霍亂吐利取屑末溫酒服

樺木 苦平煮汁飲治諸黃疸及傷寒時行熱毒瘡良即今豌豆
瘡也。時珍曰樺木生遼東臨洮河州西北諸地其木色黃有小
斑點紅色能收肥膩其皮厚而輕虛軟柔皮匠家用襯靴
裏及爲刀靶之類謂之暖皮胡人尤重以皮卷蠟可作燭點○
肺風毒瘡遍身瘡疥如癘及癮疹瘙癢男子面上風刺女人粉
刺樺皮散用樺皮燒灰四兩只殼燒四兩荊芥二兩炙甘草
半兩共末杏仁水煮去皮二兩研如泥和前末爛研勻每食後
溫酒調服二錢甚者日三服○乳癰初起腫痛結硬欲破一服
即瘥樺皮燒灰研酒服一匙即臥覺即瘥也○乳癰腐爛靴內

年久樺皮燒灰、酒服一錢

小便熱、短樺皮煎濃汁飲、

櫚木　辛溫、煮汁服、破血塊、癖冷嗽、治產後惡露衝心、癥瘕結氣、赤白漏下。○爲枕、令人頭痛。○藏器曰出安南、及南海、用作牀几、以紫檀而色赤、性堅牢固

椶櫚　筍及子花　苦濇平、養血澁腸、止瀉痢、腸風、崩中帶下

大腸下血、椶筍煮熟、切片、晒乾末、蜜湯或酒每服二錢

皮　苦能瀉熱、澁可收脫、燒炭服、止血、生肌、破癥、止吐血、鼻衂、崩帶腸風、赤白下痢、金瘡疥癬、血去過多者宜之、若初起未可據用

鼻血不止、椶灰隨左右出吹之。○血淋不止、椶皮半炭半炒末、每服二錢。○下血不止、椶皮半斤、栝樓一箇、全燒炭、每米飲服二錢。○小便不通、椶皮炭、酒服二錢、即通

○血崩不止、椶皮燒炭、酒服三錢、或加枯凡減半

烏臼木　根白皮、味苦微温、性凉、有小毒、治暴水癥結積聚、療頭風、通大小便、解蛇咬毒、炙用、其性沉降、利水消腫、功勝大戟、壯實者、搗少服捷効、虚者忌用。二便關格二三日則殺人、烏臼東南根白皮乾末、熱水服二錢、先以芒硝煎湯服、取吐甚効。○水氣虚腫、小便澁、烏臼皮、檳榔、木通各一兩末、每米飲服二錢。○解鼠莽毒砒毒、烏臼根半兩擂水服之。○暗疔昏狂、瘡頭凸紅、臼樹根經行路者、取二尺去皮搗爛、井華水調一盞服、待瀉過、以銀杏仁浸油、搗奮患處。○嬰兒胎瘡滿頭、用水邊烏臼根晒乾末、入雄黃末少許、油調傅。

葉　治食牛馬六畜肉毒、及生疔腫欲死者、搗汁頓服、大利去毒即愈、未利再服、冬用根。

臼油　甘凉、塗頭變白髪爲黑、及塗一切腫毒瘡疥、水調服令人下利、去陰下水氣、炒子煎湯亦可。○膿泡疥瘡、臼油二兩、水銀二錢、樟腦五錢、同研、頻入唾津、不見星乃止、溫湯洗淨、以藥塡入。○小兒虫瘡、用舊絹作衣、化臼油塗之、與兒穿着、次日虫皆出油上、取下燼之有聲是也、別以舊絹塗油與穿、屢換、以虫盡爲度、

巴豆　辛熱有大毒、生猛而製熟少緩、能吐能下、能止能行。除風補勞、健脾開胃、導氣消積、去臟腑沉寒、開導閉塞、宣通一切病而瀉壅滯、爲斬關奪門之將、破痰癖癥結、氣痞食積、生冷硬物所傷、大腹水腫、驚癇瀉痢、心腹疝氣、風喎耳聾、牙疼喉痺、難通腸而又能止久瀉痢、其毒性又能解毒殺虫、治疔腫疥癩、瘜肉惡瘡、排膿消腫、通經爛胎、利水穀道、殺腹臟虫、除蠱毒鬼疰邪

物殺虫魚斑蝥蛇虺毒咬用則有戡亂劫病之功微用亦有撫緩調中之妙然性過猛用之得宜大能奏効失宜則亡血液傷眞陰之患○時珍曰巴豆有用仁者用殼者用油者生用者有麩炒醋煑者燒炭者有研爛帋包壓去油者謂之巴豆霜然此物不去膜則傷胃不去心則作嘔畏大黃黃連與牽牛相反中其毒者用冷水黃連汁黑豆汁解之○水蠱腹大動搖水聲皮膚黑色巴豆九十枚去心皮杏仁六十枚去皮尖炒黃擣丸豆大水下一丸以利爲度忌飲酒○積滯瀉痢腹痛裏急杏仁去皮巴豆去皮心各四十九粒同燒炭研泥溶蠟和丸綠豆大每大黃湯下三四丸間日一服有加百草霜三錢○瀉血不止巴豆一枚去皮以雞子開一孔納入帋封煨熟去豆食之其血即止虛人分作兩服○乾霍亂病心腹脹痛不吐不利欲死巴豆一枚去皮心熱水研服得吐利即定○纏喉風痺巴豆兩粒帋卷作角切斷兩頭以針穿孔納入喉中氣透即通○傷寒舌出巴豆一粒去油取霜以帋撚卷入鼻中舌即收上○舌上出血如箸孔巴豆一枚亂髮雞子大燒炭酒服○中風口喎

巴豆七枚去皮研左喎塗右手心右喎塗左手心仍以熱水一盏安藥上須臾卽正洗去○天絲入咽凡露地飲食有飛絲入上食之令人咽喉生瘡以白凡巴豆燒灰吹入卽愈○箭簇入肉難拔出巴豆仁炒蜣螂同研塗斯須痛定微痒忍之待極痒難忍便撼動拔出以生肌膏傅○小兒痰喘巴豆一箇搗爛棉裹塞鼻男左女右痰卽自下○喉痺垂死只有餘氣巴豆去皮線穿納入喉中牽出卽甦

油　治中風痰厥氣厥中惡喉痺一切急病咽喉不通牙關緊閉以巴豆研爛棉帋包壓取油作撚點燈吹滅熏鼻中或用熱煙刺入喉內卽時出涎或出惡血便甦舌上無故出血者用此以熏舌之上下自止

殼　消積滯治瀉痢一切瀉痢脉浮洪難愈脉微小者服之立止名勝金膏巴豆皮楮葉等分仝燒炭化

爛丸綠豆大每甘草湯下五丸。○痢積脫肛黑色堅硬巴豆殼炭芭蕉汁煮入朴硝少許洗軟用麻油點火滴於上以枯凡龍骨少許末摻肛上用芭蕉葉托入

大風子　辛熱有毒攻毒殺虫治風癬疥癩楊梅諸瘡但其性熱有殺毒燥痰之功而傷陰血致有病將愈而先失明者不可多服用之外塗其功勝也。○取大風子油法用子三斤去殼及黃油者研極爛瓷器盛之封固入滚湯中盖鍋密閉勿令透氣火煎至黑色如膏名大風油可以和藥。○大風諸癩大風子油一兩苦參末三兩入少酒糊丸梧子大空心温酒下五十丸仍以苦參湯洗。○大風瘡裂大風子炭和輕粉研麻油調塗用其殼煎湯洗楊梅惡瘡同方。○風刺赤鼻大風子仁木別子仁輕粉硫黃共末夜夜唾調塗。○手背皺裂大風子搗泥塗日三

相思子　苦平有小毒主吐人通九竅去心腹邪氣止熱悶頭痛

風痰瘴瘧、殺腹臟及皮膚內一切虫、除蠱毒、取二七枚、研服、當即吐出。葆按此豆半紅半黑、用此和龍腦收藏、其香不走不耗。今市中訛此作赤小豆、瘴瘧寒熱、取相思子十四粒、研服、取吐愈。○猶鬼野道、眼見猶鬼及耳有所聞、相思子、蓖麻子、巴豆各一枚、硃砂末、蠟、各四銖、合搗丸、服之、即以火灰、安患人面前、吐藥入火中、沸即蓋十字於火上、其猶鬼者死也

桑白皮、甘辛寒、入肺經、瀉肺火、利五臟、降氣散血、利大小腸、消痰止渴、調中下氣、開胃進食、補虛益氣、殺腹臟虫、止霍亂吐瀉、治肺氣喘滿、虛勞客熱、肺中水氣、唾血熱渴、水腫腹脹、利水道。去寸白入散用之、下一切風氣水氣、療小兒天吊驚癇客忤。末傅鵞口瘡、搗搥作線、縫金瘡。若脾肺虛、小便利、及風寒作嗽者、

不宜用。金瘡腸出以鮮桑白皮捻如棉作線縫瘡口先將腸托進外以熱雞血塗之。○小兒重舌桑皮煮汁塗乳上令兒吮之。○小兒流涎脾熱胸膈有痰新桑根白皮擣自然汁塗之効。○小兒天弔驚癇客忤桑東行根研汁服。○小兒火丹桑根白皮煮汁浴之或爲末羊脂膏和塗。

皮中白汁　治小兒口瘡白漫拭淨塗之又塗金刃所傷血出燥痛須臾血止仍以白皮裹之塗蛇咬蜈蚣傷。○小兒鵞口桑皮汁和胡粉塗之○小兒唇腫桑木取汁塗之即愈

桑椹　甘而微涼色黑入腎補水安魂鎮神利五臟關節治血氣痛單食止消渴擣汁飲解中酒毒釀酒飲利水氣消腫。葆按桑椹生青乾黑入腎壯水而涵木木得水養則不躁治風虛眩運愚用之屢効以其能柔肝風自息也。○水腫脹滿水不

下則滿溢，水下則虛竭，還服難治。桑心皮煮汁一斗，入桑椹再煮，取汁五升，以糯米五升入麯釀酒飲。○瘰癧結核，文武膏：桑椹二斗黑熟者搗汁，瓦器熬濾滓，再熬成膏，每白湯服一匙，日三。○小兒白禿，桑椹入罌中曝化水洗。

葉　苦甘寒。入手足陽明經。利五臟，通關節，明目下氣，利大小腸，除寒熱出汗，霍亂腹疼，脚氣水腫，頭痛目赤，勞熱咳嗽，末服止盜汗，煎飲代茶止渴，熬膏去老風宿血，嫩葉煎酒服治一切風，蒸熟搗罯風痛出汗，及撲損瘀血，研汁傅金瘡，幷小兒口吻瘡，汁解蜈蚣毒、蛇虫咬毒。凡服經霜者良。風眼下淚，臘月不落桑葉煎湯日洗，或入芒硝。○血吐不止，桑葉焙研，涼茶服三錢即止。○大腸脫肛，桑葉三升，水煮帶濕罨之。○穿掌腫毒，新桑葉研爛盦之即愈。○手足麻木，不知痛癢，經霜桑葉煎湯頻洗。○湯火傷瘡，桑葉燒炭末，麻油調傅愈。

枝　苦平、利關節、養津液、明耳目、利小便、行水、祛風、消食、止渴。治風寒濕痺、偏枯、風癢、乾燥、霍亂、脚氣、風氣、四肢拘攣、上氣、眼運、肺氣咳嗽、療口乾及癰疽。○嫩桑枝細切一升、煎汁飲。久服、終身不患偏風。又取嫩枝燒瀝、治大風瘡疥、能生眉髮。○紫白癜風、桑枝十斤、益母草三斤、熬膏、每臥時、溫酒調服半合、以愈爲度。○風熱臂痛、桑枝一小升、切炒、水煎服。○水氣脚氣、桑條二兩、炒香、水煎、空心服。○破傷中風、桑枝燒瀝、酒和服、醉爲度、醒服消風散。

桑柴灰　桑乃箕星之精、其木利關節、養津液、行水、祛風邪、其火拔引毒氣、祛濕痺、煎補藥、熬諸膏、宜用桑柴、亦宜用桑枝攪。○其灰辛寒、有小毒、蒸淋取汁、煎與冬灰等分、同滅痣疵、黑子、蝕惡肉，煮赤小豆食，大下水腫，傅金瘡，止血生肌，桑霜治噎食積塊。桑柴灸法：以乾桑木劈成細片，紮作小把，燃火吹息，灸患處，以瘀血腐動爲度。內服補托藥。○目赤腫痛，桑灰一兩，黃連半兩末，每以一錢泡湯澄清洗之。○大風惡癩眉髮落，桑柴灰熱湯淋取汁，澄洗頭面，以黑豆水研漿，解澤灰味，彌佳，又用熱水，入綠豆粉，濯之，三日一洗面，不過十度良。○白癜駁風，桑柴灰二斗，甑內蒸之，取釜內熱湯洗數度，瘥。○頭風白屑，桑灰淋汁洗之。

柘木白皮東行根白皮　甘溫，治婦人崩中血結，瘧疾，煎汁釀酒服。去風虛耳聾，補勞損虛羸，腰腎冷，夢與人交接洩精。○時珍曰：柘喜叢生，處處山中有之。幹疏而直，葉豐而厚，有尖。其葉飼蠶，取絲作琴瑟，清響。其實如桑椹而圓，粒如椒。其木染黃赤色，謂之柘黃，天子所服。○飛絲入目，柘漿點之，以棉蘸水拭去。○小兒鵝口重舌，柘根五斤，煎濃汁熬熙

楮實 甘寒、補虛勞、益顏色、壯筋骨、健腰膝、助陽氣、起陰痿、益氣、輕身、明目、耐飢、治目昏、喉痺、水腫、蠱脹。○水氣蠱脹、楮實子丸、楮實二斗熬膏、茯苓三兩、白丁香一兩半、末、以膏和丸梧子大、從少至多、水送、小便服減爲度、後服治中湯。○喉痺喉風、五月五日、六月六日、七月七日取楮實陰乾、每用二箇、井華水服之。○目昏難視、楮實、荆芥、等分末、蜜丸彈子大、每食後嚼一丸、薄荷湯下、日三。○身面石疽、狀如痤癤而皮厚、楮實搗傅之。○肝熱生翳、楮實研細、蜜湯服一錢、日再服。

葉 甘涼、利小便、去風濕、腫脹、四肢風痺、白濁、疝氣、下痢赤白、搗汁服、止鼻衄過多、炒研和麵、搗作餛飩食、止水痢、治小兒身熱食不生肌、可作浴湯、洗刺風、身痒、疥癬、惡瘡。○一切眼翳、三月收楮葉晒乾、末、入射香少許、每以黍米大、注眥內、其翳自落。○木腎疝氣、楮葉、雄黃等分末、酒糊丸豆大、每酒下三十丸。○通身水腫、楮葉煮膏、空腹服。○脫肛不收，楮葉末，米飲下二錢。○痔瘻腫痛，楮葉擣爛封之。○癬瘡濕癢，楮葉擣傅。○蝮蛇螫傷，楮葉、麻葉合擣汁漬之。○疝氣入囊，端午日采楮葉陰乾末，每空心酒服二錢。○魚骨哽咽，楮葉擣汁啜之

枝莖　治癮疹癢，煎湯浴之，擣濃汁飲、治小便不通。頭風白屑，楮木作枕二月一換新者。○暴赤眼痛，鬱澀，嫩楮枝去葉放地上火燒，以盌覆一日，取灰泡湯，澄清溫洗。

樹白皮　甘平。逐水，利小便，開喉痺，煮汁釀酒飲，治水腫入腹、短氣咳嗽。末服，治下血、血崩。男婦腫疾不拘久近，婦人新產上圓風入臟內，腹中如馬鞭，短氣，楮皮枝葉一大束，煮汁釀酒，時飲，數日即消。○風水腫浮，一身盡浮，楮皮、猪苓、木通各二錢，桑皮三錢，陳皮二錢，生薑三片，煎服。○膀胱石水，四肢瘦，少腹腫，楮根白皮、桑皮各二兩，白朮四兩，黑豆五升，流水煮四升，入酒二升，煮汁飲

皮間白汁　一名楮膠　甘平。治癬瘡，傳蛇虫蜂蠍犬咬。時珍曰：楮膠最粘，今人用粘金

蒟以汁和麪調糊接痛、永不脫解。○天行病後脹滿兩脇刺脹臍下如水腫、楮樹枝汁隨意服之小便清利自消

只實 性寒、味苦氣薄微辛益氣明目安胃消食利五臟逐停水、止溏瀉、消脹滿、散敗血、破堅積結實、去胃中濕熱、除胸脇痰癖、心下急痞痛逆氣、脇風疼大風在皮膚如麻豆苦癢、止痢除寒熱結、解傷寒結胸、上氣咳嗽腎內傷冷陰痿而有氣、宜加用之。

元素曰、心下痞及宿食不消宜只實黃連、潔古云脾經積血、無積則心下不痞、好古曰益氣則佐參朮、乾姜、破氣則和硝黃、牽牛。○婦人陰腫堅痛只實半斤、碎炒帛裹熨之。○積痢脫肛、只實石上磨平、蜜炙黃更互熨。○小兒頭瘡只實炭、猪脂調塗。○產後腹痛只實麪炒白芍酒炒各二錢、水煎服、亦可末服

只殼 苦酸微寒、健脾開胃下氣消痰、除風逐水通利關節、瀉肺

氣除胸痞止吐逆消腫脹。治胸痺結胸食積五膈、痰癖癥結、霍亂瀉痢裏急後重、嘔逆咳嗽水腫、風疹、淋痺風痺兩脇虛脹關膈壅塞痔疾腸風妊婦及氣虛人、殼實俱愼用，陳者良，時珍曰只實只殼古無分別，魏晉以來始分之，其功皆能利氣，氣利則痰喘止痞脹消痛刺息後重除，故以只實利胸膈，只殼寬腸胃，自飛門至魄門皆肺主之，三焦相通一氣而已，二物分之可，不分亦可也。○產後腸出不收，只殼煎湯浸久即入。○小兒軟節，大只殼一箇去白，磨口平，以麪糊抹邊合癤上，自出膿血愈。○痔瘡腫痛，只殼煨熱熨數枚，立平。○傷寒呃噫，只殼半兩、木香一錢，末每白湯服一錢。○消積順氣，不拘老幼皆治及五積六聚，乃仙傳方，只殼三箇，去穰，每箇入巴豆仁一箇，合定扎縛，慢火水煮一日，湯減，再加熱湯，勿用冷水，待時足汁盡，去巴豆，切片曬乾，末，勿炒，醋煮麪糊丸梧子大，每服三四十丸，隨病湯使。○脇骨疼痛，因驚傷肝者，只殼一兩，麩炒，桂枝半兩，爲末，每服二錢，姜棗湯下。

枳茹樹皮或云只殼上刮下皮、治中風身直、不得屈伸反復、及口僻眼斜、刮皮一升、酒煎服。樹莖及皮主水脹暴風、骨節疼急。

根皮　浸酒漱齒痛、煮汁服、治大便下血、末服治野雞病。

嫩葉　煎湯代茶去風。

枸橘臭橘　葉、辛溫、治下痢膿血後重、同萆薢等分炒、末、每茶湯調服二錢、又治喉瘻、消腫導毒、時珍曰臭橘處處有之、樹葉與橘同但榦多刺、二月開白花、青蕊不香、結實如彈丸、形如只實不香、人家多種為藩籬、或偽充只實青皮、而殼薄不香。○咽喉怪症、咽喉生瘡、層層如疊、不痛、日久有竅出臭氣、廢飲食、用臭橘葉煎湯、連服必愈。

刺　治風虫牙痛、煎汁含之。

橘核　治腸風下血不止、同樗根白皮等分炒末、每服一錢、皂莢子煎湯服。

樹皮　治中風強直、不得屈伸、切一升、酒二升、浸每日溫服。

卮子　苦寒、輕飄、象肺色赤、屬火、入肺經血分、瀉肺中之邪熱、清胃脘血、瀉三焦火、使之屈曲下行、從小便瀉去、解熱鬱、利五淋、止消渴、行結氣。治吐衄血、痢下血、血淋、損傷瘀血、心中煩悶懊憹不眠、除時疾熱、去熱毒風、療傷寒勞復、熱厥心痛、頭痛、疝氣、五種黃病、目赤熱痛、酒皰、鼻皶、白癩、赤癩、瘡瘍、紫癜、風塗湯火傷、殺蟅虫毒、解羊躑躅毒。生用瀉火、炒黑止血、內熱用仁、表熱

用皮鼻中衂、山巵燒炭末吹之屢效。○小便不通、巵子十四枚
獨頭蒜一箇、食盐少許、搗貼臍及囊、良久即通。○臨產下
衕、巵子炭末、空心熱酒服一匙、甚者數服效。○胃脘火痛、巵子
九枚燒炭、水煎、入姜汁飲之、立止、復發者不效、用元明粉一錢
服立止。○盤腸𠮷氣、巵仁半兩、草烏少許、全炒去草烏、入白芷
一錢末、每小茴葱白煎酒下一錢。○吃飯直出、巵子二十箇、微
炒去皮水煎服。○鼻上酒皶、巵子炒末、黃蜡丸彈子大、每嚼一
丸、細茶下、忌酒麪煎炒。○眉中練癬、巵子炭末、油調傅。○湯火
傷、巵子末、和雞子清濃掃即愈。○血淋澁痛、生巵子、滑石等
分末湯服。○小兒狂躁、蓄熱身熱、昏迷不食、巵子仁七枚、豆豉
五錢、水煎服、或吐或不吐效。
○折傷腫痛、巵子白麪搗塗。

苦丁茶　苦甘大寒、治天行熱狂。醫林纂要、葆按苦丁茶苦能
瀉熱、甘不傷胃、治頭目風眩、

酸棗仁　味酸性收、其仁甘潤、足厥陰少陽藥也。益肝氣、堅筋骨、
補五臟、助陰氣、故主肝病、治心腹寒熱、結氣濕痺、四肢酸痛、煩

心不眠、臍上下痛、血轉久洩、虛汗煩渴、痠筋骨風、生用、療胆熱好眠、炒熟、治胆虛不眠。時珍曰、棗仁主治皆足厥陰少陽藥、今人嵩以補心、殊昧此理。○胆風沉睡、虛實不調、昏沉多睡、生棗仁一兩、蠟茶二兩、生姜汁拌炙微焦、末、每水服二錢。○胆虛不眠、心多驚悸、炒棗仁、人參各一兩、辰砂、乳香各二錢半、末、煉蜜丸服。○振悸不眠、炒棗仁二升、人參、白朮、茯苓、甘草各二兩、生姜汁疊丸、每服三錢、大棗湯下。○虛煩不眠、棗仁湯、棗仁二升、知母、乾姜、茯苓、川芎各二兩、甘草炙一兩、水煎分服。○骨蒸不眠、心煩、棗仁一兩、水研絞汁、粳米二合、煮粥、候熟、入地黃汁一合、再煮勻食。○睡中汗出、炒棗仁、人參、茯神等分、末、每服一錢、米飲下。經疏云、服固表藥而汗不止者、宜用生地、麥冬、白芍、五味子、竹葉、棗仁、龍眼肉、蜜丸、湯送、自止

蕤核仁　內仁　甘溫、益氣、強志、明耳目、治鼻衄、心腹邪熱結氣、破心下結痰痞氣、齆鼻、目赤淚出、目腫眥爛。生治足睡、熟治不眠、傳信

方治眼方癢或生翳或赤皆川連末蕤核仁去核皮研膏等分和勻取虫不蛀乾棗二枚切去頭內核以藥填滿卻以切頭棗合定薄棉裹之大茶盌盛於銀罐中文武火上煎取起以棉濾罐收點眼屢試驗方○春雪膏治肝虛風熱上攻眼目昏暗赤腫羞明不能遠視迎風有淚多見黑花蕤仁取淨仁二兩腦片二錢半研勻生蜜六錢和收點眼○撥雲膏取翳膜蕤仁去核皮取淨仁去油五分青鹽二分猪胰子五錢共搗二千下如泥罐收點之又方蕤仁一兩去油硼砂一錢射香二分研罐收點眼去翳神妙○飛血眼蕤仁一兩去皮細辛半兩苦丁葉二撮煎濾汁頻用溫洗○赤爛眼蕤仁四十九粒去皮胡粉煅金色一雞子大研勻入酥少許片腦三分研勻油紙收每以麻子許塗大小眥上頻用效○百點膏治一切眼疾蕤仁去油淨三錢甘草防風各六錢黃連五錢三味熬取濃汁次下蕤仁成膏日點

山茱萸。微溫酸濇入足少陰厥陰氣分。補腎溫肝強陰益精溫中明目興陽道堅陰莖添精髓暖腰膝安五臟通九竅破癥結秘精氣、去三虫、止小便利、治面上瘡、止月水不定、老人尿不節、逐寒濕痺、除一切風、逐一切氣、治腸胃風邪、寒熱疝瘕、頭風腦骨痛、鼻塞、目黄、耳鳴、耳聾、面皰。酒拌去核用。核能滑精。

草還丹、益陽補氣、固精壯神、乃延年續嗣之至藥。山茱萸酒浸一斤、故紙酒浸焙半斤、當歸四兩、射香一錢、為末、煉蜜丸梧子大、每服八十丸、臨卧塩酒下。

盧都子　訶瘷子、雀兒酥　酸、平。止水痢、有寒熱病勿用、

根　水煎服、止吐血、喉痺痛、塞酒煎、灌之。煎湯洗惡瘡、疥并犬馬瘍瘡。葆治汪某疸黄症、諸症除而黄月餘不退、病其停藥勿服、有教每日以蘆都根煎代茗、半月全黄退。

葉　治肺虚短氣、喘咳、焙末、每米飲服二錢、虚寒加人參。

金櫻子 酸濇平、濇精氣止小便利、治脾瀉下痢。補血益精金櫻子去刺及子焙四兩砂仁二兩末、煉蜜丸如梧子大每空心酒下五十丸、○久痢不止罌殼醋炒金櫻子等分末蜜丸䟽每湯下

花 止冷熱痢、殺寸白虫、和鐵粉研勻、塗染髭髮。

葉 治癰腫、取嫩葉研爛入少塩和塗、留頭洩氣。端午日采合桑葉、苧葉等分末、傅金瘡能止血合口、軍中名一捻金。

東行根 治寸白虫、取二兩入糯米三十粒、煎空心服、須臾瀉下神驗、其皮炒用止瀉血及滑痢、崩中帶下、醋煎服化骨硬。○葆驗小兒胎疝金櫻根二兩、小茴三錢、以猪尿胞一箇洗淨全煮爛去根、令奶娘食胞、飲汁、半週兒亦可飲汁數匙、又治陰腫如斗、氣脹時、喫金櫻根一兩入盞酒少許、煎服漸消、

郁李仁　甘苦而潤、脾經氣分藥。其性降、能下氣利水、破血潤燥、專治大腸氣滯、燥澁不通、療大腹水氣、面目四肢浮腫、利小便水道、腸中結氣、關格不通、消宿食、破癖氣、下四肢水、瀉五臟膀胱急痛、宜腰胯冷膿。酒煎飲、能入胆、治因悸病後目張不得瞑。研和龍腦、點赤眼。然治標之劑、多服滲人津液。

小兒閉結　襁褓小兒、二便不通、幷驚熱痰實、欲得便溏、大黃酒浸炒、郁李仁去皮研各一錢、滑石一兩、水叠丸黍米大、二歲小兒服三丸、量大小加除。○腳氣浮腫、心腹滿、二便閉、氣急喘息、郁李仁搗爛、同苡仁等分、煮粥食。○皮膚血汗、郁李仁去皮研一錢、雪梨汁調下。○卒心痛刺、郁李仁三七枚嚼爛、新汲水或溫湯下、須臾痛止、卻呷薄荷鹽湯。

根　酸涼、宣結氣、破積聚、去白虫、治齒斷腫、風虫牙痛、濃煎含

激小兒身熱作湯浴之

女貞子　苦温而平、少陰之精、隆冬不凋、故能益腎強陰、補中明目、安五臟、養精神、健腰膝、除百病、烏鬚髮、久服肥健、輕身不老○二至丸、女貞子、酒浸一日夜、布袋擦去皮、晒乾、末、得旱蓮草出熬膏、和丸梧子大、每夜酒送百丸、常服歩力更倍、老人服即不夜起、小便強腰膝、起陰氣、變白髮爲黑、○虚損百病、女貞子十月上巳日采、陰乾、酒浸一日、蒸透晒乾、一斤四兩、旱蓮草五月收陰乾、十兩、桑椹子三月收、陰乾十兩、共末、蜜丸梧子大、每服鹽湯下七十丸、若四月收桑椹、七月收旱蓮、俱用等分、搗汁熬稀膏、和丸則不用蜜、○風熱赤眼、女貞子、不拘多少、搗汁熬膏、瓶收、窖封、毎用點眼、

葉　苦平、除風、散血、消腫、定痛、治頭目昏痛、諸惡瘡腫、胻瘡潰爛、日久者、水煎、乘熱貼、頻換、癧醋煮亦可○口舌生瘡、及舌腫脹

出撓汁含浸吐涎、保驗治胻骨瘡爛貧苦居鄉落痒極㥬淫經年不愈女貞葉約百餘片、入白糖白蠟各一兩、仝煮二時和汁搥盛先以銀花葉蜂房煎洗拭乾貼日換漸愈○風熱赤眼女貞葉五斗搗汁浸新磚數塊五日取起掘坑架磚於內蓋之日久生霜刮下入腦片少許點日點之又方女貞葉四兩黃連二兩水浸熬膏點

衛茅（鬼箭　神箭）苦寒、破陳血、通月經、落生胎、破癥結除百邪鬼魅殺鬼毒蠱疰、消風膚風毒腫、殺腹臟虫○治中惡腹痛、卒暴心痛、女子血氣崩中下血、腹滿汗出產後血運、血咬腹痛、兒枕塊硬、拭去赤毛、酥拌炒用○產後血運血結聚胸或偏少腹脇肋四物湯四兩倍當歸加鬼箭紅花延胡各一兩末每服三錢酒水煎食前服○產後敗血兒枕塊硬痛及新產風寒乘虛內搏惡露不快臍腹堅脹當歸炒鬼箭羽去中心木紅花各一兩每服三錢酒煎食前服○鬼瘧日發鬼箭羽山甲炒等分末每以一字發時嗅鼻又方鬼箭羽末五分砒霜一錢五灵脂一

爲末，發時冷
水服一錢。

南燭子 草烏飯 酸甘平。强筋骨，益氣力，固精駐顔。

枝葉 苦平。止瀉除睡，强筋脉，益氣力，久服輕身長年。煮汁造青精飯。○一切風疾，久服輕身明目。春夏取枝葉，秋冬取根皮，細剉五斤，熬去滓，煎如飴，瓷瓶盛，每酒服一匙，日三服。又方加童便同煎。○悞吞銅錢不下，南燭根燒灰，熱水調服一錢即下。

五加根皮 辛溫。補中益精，明目下氣，堅筋骨，强志意，補五勞七傷，逐肌膚之瘀血，四肢不遂，療筋骨之拘攣，賊風傷人，治軟脚臂腰，五緩虛羸，腰脊脚痺，心腹疝痛，男子陰痿，囊下濕，小便餘瀝，女人陰痒，瘡疽陰蝕，益氣療躄，小兒三歲不能行，釀酒飲治風痹四肢攣急。作末浸酒飲。治目僻眼葉作蔬食。去皮膚風濕。○小兒行遲，三歲不行，服此便走。五加皮五錢，牛夕、木瓜各二錢半，末，每服五分，米飲和酒調服。○婦人血勞，發熱自汗，憔悴困倦，煩喘少氣，不思飲食，名血風勞。五加皮、丹皮、赤芍、當歸各一兩，末，每用一錢，水一盞，用青錢一文，蘸麻油少許，入藥煎服。○男婦腳氣，骨節皮膚腫濕痛，服此追飲食，健氣力。五加皮四兩，遠志去心四兩，俱酒浸，春秋三日，夏二日，冬四日，晒乾末，以浸藥之酒調丸梧子大，每空心溫酒下五十丸。○火灶丹毒，從兩腳起如火燒。五加皮葉燒灰五兩，取煅鐵家槽中水和塗之。

枸杞子　甘平。滋腎、潤肺、益氣、生精、除風、明目、強陰、益陽、堅筋骨、去虛勞、補精氣。主心病嗌乾、心痛、渴飲、腎病消中、利大小腸。丸用酒潤一宿入藥。○四神丸，治腎經虛損，眼目昏花，或雲翳遮睛。枸杞子一斤，酒潤透，分四分，四兩用川椒一兩炒、四兩用小茴一兩炒、四兩用脂麻一兩炒、四兩用川楝子一兩炒、去諸味、揀用枸杞、加熟地白朮茯苓各一兩末、煉蜜丸日服〇面黑䵟皰枸杞十斤生地三斤末、每温酒服一匙、日三服、久服則童顏

苗 甘凉、除煩益智、去風明目、壯心氣、益陽事、去上焦心肺客熱、逐皮膚骨節間風、消熱毒、散瘡腫、作飲代茶、止渴、消熱煩、解麵毒、搗汁注目中、去風障赤膜昏痛、伏砒砂、忌乳酪。火赫毒瘡、此患防毒氣入心、枸杞葉搗汁服、立瘥〇目濇有翳、枸杞葉車前葉挼汁、以桑葉裹懸陰地一夜、取汁點之、

地骨皮 甘淡而寒、入足少陰手少陽經、益精氣、堅筋骨、降肺中伏火、去肝腎虛熱、能凉血退熱而補正氣、故內治五內胞中邪火、吐血尿血、咳嗽消渴、風濕痺痛、外治肌熱虛汗、上除頭風痛

齒痛骨槽風。中平胸脇痛、下利大小腸。去腎家風、止金瘡血癥
在表無定之風邪、傳尸有汗之骨蒸。煎湯漱口、止齒血。制硫黃、
丹砂。腎虛腰痛、地骨皮杜仲萆薢各一斤、酒三斗、漬罌中封固
安鍋中、水煮罌一日、任意飲○小便出血、鮮骨皮搗汁和
酒少許服○小兒耳瘡、生於耳後、腎疳也、地骨皮煎水頻洗、骨
皮末、麻油調搽○婦人陰腫、或生瘡、骨皮煎水洗、男子下疳瘵
水洗、俱搽地骨皮末、生肌止痛○足趾
雞眼、痛作瘡、地骨皮紅花研傳、次日愈、
石南葉　辛苦而平、養腎氣、逐諸風、除熱、殺虫、補內傷陰衰、利筋
骨皮毛、爲治腎虛風痺、脚軟脚弱之要藥。女子不可久服、令思
男、酒浸飲、治頭風。鼠瘻不合、石南生地茯苓雄黃黃柏等分末
傳○小兒通睛、小兒悞跌、或打着頭腦受驚
肝系受風、致瞳人不正、觀東見西、觀西見東、宜石南散、吹鼻通
頂、石南一兩、藜蘆三分、瓜蒂七箇、末、每吹少許入鼻、一日三度

內服牛黃
平肝藥、

實 一名鬼目 治虫蠱毒、破積聚、逐風痺。

黃荊子 牡荊 苦溫除骨間寒熱、通利胃氣、止咳逆下氣、炒焦末飲、服治心氣痛。及婦人白帶。用半升炒入酒煎熱服治小腸疝氣。浸酒飲治耳聾。得柏葉、青葙、朮療風。濕痰白濁黃荊子炒末每酒服三錢

葉 苦寒、治久病霍亂轉筋、小便血淋下部瘡䘌薄脚治脚氣腫滿。脚氣諸痛用荊莖於壇中燒煙熏湧泉穴、及痛處、汗出瘥〇毒蛇螫傷滿身洪腫發泡黃荊嫩頭搗汁塗泡上渣盒咬處卽消、〇九竅出血荊葉搗汁酒和服、小便尿血方同、

根 苦平、煎服、祛風化痰、解肌發汗、治心風頭風肢體諸風。

痛風經年、七葉黃荊根皮五加根皮接骨草等分煎湯日服。

荊莖　治灼瘡發熱。同荊芥、蓽撥、煎水、漱風牙痛。青盲內障春間取黃荊嫩頭、九蒸九晒半斤末、烏雞一隻、米飼五日安板上、飼大麻仁三日、收糞炒黃、和荊頭末、蜜丸豆大、每米飲下二十丸

荊瀝、　甘平。除風熱、開經絡、導痰涎、行血氣、解熱痢、止消渴、除痰唾、令人不睡。治心悶煩熱、頭風旋運、目眩、心中漾漾渴吐、及卒失音、中風口噤、小兒心熱驚癇、俱和姜汁飲、以免凝滯。凡寒多氣實、能食者宜之。若熱多氣虛、不能食者、此非所宜、則用竹瀝。取荊瀝法、漸采荊莖截尺五寸長、架兩磚上、中間燒火炙之、瀝兩頭以器承、取熱服。又法、截四五寸長、束入瓶中、以一瓶合住、固外以糠火煨燒、其汁瀝入下瓶中、亦妙。○喉痹瘡腫、荊瀝細細嚥之、或以荊一握煎水服。○中風口噤、荊瀝每服一盞。○

消瘡癧癰，荆瀝日塗之。

蔓荆子　辛苦微寒，輕浮升散。入足太陽經，搜肝風，利九竅，去白虫，清頭目，利關節，明目堅齒，涼諸經血。治筋骨間寒熱濕痺拘攣，太陽經頭痛腦鳴，頭沉昏悶，癇疾，目赤目淚出，多目睛內痛，爲頭面風虛要藥。治內風，除昏暗，散風邪，長鬚髮。胃虛人少服，恐生痰疾。乳癰初起，蔓荆子炒末，酒服三錢，以渣傅之。○頭風作痛，蔓荆子一升末，絹袋盛，浸酒一斗，封七日，溫服，日三次。○令髮長黑，蔓荆子、熊脂等分，醋調塗。

紫荆木并皮　氣味寒苦。色紫性降，入手足厥陰血分。寒勝熱，苦走骨，紫入營，故能活血行氣，消腫解毒。治婦人血氣痛、經水凝

滛、破宿血，下五淋，通小腸，解諸毒物，瘰癧、疽、喉痺、飛尸、蠱毒，解
蛇虺蠶虫、狂犬毒，並煑汁服，以汁洗瘡腫，除血長膚。婦人血氣，紫荆皮末
醋糊丸櫻桃大，每酒化服二丸。○鶴膝風，紫荆皮酒煎服三錢
日二。○傷眼青腫，紫荆皮，小便浸七日，晒乾末，生地汁、姜汁調
傅。○猘犬咬傷，紫荆皮末沙糖調傅，留口出毒，仍嚼杏仁去毒
○痔瘡腫痛，紫荆皮五錢，水煎食前服。○癰疽未成，沖和膏，紫
荆皮三兩，獨活三兩，赤芍二兩，白芷、木瓜各一兩，炒末，葱湯調
熱敷。○產後諸淋，紫荆皮五錢半，水煎温服。○發背初起，一切
癰疽，皆治。紫荆皮末酒調箍之，自然撮
小不開，内服柞木飲，乃救貧之良劑

木槿花　甘平，消瘡腫，除濕熱，化風痰，利小便，治腸風瀉血，赤白
下痢，並焙入藥，作湯代茶，治風。纂要云，木槿花色白輕浮，故入脾肺，熱咳嗽者宜之，又治肺癰
分紅白，治赤白痢。○反胃吐食，木槿花末，陳糯米湯調送，汉三
五口不吐時服。○下痢噤口，紅木槿花去蒂，陰乾末，先煎麪餅

爲末食○風痰擁逆、木槿花乾末、每空心湯服二錢下
○肺熱吐血、雪梨一個、刳空、以木槿花塡滿、蒸食、候驗

皮并根　甘平、而滑、潤燥、活血、止腸風瀉血、赤白帶下、痢後熱
渴、济癬痔瘡、作飲服、令人得睡、並炒用、洗目、令目明。赤白帶下、槿根皮二
兩、酒煎、空心服。○頭面錢癬、槿樹皮末、醋調、重湯盤如膠、傅之
牛皮風癬、槿皮一兩、大風子仁十五粒、生半夏五錢、河井水各
一盞、浸露七宿、輕粉一錢、研入藥水中、禿筆掃塗、覆以青衣、數
日有臭涎出、効、忌澡浴、夏月用尤妙。○癬瘡有蟲、木槿皮煎汁
入肥皂肉浸熬、搽、或用汁磨雄黃、妙。○○大腸脫肛、槿皮或葉煎
湯熏洗、以白凡五倍子末傅自上。○痔瘡腫痛、木槿根煎、先熏
後洗。○肺癰腸癰
木槿根皮、煎服

葉　煮食、宜腸胃。煎湯沐髮、去垢。纂要

子　治偏正頭風、燒煙熏患處。黃水膿瘡、燒炭、猪骨髓調塗。

木芙蓉　葉幷花微辛平性滑涎粘清肺涼血散熱解毒、消腫排、膿止痛傳、一切大小癰腫毒瘡、及乳癰發背初起即消、已成易潰已潰易斂、瘍科秘稱清涼膏。根皮花葉俱可、乾者末蜜調加赤豆尤妙。○偏墜氣作痛芙蓉葉黃柏各三錢末木鱉子仁一箇、磨醋調勻塗、自愈。○杖瘡腫痛芙蓉花葉末入皂角末少許、雞子清調塗。○湯火灼瘡芙蓉葉末油調傳。○疔瘡惡腫、重九日采芙蓉葉末、井水調傳、次日用蚰蜒一条搗傳。○赤眼腫痛芙蓉葉末、水調貼太陽穴。○經血不止芙蓉花蓮蓬俱炒焦末、每日米飲下二錢。

山茶花　甘寒色赤入血分、治吐血衄血、腸風下血、童便薑汁及酒調末服可代鬱金。○湯火灼傷、研末麻油調塗。

蠟梅花　辛溫解暑生津。

伏牛花（隔虎刺花）苦甘平、作湯、治風眩頭痛、五痔下血、久風濕痺、四肢拘攣、骨肉疼痛。○頌曰、伏牛花處處有之、生川澤中、葉青細、有刺、開花淡黃色、淩冬不凋、采其根葉、治風腫疾。森按吾鄉元旦閤拜、采伏牛枝葉小樹、撥梅花用穿此刺上、懸若小梅一樹、作盆境祭祖、俗名老虎刺。○伏牛花散、治男婦頭風時發作、甚則便閉。伏牛花、茵陳、桑寄生、白丑、牛、姜蠶、全蝎、各三錢、荆芥四錢、末、每用二錢、水煎、連滓服。

根葉枝 治一切腫痛風疾、每溫酒服一錢。

密蒙花 甘平微寒、入肝經氣血分、而潤肝燥、治青盲膚翳、赤腫多眵淚、消目中赤脉、小兒麩豆及疳氣攻眼、羞明怕日。○目中障翳、蒙花、黃柏各一兩、末、水疊丸豆大、每臥服十丸。

木棉花及布 甘溫、治血崩、金瘡、燒炭用。

子油（用兩餅合燒取瀝）辛熱、微毒。治惡瘡疥癬。燃燈、損目。

柞木（鑿子木）木皮苦平、煎服催生、利竅。治鼠瘻難產。燒末水服治黃疸病。婦人難產、催生柞木飲、不拘橫生倒產、胎死腹中、屢效。大柞木一尺、洗淨、大甘草五寸、切寸長、新汲水三升入沙罐內、以紙密封、文武火煎升半、待腰腹重痛欲坐草時、溫飲一小杯、便覺下開、又飲一盞便生、切不可坐草太早、及驚生婆亂爲。○風瘻柞木皮五升、水一斗、煎汁二升服、當有宿肉出而愈。

時珍曰、柞木處處山中有之、高者丈餘、葉小而有細齒、光滑而韌、其木及葉丫皆有針刺、經冬不凋、五月開碎白花、不結子、其木心理皆白色。

葉　治腫毒癰疽。柞木飲治諸般癰腫發背、用乾柞木葉、乾荷葉蒂、乾萱草根、甘草節、地榆各四兩、細剉、每用半兩、水煎、早晚服、未成者自消、已成者易斂。

黃楊木　苦平、治婦人難產、達生散用之、暑月生癤、搗爛塗。

接骨木　甘苦平、療折傷、續筋骨、除風痺、漱齲齒、治打傷瘀血及產婦惡血、一切血不行、或不止、並煮汁服。根皮主痰飲、下水腫及痰瘧、煮汁服、當利下及吐出、不可多服。恭曰所在皆有、葉如陸英、花亦相似、樹高一二丈許、木體輕虛無心、斫枝扦之便活、人家亦種之。折骨以其功名○折傷接骨、接骨木半兩、乳香半錢、芍藥、當歸、川芎、自然銅各一兩、末、化黃蠟四兩、投藥攪勻、衆手丸如芡子大。若治損傷、酒化一丸、若碎折筋骨、先用此傳貼、乃服○產後血運、五心煩悶、欲死、及寒熱、接骨木破碎一握、水一升、煎半升、分服。或小便頻數、惡血不止、即瘥。

葉　治痰瘧、大人用七葉、小兒三葉、生搗汁服、取吐。

茯苓　味甘、益脾、色白入肺、瀉熱而下通膀胱、安魂定魄、益智、養神、開胃、止嘔、平火、導氣、安心神、益氣力、開腠理、調臟氣、暖腰膝、伐腎邪、止健忘、開胸膈，治腎積奔豚、憂恚驚悸、心下結痛、五勞七傷、寒熱煩滿、口焦舌乾、欬逆肺痿、胸脇逆氣、膈中痰水、心腹脹滿、水腫、淋瀝、瀉血、遺精、小兒驚癇、女人熱淋。小便結者能通，多者能止，生津止渴，退熱安胎。係松根靈氣聚結，有赤白二種，白者入氣分、赤者入血分。○濁遺帶下，威喜丸治丈夫元陽虛憊，精氣不固，下濁遺溺，夢寐多驚，頻遺洩精，及婦人帶濁，並治。茯苓四兩去皮，作匱以猪苓四錢半入內煮三十沸，取出，日乾，擇去猪苓，為末，化黃蠟，拌和丸彈子大，每嚼一丸，空心津下，小便清為度，忌醋。○下虛消渴，心火炎爍，腎水枯涸，上盛下虛，不能交濟而成渴。茯苓、黃連各一斤為末，天花粉作糊丸梧子大，每湯下五十丸。○虛消遺精，茯苓二兩，砂仁一兩，末，入鹽二錢，精羊肉批片，摻藥炙食，酒下。○小便頻頻多，茯苓、山藥，以白凡水淪過，焙等分末，每米飲服二錢。○血餘怪病，手十指節斷壞，惟有筋連，無節肉，虫出如灯芯，長數寸，遍身絲毛卷名曰血餘，茯苓、胡黃連煎湯飲之愈。

赤茯苓　功同茯苓、而益心脾、破結氣、其性上行、生津液、開腠理、滲水之源、而下降、故能瀉心小腸膀胱濕熱、雖利竅行水而不走氣。妊婦水腫、小便不利、赤苓葵子等分末、每用新汲水下二錢。○痔漏神方、白茯苓赤苓沒藥各二兩、破故紙四兩、石臼搗成塊、春秋酒浸三日、夏二日、冬五日、取出蒸晒乾末、糊丸豆大、每酒服二十丸、漸加至五十丸。

茯神　甘平、主治同茯苓、但茯苓入脾腎之用、而茯神入心之用。開心益智、安魂定魄、止驚悸、養精神、補勞乏、辟不祥、治風眩風虛、多恚善忘、心下急痛、堅滿體虛、小腸不利、加用之。養心安神朱雀丸治心神不安、恍惚健忘、不樂、火不下降、水不上升、時復振跳、常服消陰養火、保全心氣、茯神二兩、沉香半兩、末、煉蜜丸小豆

大每次人参湯下三十九、

神木 茯神心內木又名黃松節、治偏風口面喎邪、毒風筋攣不語、心神驚掣、虛而健忘、脚氣痺痛、諸筋牽縮。黃松節散治風與冷濕搏於筋骨足筋攣縮行步艱難黃松節一兩乳香一錢石器內炒爲末每服二錢木瓜酒煎送下

茯苓皮 開腠理、利水道、治水腫膚脹。水腫尿短茯苓皮川椒目等分煎湯每日飲之

琥珀 甘平、以脂入土而成寶、故能通竅寧心、清肺燥脾、明目磨翳、安五臟、定魂魄、止心痛、療癲邪、殺精魅邪鬼、其色赤、入手心陰、足厥陰血分。又能消瘀血、破癥瘕結、治產後血枕痛、療蠱毒、合金瘡、止血生肌。其味淡、上行、能使肺氣下降、而通膀胱、利小便、

通五淋。斆曰入藥以側柏子末水調安瓷鍋中，置琥珀於內煮
半日搗粉篩用。○琥珀散鎮心明目，止血生肌，破癥瘕
氣塊產後血運悶絕，兒枕痛，並服琥珀、鼈甲、三稜各一兩，延胡
沒藥各半兩，大黄六錢炒末，空心酒服三錢，神效。產後減大黄。
○小兒胎驚琥珀、防風等分，硃砂減半，末，猪乳調服一字，入口
求。○○小兒胎癇琥珀、硃砂各一錢，全蠍一枚，末，麥冬湯調服一
字。○小便轉胞，眞琥珀一兩末，葱白十莖煮汁二升，入琥珀末
二錢溫服，沙石諸淋三服俱效。○小便淋瀝琥珀末二錢，麝香
少許，白湯服，或萱草煎湯服。○小便尿血琥珀末燈心湯調服
二錢。○從高墜下，有瘀血在內，琥珀酒服，或入蒲黄不減半
日三服。○金瘡悶絕不識人，琥
珀研末，童便調服一錢，日三服。

瑿

卜縣

瑿珀 甘平，補心安神，破血生肌，治婦人癥瘕，小兒帶之辟惡，磨
滴目翳、赤障。瑿即琥珀之黑色者。時珍曰，相傳琥珀千年為瑿。然或土色漸變，未必琥珀千年復化也。

猪苓 甘平，氣味俱薄，入足太陽少陰經，升而能降，開腠理，滲膀

胱、利小便與茯苓同功而不能補。治傷寒温疫大熱無汗、止渴除濕、去心中懊憹、解毒蠱疰不祥、治腫脹腹滿急痛、瀉痢、痎瘧、脚氣淋腫、白濁帶下、子淋胎腫、小便不利。然耗津液、多服損腎昏目。○小兒秘結猪苓一兩以水少許煮雞屎白一錢調服立通。○通身腫滿小便不利猪苓五兩爲末熱水服一匙。妊娠腫渴從脚至腹、小便不利、微渴方同。妊娠子淋方同。

雷丸。苦寒、有小毒。殺三虫、逐毒氣、治胃中熱、逐邪氣、惡風汗出、主癲癇狂走、除皮中熱結積蠱毒、白虫寸白自出不止、作摩膏、除小兒百病。久服令人陰痿。異疾集楊勔得異疾每發語腹中有小聲應之久漸聲大有道士見之曰此應聲虫也但讀本草取不應者治之讀至雷丸不應遂頓服數粒而愈。○下寸白虫雷丸水浸去皮焙末五更初食炙酌少許，再以稀粥飲送末一錢，須要初十前服，虫乃下。

桑寄生　甘平。助筋骨，充肌膚，益血脉，堅髮齒，去痺，安胎。治男婦腰痛，小兒背強，女子崩中，內傷不足，胎動腹痛，漏血不止，令胎牢固。療產後餘疾，下乳汁，主金瘡，散癰腫。震亨曰：桑寄生產近海州邑及海外之境，其地暖而不蠶，桑無采捋之苦，氣厚汁濃，自然生出。時珍曰：今觀蜀本產於蜀地，有兩種：一種大者，葉如石榴葉；一種小者，葉如麻黃葉。大者曰蔦，小者曰女蘿。○胎動腹痛：桑寄生一兩半，阿膠炒半兩，艾葉三錢，水煎服。○毒痢膿血，脉縮小，無寒熱：桑寄生二兩，防風、川芎各二錢，炙甘草五分，為末，蒸水調服。○下血後虛，下血止後，但覺丹田元氣虛乏，腰膝沉重少力：桑寄生末，每服一錢，時白湯點服。

實　甘平。明目，輕身，通神。恭曰：出多生楓、槲、櫸、柳、水楊等樹葉，無陰陽，如細柳葉而厚脆，莖粗短，子黃色，大如小棗，惟虢州有桑上者，子汁甚粘，核大似小豆，九月始熟，黃色。藻按：辛巳冬，承蕭山任堯階司馬送桑寄生膏一罐，云產廣西梧州潯州，曾經由其處，有小市，詢之居民云：近地三四十里內，植桑俱生寄生，其外植者不產，是以市人采办熬膏出售，以酒和服，補益功大。

松寄生 松蘿 苦甘平。肝邪，利水道，止虛汗頭風，解瞋怒邪氣，女子陰寒腫痛，療痰熱溫瘧，可為吐湯，治寒熱胸中客熱痰涎，去頭瘡，項上瘤癭，令人得眠。千金方斷膈湯治胸膈痰癖積熱：松寄生、甘草各一兩，常山三兩，瓜蒂二十一枚，水酒煮汁服，取吐。

楓寄生 楓柳皮 辛大熱，有毒。治風齲齒痛，積年痛風不可忍，久治無效。剉焙末，入腦片、射香少許，浸酒常服，以醉為度。

桃寄生　苦辛、治小兒中蠱毒、腹內堅痛、面目青黃、淋露骨立、爲末、日四五分、如茶點食。

柳寄生　苦平、治膈氣刺痛、搗汁服一盃。

樟寄生（古斯、艮無極）、苦溫、主脚氣、止腹痛、治邪氣濕痺、寒熱疽瘡、除水堅積、血瘕、月閉、令女人有子、小兒躄不能行、消諸惡瘡癰腫、洗手足水爛傷、解狼毒毒。（弘景曰、古斯是樟樹上寄生、樹大、銜枝在肌肉、令人以胡桃皮爲僞、采藥錄云、生上洛、是木皮、狀如厚朴、其理一縱一橫[illegible]。〇木古斯散、治發背腸癰疽痔、婦人乳癰、諸產癥瘕、無有不瘥、服之腫去痛止、膿潰易斂。木古斯炙、甘草、厚朴、細辛、栝樓、防風、乾姜、人參、桔梗、敗醬各一兩、爲末、酒服一大匙、晝七夜四、多服妙、此藥入咽、當覺流入瘡中、令化爲水、若內癰在上者、當吐膿血、在下者、當瀉膿血愈。）

石刺木　根皮、苦平、破血、治產後餘血結瘕、煮汁服神驗。藏器曰、石刺木、乃木上寄生也、生南方林菁間、其樹江西人呼爲靳刺、亦種爲籬院樹、似棘而大、枝上有逆鈎。

淡竹葉苗竹葉　辛平甘寒、涼心經、益元氣、止驚悸、殺小虫、緩脾除熱、止消渴、壓丹石毒、鬼疰惡氣、治胸中痰熱、欬逆上氣、吐血、熱毒風、中風失音不語、壯熱頭痛、頭風喉痺、溫疫迷悶、熱狂昏憒、妊婦頭旋倒地、小兒驚癇天吊、煎汁漱齒中出血、洗脫肛不收。牙齒宣露、竹葉當歸尾研末、煎湯入鹽含漱。○時行發黃、竹葉五升、切、小麥七升、石膏三兩、水煎分五服。○上氣發熱因奔走馬後、飲冷水所致者、竹葉三斤、橘皮三兩、水煎作三日服。

根　煎服消痰、去風熱、除煩熱、治驚悸迷悶、小兒驚癇、解丹石毒發熱渴。同葉煎湯洗婦人子宮下脫。

竹茹　甘微寒。開胃土之鬱、消肺金之躁。治嘔啘噎膈、溫邪寒熱、傷寒勞復、吐血崩中、止肺痿唾血鼻衄五痔、小兒驚癇、婦人胎動。婦人勞復病初愈勞動致熱氣冲胸手足搐搦拘急如中風狀。竹茹八兩括樓二兩煎服。○產後煩熱內虛短氣竹茹湯竹茹人參茯苓甘草黃芩各二兩水煎服。○齒血不止竹茹醋浸令人含之噀其背上三過以茗汁漱之。○傷損內痛兵杖所加木石所迮血在胸背脇下刺痛竹茹亂髮各一兩炭火炙末酒一升煎三服。

竹瀝　甘寒而滑。消風降火、養血清痰。治暴中風風痺、胸中大熱、止煩悶消渴。治傷寒勞復欬嗽肺痿中風失音不語風痰虛痰在胸膈使人癲狂痰在經絡四肢及皮裏膜外非此不達不行痰、婦人胎動、子冒風痓、止產後虛汗、解射罔毒。凡因風火燥熱有痰者宜之、和姜汁服。若寒濕及胃虛腸滑者忌用、震亨曰竹瀝滑痰、非助以姜汁不能行、諸方治胎產金瘡口噤、與血虛自汗消渴小便多、俱屬陰虛病、無不用、產後不礙虛、胎前不損子。本草言大寒、似與石膏黃芩同類、而世俗因大寒兩字、棄而不用。經云陰虛則發熱、竹瀝味甘性緩、能除陰虛有大熱者、寒而能補、與山藥寒補同義。大寒言其功、非言其氣、世人食筍自幼至老、未有因寒而病者、瀝卽筍之液、又假於火而成、何寒之甚、但能食者用荊瀝、不能食者用竹瀝耳。○破傷中風、凡閃脫折骨諸瘡不可當風用扇、致中風則風痓口噤殺人、急飲竹瀝升許、忌冷飲食及酒。○老幼中風口噤、身直面青、手足反張、竹瀝飲一升卽甦。○姙婦子煩、竹瀝頻飲、或加茯苓煎水服。○欬嗽肺痿、大人小兒欬逆短氣、嗽出與膿、竹瀝頻飲。○小兒吻瘡、竹瀝和黃連黃柏黃丹傳之。○產後虛汗、竹瀝三合溫服。○小兒狂語、夜後便發、竹瀝夜服二合。○小兒重舌、竹瀝浸黃柏、以汁時時點之。○丹石毒發、頭眩耳鳴、恐懼不安、竹瀝頻飲二升。○大人

喉風竹瀝頻飲之、

苦竹葉　苦冷除新久風邪之煩熱止喘促氣勝之上衝明目殺虫利九竅治不睡止消渴解酒毒除煩熱發汗療中風瘖瘂口瘡目痛燒末和猪脂塗小兒頭瘡耳瘡疥癬和雞子白塗一切惡瘡頻用效

竹根　下心肺五臟熱毒氣剉一斤煎汁分三服根一斗五升切煮汁去滓入小麥二升大棗二十枚煮三四沸入甘草一兩麥冬一升再煮分三服

竹茹　苦竹　水煮服止尿血治下焦熱癰。

竹瀝　苦竹　明目利九竅功同淡竹治牙痛口瘡目痛　頌曰竹類甚多入藥

惟取淡竹、苦竹、篠、按淡竹今俗名苗竹也取竹瀝法將竹截尺許中間留節兩頭去節洗以磚兩片對立安竹於上以火炙中間瀝滴兩頭用盤承取又或劈開以火炙亦可一法以竹截長五六寸以瓶盛倒懸下用一器承之周圍以炭火逼之其瀝滴於器中用時但用白昏掩去上浮油○赤目眥痛不得開肝經實熱所致或生障翳苦竹瀝五合黃連二分綿裹浸一宿頻點之令熱淚出愈○卒牙齒痛苦竹燒一頭其一頭汁出熱揩之愈

慈竹籜　治小兒頭身惡瘡燒末和油塗之或入輕粉少許

山白竹 山間小竹 燒灰入腐爛癰疽藥

竹黃　甘寒　涼心經去諸風熱滋養五臟利竅豁痰鎮心明目功同竹瀝而性和緩無寒滑之患治中風痰壅失音不語小兒客忤癇疾驚風天弔療金瘡制藥毒發熱 志曰天竺黃生天竺國今諸竹內往往得之人

多燒諸骨及葛粉僞之宗奭曰此是竹內所生如黄土著竹成片塊者時珍曰竹黄出於大竹之津氣結成功同竹瀝而不慮寒滑○小兒驚熱竹黄二錢雄黄牽牛各一錢末麵糊丸粟米大每服三五丸薄荷湯下

仙人杖　鹹平治噦氣嘔逆小兒吐乳大人吐食反胃辟痁瘧下魚骨硬俱煮汁服燒末水服療痔疾忌牛肉治小兒驚癇及夜啼置身伴睡藏器曰此是笋欲成竹時立死色黒如漆五六月收之苦竹桂竹多生此

鬼齒 鬼針 苦平煮汁服治中惡注忤心腹痛下魚骨硬小便尿血燒灰入輕粉少許末油調塗小兒頭瘡○藏器曰此腐竹根先入地者爲其賤惡故隱其名○魚骨硬咽鰤脚朽竹去泥末蜜丸芡子大棉裹含之骨自消○小便尿血鰤下竹根入土多年者煎湯服

古厠木　治鬼魅傳尸瘟疫魍魎神祟以太歲所在日時當戸燒

熏。又熏杖瘡、令冷風不入。

厠籌　主產難及霍亂身冷轉筋、中惡鬼氣、並於患者牀下燒取熱氣、微上物雖微賤、其功可錄。

古櫬板　治鬼氣注忤中惡、心腹痛、背急氣喘、惡夢驚悸、常爲鬼神所祟撓者、酒和水入東引桃枝煎服、當得吐下。小兒夜啼、枕棺木燒明照之、卽止。此古塚中棺木彌久者佳。杉材者最良。千歲者通神、宜作琴底。

震燒木　霹靂木　治火驚失心、煮汁服。又掛門戶、大厭火災。此雷所擊之木、方士取刻符印、以召鬼神、用擊鳥影、其鳥必自墜也。

服器部

錦五色絲織成 故錦煮汁服療蠱毒燒灰服止吐血下血婦人血崩上氣喘急燒末傳小兒口中熱瘡臍瘡濕腫止金瘡血

黃絹 煮汁服止消渴及産婦脬損洗痘瘡潰爛燒灰服止血痢下血吐血血崩○時珍曰絹疎帛也生曰絹熟曰練入藥用黃絲絹乃蠶吐黃絲所織非染色也○婦人血崩黃絹灰五分椶灰一錢貫衆灰京墨灰荷葉灰各五分水酒調服即止○産婦脬損小便淋瀝不斷黃絲絹三尺以炭灰淋汁煮極爛清水洗淨入黃蠟半兩蜜一兩茅根馬勃各二錢水煎空心頓服服時勿作聲作聲則不效名固脬散又方産時損脬終日不小便只淋濕不斷生黃絹一尺白牡丹根皮白芨各一錢末水煮至絹爛如餳服亦勿作聲

帛 緋帛燒研服止婦人血崩傳初生兒臍未落時腫痛止金瘡血擦白駁風治惡瘡疔腫諸瘡有根者傳之膏蓋仍以掌大一

片同蜂房棘刺鉤爛草節亂髮等分燒灰空腹服又主墜馬及一切筋骨損。時珍曰素絲所織長狹如巾故帛字白巾厚者曰繒雙絲者曰縑後人以染絲造之有五色帛○五色帛主盜汗拭乾訖棄道路

麻布　新麻布能逐瘀血治婦人血閉腹痛產後血瘀以數重包並一合煆研酒服○舊麻布同旱蓮草等分入瓶內泥固煆研、日用揩牙能固齒烏髭時珍曰布有麻布絲布木棉布此條苧麻所織故曰麻布其木棉及布已載木部未分青白色茲已下載諒俱是麻布、

白布　治口唇緊小不能開合飲食不治殺人作大炷安刀斧上燒令汗出拭塗之日三五度仍以青布燒灰酒服

青布 解諸物毒天行煩毒小兒寒熱丹毒、取新染者井水漬取汁飲。浸汁和姜汁服止霍亂燒灰傳惡瘡經年不瘥及止灸瘡出血令不傷風水燒煙熏嗽殺虫又熏虎狼咬瘡能出水毒。入諸膏藥療疔腫狐尿等惡瘡燒研酒服主唇裂生瘡口臭仍和脂塗、與藍靛同功。臁瘡潰爛陳艾五錢雄黃二錢擣研勻青布卷作大炷點火熏之熱水流出數次愈。交接違禮女人血出不止青布全髮燒灰納之、霍亂轉筋入腹垂危以酣煮青布擦之。

棉花 新者燒灰酒服二錢治五野雞病。衣中故棉花止下血、及金瘡出血不止以一握煮汁服燒灰服止吐衄下血崩中帶下、燒末傳疳瘡及臍瘡濕爛聤耳出汁。時珍曰古之綿絮乃繭絲纏延不可紡織者今之棉絮多是木棉入藥仍用絲棉。○咯血吐血新棉燒灰白膠切片炙黃等分末每米飲服一錢。○血崩不止好棉婦人髮共燒炭百草霜等分末每酒服三錢或加棕灰東垣方白棉蓮花心當歸茅花紅花各一兩白帋裹定黃泥固濟煅入射香一分共末每食前酒服一錢。又方新蠶綿舊棉絮去灰土各一斤陳蓮房十箇舊炊飯箄燒炭各取一錢空心熱酒下日三不過五日愈○氣結淋閉不通好棉四兩燒炭射香半分共末每葱酒服二錢連進三服○腸風瀉血舊破絮燒灰只売麸炒等分末每米飲服一錢○霍亂轉筋腹痛苦酒煮棉絮裹之即平

褌襠　治陰陽易病燒灰服并取所交女人衣覆之療女勞疸並中惡鬼疰、洗褌汁解毒箭、及女勞復陰陽易病男女病新瘥即交合身體重少氣腹裏急或引陰中拘急熱上冲胸頭重難舉眼中生花膝脛拘急燒裩襠取中裩近隱處燒灰水服一匙日三服小便即利陰頭微腫則愈男用女裩女用男裩○房勞黃病體重不眠眼赤如硃心下塊起若瘕十死一生宜烙舌下灸心俞關元二七壯婦人內

衣、燒灰酒服二錢。○中鬼昏厥、四肢拳冷、口鼻出血、用久污溺衣燒灰、湯服二錢、男用女、女用男、

汗衫 短衣曰衫 治卒中忤惡鬼氣、卒倒不知人、逆冷口鼻出清血、胸脇腹內絞急切痛如鬼擊狀、不可按摩、或吐血衄血、俱用久垢汗衫燒灰、熱湯或酒服三錢、男用女衣、女用男衣、襯衣亦可。

病人衣 治天行瘟疫、取初病人衣服、甑上蒸過、則一家不染。

衣帶 煮汁服、治小兒下痢客忤、妊婦下痢、難產者、及日月未至而產、臨時取夫衣帶五寸、燒末酒服、褌帶最佳。小兒客忤卒中者、燒母衣帶三寸、并髮灰少許、乳汁灌之。○小兒下痢腹大且堅、用多垢衣帶數尺、切煮服。○妊娠下痢、中衣帶三寸、燒水服、

頭巾 治天行勞復後渴、取故巾多膩者、浸汁時服。○霍亂吐利、以本人頭繩、百

沸湯泡汁服、一呷勿令知之。卒忽心痛三年、頭帕、沸湯淋汁飲之、以盌覆帕於間地、周時卽愈。惡氣心痛、破網巾燒灰一錢、猫屎燒灰五分、溫酒服。下疳蝕瘡、破絲網巾燒炭、兒茶等分末、以濃茶洗拂之、效。忌生冷、房事、發物。

幞頭　燒煙、熏產後血運。燒灰水服、治血病及婦人交腸病。

時珍曰、幞頭、周武帝始用漆紗製之。至唐又有紗帽之製。陳總領方治暴崩下血、琥珀散用紗漆帽灰、取陽氣冲上之義。夏子益奇疾方、婦人因生產陰陽易位、前陰出糞、名曰交腸病、取舊幞頭燒灰酒服、仍間服五苓散、使其分利之。如無幞頭、凡舊漆紗帽皆可代。取漆性能行敗血。

葆按、今戲班內舊紗帽亦可代。

裹脚布　治天行勞復、馬駿風、黑汗出、洗汁服。多垢者佳。婦人欲回乳、用男子裹脚布勒住、經宿卽回。

敗天公　治鬼疰精魅、燒灰酒服。陳者佳。時珍曰、禦暑雨之具、人所戴竹笠。取敗者、以竹絲綿圍爲胎衣、箬葉內。葆按：經驗方敗草帽頂，亦名敗天公，治白濁白淫，小便淋閉。取久戴污垢中間帽頂，水洗，鹽酒水煎，每用五六寸，和藥或燒炭服。未詳其性，葆故補述，要土造係麥稈所編，取其直入下焦，達陽明衝任，內能滌汗汁，外藉日精引陽氣上冲，陽陰自化，屢效，故載詳。稈若外地來者，係草結，不用。

故蓑衣　治蠼螋溺瘡，取舊蓑草結燒灰，油調傳。　椶櫚皮結者，治吐衄腸紅、女人崩帶，燒灰服。止金瘡血，研末傳。葆按：蓑衣古用蓑草結之，蓑人以椶雨具，與今人用椶皮結，草與椶性別，治自異，艸結者與敗草同，治瘡；椶結者與敗椶同，治血，特補之。

氈屜　治瘰癧、及心痛，燒灰酒服。烘熱熨痔瘡初起。時珍曰：此屜中薦襪下氈，白屜可以代磨也。○一切心痛，氈襪後跟一對，燒灰酒服，男用女，女用男。○斷酒不飲，以酒漬氈屜一宿，平旦飲。

皮鞾　治癬瘡，取舊皮鞾底燒灰，同皂凡末摻之，先以葱椒湯洗淨。牛皮癬瘡、舊皮鞋底燒灰、入輕粉少許、末、麻油調搽、小兒頭瘡方同。○腸風下血、舊皮鞋底、蠶蛻、核桃殼、紅雞冠花等分燒炭、每酒服一錢。○瘰癧已潰、牛皮油鞋底燒灰、麻油調傅。○身項粉瘤、舊皮鞋底洗淨、煮爛成凍子、常食之、瘤自破如豆腐汁、極臭。

麻鞋 苧麻作者 舊底洗淨、煮服、止消渴、及霍亂吐下不止、解食牛馬肉毒、腹脹吐利不止。○燒灰吹鼻、止衄、及鼻塞不通、擦白駁癜風。解服紫石英毒發。○小便遺床、麻鞋尖頭二七枚、燒灰、歲朝井華水服、○大腸脫肛、炙麻鞋底頻按入、仍以舊麻鞋底、鱉頭各一枚、燒研傅之、按入即不出。○折傷接骨、市上乞兒破鞋底一隻、燒灰、白麪等分、醋調成糊、傅患處、以絹束之、杉皮夾定、須臾痛止、骨節有聲為效。○夜卧禁魘、凡卧時、將鞋一仰一覆、則無魘、亦無惡夢。○子死腹中、取本婦鞋底炙熱、熨腹上下、二七次即下。○霍亂轉筋、故麻鞋底燒赤、投酒中、煮取汁飲、

草鞋 破草鞋。和人亂髮燒灰、醋調傳小兒熱毒游腫。煎服治霍亂催生。產婦催生、取路旁破草鞋一隻洗淨燒灰、酒服二錢、如得左足穿者生男、右足穿者生女、覆者兒死、側者有驚。○霍亂吐瀉、用路旁破草鞋去兩頭、洗淨煎服。○行路足腫被石螫傷、舊草鞋浸尿桶內半日、以磚一塊燒紅、置鞋於上、將足踏之、令熱氣入皮裏即消。○腳瘡潰爛、左足草鞋、用棒挑水中洗淨燒、入輕粉末、鹽湯洗拭傳。

屐屜鼻繩 木屐 治噎咽心痛、胸滿、燒灰水服。絛挨、木屐無鼻繩、江南以銅木爲底、麻穿其鼻。附方 草鞋取鼻繩、不用底亦然。○婦人難產、路旁破草鞋鼻子、燒灰酒服。○睡中尿床、麻鞋襯及鼻根等、不用底、洗水煮服。○小兒頭瘡、草鞋鼻燒灰、麻油調傳。○咽痛痒聲音不出、屐鼻繩燒灰水服。○手足瘑瘡、故屐系燒灰傳。

楮紙 燒灰、止吐衂血崩、金瘡出血、陳者良。楮樹皮舂造、今人名皮紙

竹紙 包犬毛燒灰、酒服止瘧。取嫩竹發極末葉時、斫倒漂蒸舂造、

藤紙　燒灰傅破傷出血及小兒內熱衄血不止故藤紙燒二錢、入射香少許酒服仍以紙撚包射香燒烟熏鼻。

麻紙　燒灰用止諸失血。以苧麻造成

火紙　取紙七層泉井水浸貼顖門上止鼻衄乾即易叠作挺子、頭上燒黑爍水浸汁塞鼻內亦止小兒頭上肥瘡日用紙隔藏帽日換自愈。係也 。紙錢治癰疽將潰以帋燒入筒內乘熱吸患處能拔毒其灰止血其煙久嗅損人肺氣係按近山居民候嫩竹發極即斫倒起絲水浸漂蒸入小便石灰舂造而成名火紙錢帋即火帋所塞並附主治

草紙　作撚紝燃疽、瘡拔膿蘸油燃燈照諸惡瘡、浸淫濕爛出黃

水數次愈。鄉民用稻稈春浸造、

青紙　治始精以唾粘貼數日愈、且護痛陳久者良、上有青黛、能殺虫解毒

印紙　治婦人斷產無子、剪有印處燒灰水服一匙。

桐油繖帋　治蛀幹陰瘡、燒灰出火毒一夜、傳之便結痂愈。疔瘡發汗舊黑傘帋燒一分、作二服、先以韭水麻油各滴一點在末內沸湯服厚被蓋汗出

歷日　治邪瘧、以隔年全歷端午午時、燒灰糊丸梧子大、發日早、凡無根水下五十丸。痘瘡受穢氣倒陷、將全歷點着吹滅、用煙走痘上熏數次、痘即起葆驗

鍾馗　辟邪止瘧、治婦人難產、取左脚燒灰水服。鬼瘧來去、畫鍾馗帋燒灰二錢

阿魏、砒霜、丹砂各五分末、寒食麪和丸、小豆大、每用一錢、發時冷水下、

桃符　治中惡精魅邪氣、煑汁服。今人門上用桃符畫神荼鬱壘以禦鬼、錢匕桃符丸、治小兒積熱結胸、巴豆霜、黃柏、大黃各一錢、輕粉、硇砂各半錢末、麪糊丸粟米大、量兒大小服、桃符煎湯下、如無以桃枝代、

桃橛　治卒心腹痛、鬼疰、破血、辟邪惡氣、腹滿、煑服、與桃橛同功、風虫牙痛、燒取汁、納孔中、以蠟錮、人家以桃梗削釘於地、下、辟邪鎮宅、陳者良、

救月杖　治月蝕瘡、及月割耳、燒灰油調傅之、乃治䘌之神藥。此月食時、救月擊物之木也、

撥火杖　治蠍螫、以杖橫井上立愈。其上立炭、刮傅金瘡、止血生肉、帶之辟邪惡鬼、止小兒驚忤夜啼。火柴頭同功、時珍曰、撥火之杖、燒殘之柴、同一理。

小兒客忤夜啼、用自家燒殘火柴頭一箇、削平焦處向上硃砂書云撥火杖撥火杖、天上五雷公、差來作神將、捉住夜啼鬼、打殺不要放、急急如律令、書畢勿令人知、安立床前脚下、男左女右、神驗、

吹火筒　治小兒陰被蚯蚓呵腫、令婦人以筒吹其腫處卽消。

鑿柄木、千槌草　治難產、取入鐵孔中木燒末酒服、及治反胃吐食、刺在肉中。反胃吐食、千槌草一枚燒灰酒服、

鐵槌柄　治鬼打、及强鬼排突人中惡者、和桃奴鬼箭作丸服。

銃楔　治難產、燒灰酒服、及辟忤惡邪氣。

刀鞘　治鬼打卒死、取二三寸燒末、水服、腰刀者彌佳。

馬鞭　治馬汗入瘡、或馬毛入瘡、及腫毒煩熱入腹、防殺人、燒鞭

本草綱目易知録　卷四

皮末、和膏傅之。又治狐尿刺瘡腫痛、取糉稍二寸、鼠屎二七枚、燒研和膏傅之。

箭笴及鏃　治婦人產後、腹中痒、密安所臥席下、勿令婦知。刺傷風水、刮箭下漆塗之。疔瘡惡腫、刮箭笴茹作炷、灸二七壯。婦人難產、用箭簳三寸、弓弦三寸、燒末酒服。

弓弩弦　治產難、及胞衣不出、以弓弦縛其腰、仍用燒灰、酒服二錢、或燒弩牙、酒服。鼻衄及口鼻大衄不止、取折弓弦、燒灰、同枯凡等分吹之卽止。時珍曰、弓弩弦催生、取其速離、折弓弦、止血、取其斷絕、千金方、婦人始覺有妊、取弓弩弦、縫袋盛帶左臂上、則轉女爲男。

紡車絃　治坐馬癰、燒灰傳之。凡人逃走、取其髮於緯車上逆轉之、則彼迷亂不知所適。

梭頭　治失音不語、病吃者、用刺手心令痛卽語、男左女右。

梳篦　蝨病煮汁服之、及活蝨入腹爲病成癥瘕、主小便淋瀝、乳汁不通、霍亂轉筋、噎塞。○齧蝨成瘕、山人好齧蝨、在腹、生長爲蝨瘕、用敗梳敗篦、各一枚、各破作二分、一分燒研末、一分煮汁調服、卽蝨從下出。○霍亂轉筋、入腹痛、用敗小梳一枚、燒灰酒服瘥。○噎塞不通、寡婦木梳一枚、燒灰、鎖匙煎湯調下二錢。○髮哽咽中、木梳燒灰酒服。○小便淋痛、多年木梳燒灰、空心冷水服、男用女梳、女用男梳。○乳汁不行、內服通乳藥、外用木梳、梳乳周回百餘遍、卽通。

針線袋　治痔瘡、用二十年者、取袋口燒灰、水服。又婦人產中腸癢不可忍密安所臥褥下勿令知之。

敗蒲扇　燒灰酒服一錢止盜汗及婦人血崩月水不斷。和牡蠣粉粉身止汗彌敗者佳。新造屋柱下四隅埋之蚊永不入。葆按治肋疼或由痰阻氣塞者葶藶大棗湯調服若因跌折血阻桃仁蘇木湯調服俱用敗蒲扇燒灰取義象形之意

敗蒲席　味平主筋溢惡瘡單用破血從高墜下損瘀在腹刺痛取久臥者燒灰酒服二錢或以蒲黃當歸赤芍大黃朴硝煎湯調服血當下。　編薦索燒灰酒服錢許治霍亂轉筋入腹　寡婦薦治小兒吐利霍亂取二七莖煮汁服　小便不利蒲席灰七分滑石二分煮汁服。婦人血奔敗蒲席燒灰酒服二錢。五色丹遊多致殺人蒲席燒灰和雞子白塗之。夜臥尿牀取本人薦草燒灰水服立

瘥。○癰疽不合，敗蒲席燒灰，臘猪脂和納孔中。

簟　治蜘蛛尿及蠼螋尿瘡，取舊者燒灰，傅之。

簾箔　治産婦血滿腹脹痛，血渇惡露不盡，月閉，下惡血，止好血，去鬼氣兒疰痛癥結，酒煮汁服，或燒末酒服，陳故者良。

時珍曰：其形方簾而薄，故名簾箔。以竹及葦芒編成，其用幕曰䜌。

箔經繩　治癰疽有膿不潰，燒研和臘猪脂傅下畔，即潰。

厠屋戸簾　治小兒霍亂，燒灰飲服一錢。

漆器　治産後血運，燒煙熏之即甦，又殺諸虫。血崩不止，漆器、敗㯶俱燒灰，各一錢，柏葉煎湯下。○蠍螫傷，以木漆盤合螫處，痛止，驗。○白禿頭瘡，破硃紅漆器，剥取漆，破燒灰，麻油調傅之。

研硃砂鎚　治妬乳，煮熱熨乳上，以二鎚更互易數十遍瘥。
燈盞　上元節盜取富家燈盞，置牀下，令有子。
燈盞油　辛、苦，有毒。治一切急病、中風、喉痺、痰厥，用鵞翎掃入喉內取吐，即効。塗一切惡瘡疥癬。○乳上有癧，脂麻炒焦，搗爛，燈盞內油脚調傅，即散。
車脂　味辛，定驚，除瘧，催生。治霍亂、中蠱、卒心痛、中惡氣、去鬼氣。○妊娠諸腹痛，俱熱酒服。○中風發狂，取膏如雞子大，熱醋攪化服。○婦人妬乳、乳癰，熬熱塗之，并和熱酒服，消腫毒、諸瘡。
時珍曰：此乃畏軸頭之鐵，頻塗以油則滑而不濇，取其脂油用。○中惡蠱毒，車脂取如雞子大，酒化服。○蝦蟆蠱毒，及蝌蚪蠱，心腹脹痛，口乾，不食，悶亂，大喘，車轄脂半斤，漸漸服之，其蠱即出。○妊婦腹痛，燒車鐧脂末，和酒隨意飲。○婦人難產，三日不出、車轄脂吞大豆許二丸卽產○婦人逆產車缸脂、畫兒腳底卽正、○產後陰脫、燒車缸頭脂納酒中服、○兒臍不合、車轄脂燒灰傅、○聤耳膿血、棉裹車轄脂塞之、○針刺入肉、車脂攤紙上貼、二日一易、數易自出、○諸虫入耳、車脂塗耳孔中、自出、○霍亂轉筋入腹痛、車脂塗足心、

敗船茹　治婦人崩中吐血、痢血不止、治金瘡刮取船茹灰傅、功同牛胆石灰　婦人遺尿、敗船茹末、酒服三錢、○月水不斷、敗船茹一斤洗淨、河水煎分二服、○聤耳出膿、葉驗、胭脂一張燒、敗船茹、龍骨各一錢、枯凡三分、片腦一分末、先以棉帚拭淨吹之、船茹、今以麻及葛渣和油搗造船、

屠兒几垢　治乾霍亂、不吐不利、煩脹欲死、或轉筋入腹、取垢如雞子大、溫酒服、得吐卽愈、燒灰傅脣瘡虫朵小兒耳瘡　脣緊瘡裂、屠几垢燒炭傅之　○小兒耳瘡、屠几上垢傅、

杓　人身上結筋打之三下自散。

筯快子箸。治吻上嚥口瘡、取筯頭燒灰傅。狂狗咬者乞取百家筯煎汁服。咽喉痹塞、取漆筯燒煙含嚥下、煙氣入腹發咳卽破。

甑　治魘寐不寤、取覆其人面疾打破之。○甑垢口舌生瘡刮傅。

黃帝始作甑釜、北人用瓦甑、南人用木、夷人用竹、術家云凡甑鳴釜鳴勿驚、男作女拜、女作男拜卽止、亦無殃咎。

甑帶　辛溫煑汁服除腹脹痛肛脫反胃癨疾淋瀝二便不通、小便失禁中惡尸注、婦人帶下。傅小兒重舌臍瘡口瘡及夜啼、大人癜風白駮封、金瘡止血、止痛出刃。志曰江南以蒲爲甑帶取久用敗爛者以其久被蒸氣故能散氣、小便不通、以水四升洗甑帶、取汁煑葵子二升半分三服。○大小便閉甑帶取汁煑和蒲灰末一匙服、日三

○小兒下血，甑帶燒灰，塗乳上，令兒吮。○小兒夜啼，甑帶懸戶上，卽止。○小兒重舌，甑帶燒灰，傅舌下。小兒鵞口方同上。○小兒臍瘡，甑帶燒灰，傅之。○五色丹毒，甑帶燒灰，雞子白調塗。

故甑箅　燒灰服，止盜汗，通石淋，下死胎，治喉痺咽痛，病後食復。骨疽出骨，愈而復發，骨從孔中出，宜瘡上灸之。烏雌雞一隻，去肉取骨，燒炭，以三家敗甑蔽、三家砧木刮屑各一兩，皆燒炭和勻，薄瘡中，碎骨當出盡愈。○胎死腹中，及胞衣不下，取甑箅、戶前燒末，水服三錢，卽下，神效。

鍋蓋　治牙疳、陰疳，取刮黑垢，和雞內金、鱉甲，俱燒炭，枯凡等分，研末，米泔水洗淨，頻傅之。○

飯籮　飯箕　治時行病後食復、勞復，燒末，水服一匙。○

蒸籠　取年久竹片，同弊帚、紮縛草、舊麻鞋底、蛇蛻皮，俱各燒灰，等分勻、搽白癜風。

炊單布　治墜馬、及一切筋骨傷損。百一選方一人因開甑熱氣蒸面、即浮腫眼閉、用炊布剪碎炒末、隨傅隨消、此物受湯上之氣多、用此引出陽毒、亦猶酒蓋水取鹹味義、

簸箕舌　撈飯箕　治重舌出涎、及月水不斷、燒末酒服。催生、撈箕淋汁一盞服

魚笱　舊笱鬚、治魚骨哽、燒灰粥飲服一匙。森按鄉人竹絲編造取魚、名倒鬚、

魚網　治魚骨哽咽、以網覆頸、或煮汁飲自下、或燒灰水服、或乳香湯服、甚者併進三服。

草麻繩索　小曰索、大曰繩　治大腹水病、取數兩去皮研、水三合、旦服、日中當吐下水汁、結囊若不盡、三日再作、未盡更作、瘥後禁水飲鹹

物。消渴飲水，取七家井索近鉼口結處燒灰，新汲水服二錢，三五服效。

弊帚　掃地帚　治白駁癜風，燒灰入藥。白駮風，敝帚、敝帛、鞋底、甑帶、脯臘、蝟頭、蛇皮等分，以月食時合燒末，酒服一匙，日三服，仍以醋和塗。忌食發風物。○身面疣目，每月望子時，以禿帚掃疣

馬絆繩　煎水洗小兒癇，燒灰摻鼻中瘡。

縛猪繩　治小兒驚啼，發熱不定，用臘月者燒灰，水服少許。

尿桶舊板　治霍亂吐利，煎水服。　舊鞋、腳繩搔痒，或瘡有竅出血不止，燒灰傳之，年久者佳。

蟲部

蜂蜜　甘平、微温，采無毒之花，釀以大便而成蜜，有臭腐生神奇

之妙。生性涼能清熱、熟性溫能補中。甘而和平能解毒。柔而濡澤能潤燥、緩以去急、故止心腹肌肉瘡瘍之毒。甘以和中、故除衆病、和百病、而與甘草同功、和營衛、潤臟腑、通三焦、調脾胃、除心煩、止腸澼、益氣強志、明目定驚、療心腹邪氣、諸驚癎痓、牙齒疳䘌、唇口生瘡、目膚赤障。同生地汁服、除心腹血刺痛及赤白痢。同薤白搗塗湯火傷、即時痛止。熬煉作挺、導肛、通大便。然能滑腸、作壅、瀉、中滿者忌之。多食亦生濕熱蟲䘌、小兒尤當戒。思邈曰、不可與生葱萵苣同食、令人利下。食蜜後不可食鮓、令人暴亡。○噎不下食、取蜜含、微微嚥下。○產後口渴、用煉蜜熱水調服則止。○難產橫生、蜜麻油各半碗、煎減半、服立下。○肛門生瘡、肛門屬肺、肺熱則肛塞腫縮生瘡、白蜜一斤、猪胆汁一

枚相和微火煎令可丸丸三寸長作挺塗油納下部令臥先後
重須臾通泄。○大風癩瘡白蜜一斤生姜二斤搗取汁先稱銅
鍋斤兩下姜汁於蜜中消之又稱之令知斤兩下蜜於鍋中微
火煎令姜汁盡蜜仍二斤不少即成矣患三十年癩者平旦服
棗許大一丸一日三服溫酒下忌生冷醋滑臭物。○悞吞銅錢
煉蜜服二升即出。○諸魚骨鯁好蜜稍稍服之令下。五色丹毒
蜜和乾姜末傅。○口中生瘡蜜浸大青葉含。

黃蠟 蜜蠟 白蠟 甘溫、補中益氣、續絕傷、金瘡、治下痢膿血、腸澼後重、白
膿、妊婦胎動下血不絕、欲死、以雞子大許、煎化投美酒半斤服、
立瘥。人藥須水煮數次、去腳、其色轉白者佳。○華陀治老少下痢食入即吐煮白黃
蠟二錢雞子黃一枚蜜醋髮灰黃連末各一錢用雞子殼先煎
蜜蠟醋雞子黃四味乃納連髮熬至可丸乃止二日服盡神効
無比。○仲景補氣丸治赤白痢少腹痛刺下重或面青手足俱
變黃蠟阿膠各三錢溶化入黃連末五錢攪勻分三次熱服。○

千金膠蠟湯，治熱痢及婦人產後下痢。黃蠟、阿膠各二錢，當歸、黃連各二錢半，黃蘗一錢，陳廩米半升，水煮汁，去米入藥，煎服。○急心痛，黃蠟灯上燒化，丸芡子大，百草霜為衣，井水服三丸。○肺虛咳嗽，立效丸，治肺虛膈熱，咳嗽氣急，煩滿咽乾，渴欲飲冷水，發熱肌瘦，音嘶不出。黃蠟溶化，漿水煮過八兩，再化作一百二十丸，蛤粉四兩為衣，養丸，每服一丸，胡桃半箇，細嚼，溫水下，閉口不語，日二服。○肝虛雀目，黃蠟不拘多少，溶化，入蛤粉和勻，每用刀切二錢，猪肝二兩，批開，摻藥在內，麻繩札定，水煮熟，取出乘熱蒸眼，至溫食肝，並飲汁，日二服，目自明。○湯火傷瘡，焮赤腐爛，此能拔毒斂瘡。麻油四兩，當歸一兩，煎焦去滓，入黃蠟一兩，溶化攤帛上，貼之效。

葆驗方，內加黑猪毛一兩，全化。

蜜蜂子　甘，微寒。足陽明、太陰藥。治頭瘋，除蠱毒，去浮血，下乳汁，補虛羸，輕身益氣，利大小便澀，療心腹痛，面目黃，大人小兒腹中五虫從口吐出，及丹毒風疹，腹內留熱，大風癘疾，婦人帶下。

瘡。時珍曰、此卽蜜蜂子未成時白蛹也、嶺南人取頭足未成者油炒食之、大明曰、涼、有毒、食者須以冬瓜苦蕒生姜紫蘇制其毒。○大風癘疾、鬚眉墜落、皮肉已爛成瘡者、用蜜蜂子、胡蜂子、黃蜂子、並炒、烏蛇、白花蛇、並酒浸去皮骨、炙乾、全蝎去尾炒、姜蠶炒、各一兩、地龍去土炒半兩、蠍虎炒、蜈蚣炒、各十五枚、丹砂一兩、雄黃醋熬一兩、龍腦半錢、共爲末、每服一錢、溫蜜湯下、日三五服

土蜂 燒末、油和傅蜘蛛咬瘡。此物能食蜘蛛、取其相制、頌曰在地中作房者名馬蜂、犬蜂、

蜂子 甘平有毒、治嗌痛癰腫、利大小便、及婦人帶下、功同蜜蜂子。面黑令白、土蜂子未成頭翅者、炒食、并以酒浸傅面

蜂房 治癰腫不消、爲末、醋調塗、乾則易。疔腫瘡毒、篤者二服卽愈、土蜂房一箇、蛇蛻一条、黃泥固濟、煆炭末、每空心好酒服一錢、少頃腹中痛、其瘡已化爲黃水矣、

大黃蜂子　甘涼有小毒、輕身益氣、治心腹脹滿痛、乾嘔、又治雀卵斑、面皰、功同蜜蜂子。須曰、此蜂在人家屋上作房、色黃色黑一類二種。○雀斑面皰、七月七日取蜂子於漆器椀中、水酒浸濾汁、調胡粉末傅之。

露蜂房　甘平有毒、陽明經藥。治驚癇瘈瘲、寒熱邪氣、癲疾、鬼精、蠱毒腸痔、火熬之良。合亂髮、蛇皮燒灰、酒服、治惡疽附骨根在臟腑、歷節腫出、丁腫惡脉、蜂毒毒腫。燒灰酒服、療上氣赤白痢、遺尿失禁、主陰痿。下乳石毒。煎洗熱病後毒氣衝目、狐尿刺瘡、及乳癰、蜂疔惡瘡。煎漱牙齒、止風虫牙痛。燒研猪脂調塗瘰癧成瘻。恭曰、此蜂結房懸在樹上、得風露者、其蜂黃黑色、長寸許、螫牛馬及人欲至死者。○小兒卒病、露蜂房煎汁頻洗。○

臍風濕腫、久不瘥、燒末傅。○風氣瘙痒及癮疹、蜂房炙、蟬退等分為末、酒服一錢、日三服。○風熱牙腫、連及頭面、蜂房燒末、酒調噙漱。○風虫牙痛、蜂房塩填孔內、燒研末擦、塩湯漱去、又蜂房、全蠍、全研擦、又蜂房、乳香、煎水漱、又同細辛煎水漱。○喉痺腫痛、蜂房燒灰、姜蠶等分為末、每乳香湯服三錢、或燒灰吹入喉內。○重舌腫痛、蜂房炙研、酒和傳之。○舌上出血、竅如針孔、用露蜂房頂上實處一兩、貝母四錢、蘆薈三錢、末、蜜丸彈子大、每水服一丸、吐血衄血方同上、○陰痿不興、蜂房燒灰、水服二錢、若陰寒而痿者、用傳陰上即熱。○寸白蛇虫、蜂房炭酒服一錢、虫即死出。○鼻外瘡癤膿血出、蜂房炙、每酒服一錢。○頭上瘡癬、蜂房末、臘猪脂調塗。○軟癤頻作、蜂房燒炭末、以巴豆二十一枚、煎香油數沸、去豆、用油調末傳。○女人妬乳、乳癰汁不出、內結成腫、蜂房炭、水服二錢。○下部漏痔、蜂房炭末、傳乾則用菜油調傳。○蜂螫腫痛、蜂房末猪脂調傳、或用煎水洗、

蠮螉 土蜂 蜾蠃 辛平、治久聾、瘰癧、鼻窒、治嘔逆、咳逆、毒氣出刺出汗、入藥炒用。生研、能晉竹木刺。○土蜂窠 見土部

蟲白蠟 甘溫生肌止血定痛補虛續筋接骨入丸散服殺瘵蟲。

震亨曰白蠟屬金稟受收斂堅強之氣爲外科要藥長肉膏用但未試可服否

紫鉚 卜礦 赤膠 甘鹹平有小毒益陽精去陰滯氣治五臟邪氣金瘡帶下破積血生肌止痛與血竭同功濕痒瘡疥宜入膏用。

時珍曰九眞移風賦有土赤色如膠人視土知有蟻因墾發以木枝插其上則蟻緣上生漆膠卽紫鉚也採挍今市中名紫草茸訛傳紫草取汁熬成治體弱血分爍熱用紫草防濕以此代之附此以正訛○齒縫出血紫鉚乳香白凡等分射香少許末摻之○產後血運狂言失志紫鉚一兩末酒服二錢○經水不止日漸黃瘦紫鉚末每空心白湯服二錢

五倍子 文蛤 其味酸鹹能斂肺化痰降火收汗止渴止血其氣寒能生津液而解酒毒腫毒。其性收能除瀉痢而斂濕爛治肺臟風毒、流溢皮膚、癬疥瘡痒、腫水浸淫、眼赤爛、五痔下血、腸風瀉痢、嘔吐失血、久痢黃病、心腹疼痛、消喉痺腫毒、斂潰瘡金瘡、解蠱毒、收脫肛、婦人子臟脫下、小兒夜啼、面鼻疳瘡、齒宣疳䘌。然嗽由外感、瀉非虛脫者、禁用。虛勞遺濁玉鎖丹，治心腎虛損，思慮遺瀉，小便膏濁，夢中頻遺，骨痛肌瘦，盜汗虛煩，食減乏力，五倍子一斤，茯苓四兩，龍骨二兩，末，水疊丸梧子大，食前鹽湯下七十丸。○寐中盜汗，五倍子末，蕎麥粉等分，作餅煨熟，夜臥待飢喫三箇，勿飲茶水。○自汗盜汗，五倍子末，津調塡臍中，縛定即止。小兒夜啼方同。○瀉痢不止，五倍子一兩，半生半燒，末，糊丸梧子大，每服三十丸，赤痢燒酒下，白痢水酒下，水瀉米湯下。○脾瀉久痢，五倍子半斤，陳米一升，炒，丁香、細辛、木香各三錢，花椒五錢，末，每蜜湯服一錢，忌生冷魚肉。○腸風下血，五倍子、白凡各半兩，末，水疊丸梧子大，每米飲下七丸。熱瀉下痢方同。○臟毒下血，五倍子末，大鯽魚一尾，去腸鱗鰓，塡末令滿，入瓶內煅，末，每酒服一錢。○小兒下血臁瘡五味子末煉蜜丸豆大每米飲服十丸○大腸痔瘡五倍子煎湯熏洗或燒烟熏自收○脫肛不收五倍子末白凡各三錢煎湯洗自收或五倍子半斤煎爛盛桶上熏之待溫以手徐托上內服參耆升麻藥○產後腸脫五倍子末摻或五倍子白凡煎湯洗○女人陰血因交接傷動不止五倍子末摻之○妊婦漏胎五倍子末酒服二錢○小便尿血五倍子末鹽梅搗丸豆大空心酒服五十丸○爛弦風眼五倍子銅青白墡土等分末熱湯泡閉目淋洗眼中弩肉方同○耳瘡腫痛五倍子末摻乾用冷水調塗○鼻血不止五倍子末吹聤耳出膿方同○風牙腫痛五倍子一錢黃丹花椒各五分末摻○唇緊作痛五倍子訶子等分末傳○咽中懸癰舌腫塞痛五倍子姜蠶甘草等分末白梅肉搗丸豆大噙嚥其癰自收○走馬牙疳五倍子青黛枯凡黃藥等分末先以鹽湯洗摻妙○痔蝕口鼻五倍子煅末摻○小兒口瘡白凡裝入五倍子內煅末摻○陰囊濕痒出水五倍子臘茶各五錢鉛粉少許末先以葱椒湯洗香油調搽○一切癬瘡五倍子白凡等分煅末摻乾用油調○癩頭疥癬及諸惡瘡五倍子七個香油四兩熬半焦去渣搽勿用水洗○手足皸裂五倍子末同牛骨髓搗填裂縫中○小兒脫肛

五倍子末、先以艾鋪帋上、納末撚[illegible]燒、便桶內以瓦盛、令病者坐於桶上、以火點着帋筒、使烟熏入肛門、其肛自上、隨將白凡末復搽肛門自緊、再不脫○葆治朱姓兒五齡因瀉後脫肛、出寸許、時流血水、叫哭、以麻油二兩、入開水中攪勻、令兒坐桶上、先熏、以手將水、向肛門頻洒、微拭用帋抹油、入五倍子枯凡等分末、於上、徐徐用手、將末托入、令睡一時自收、不再脫下、○牙齦疳、與倍子炒焦、一兩、枯凡銅青各一錢、末、先以米泔水洗搽極效○偏墜氣痛、五倍子一箇、入鹽少許、內煆、末、酒服

百藥煎　酸鹹微甘、功同倍子、但經釀造、其體輕虛、其性浮收、而味帶微甘、能入上焦心肺、定嗽解熱、清肺化痰、生津止渴、解暑消酒、烏鬚髮、止下血、血淋、久痢、脫肛、牙齒宣䘌、面鼻疳蝕、口舌糜爛、風濕諸瘡。時珍曰、百藥煎以五倍子研粗末、每一斤用細茶一兩、煎汁入酵糟四兩、擣爛拌和、器盛置糠缸中罯之、待發起、如發麪狀則成矣、揑作餅晒乾○斂肺劫嗽、百藥煎、訶子、荊芥等分、末、薑汁和蜜丸芡子大、時時噙之

又方加海螺螄煅生○定嗽化痰百藥煎、黃芩、桔紅、甘草等分
末蒸餅丸時時含嚥數丸○煉楫癬瘡小兒面瘡乃母受胎
時食酸辣邪物所致百藥煎五錢白凡二錢末油調傳○男婦
血淋百藥煎車前黃連各三錢半木香二錢滑石一錢末空心
燈草湯服二錢○下痢脫肛百藥煎五錢陳白梅三箇木瓜一
箇水煎服○乳結硬痛百藥煎末每服三錢酒煎服○腳肚生
瘡初起如粟米搔之不已成片包腳相交黃水出痒不可忍久
成癧痰百藥煎末唾調搽之四圍塗之自外入內先以貫眾煎
湯洗○大腸便血百藥煎荆芥炭
等分末蜜丸豆大米飲下五十丸

五倍子內虫 治赤眼爛弦同煉甘石末乳調點之

蟷蜋 治小兒急驚風搐搦又出箭鏃生者能食疣目時珍曰蟷蜋深秋乳
子作房粘枝上即桑螵蛸也以桑枝上者良至芒種節後齊出
能蝕疣疣即小肉贅也病疣者捕以食蝕○驚風定搐蟷蜋一
箇蜥蜴一条蜈蚣一条各中分之隨左右研末記定男用左女
用右每以一字吹鼻○箭鏃入肉不可拔用蟷蜋一箇巴豆半

條仝研傳傷處微癢且忍極癢乃拭
拭之以黃連貫衆煎湯洗石灰傳之

桑螵蛸　甘鹹人肝腎命門益精生孚固氣養神治男子腎衰陰痿、五臟氣微、夢寐失精遺溺、白濁、傷中疝瘕、女子血閉腰痛胎產、遺尿、通五淋、利小便、炮熟空心食之止小便頻利、
遺溺白濁盜汗桑螵蛸服龍骨等分末每空心鹽湯送二錢○婦人遺尿桑螵蛸酒炒末姜湯服二錢妊娠遺尿不禁方同每飲服○產後遺尿或尿數桑螵蛸炙半兩龍骨一兩末每米飲服二錢○婦人胞轉小便不通桑螵蛸炙末飲服一錢○咽喉腫塞桑螵蛸一兩燒灰馬勃半兩末蜜丸梧子大犀角煎湯服三五丸○小兒軟癤桑螵蛸燒灰末油調傳

雀甕　紅姑娘　天漿子　甘平治寒熱結氣蠱毒鬼疰撮口臍風小兒驚癇
藏器曰此虫如蠶面背有五色斑毛有毒螫人者口吐白汁凝聚漸硬以甕爲繭在中生蛹夏月羽化出作蛾放子葉間

如蠶子時珍曰處處樹有牡丹上尤多惟在石榴樹上房內有蛹入藥如桑螵蛸取桑樹上者○小兒慢驚雀甕內有虫者萋虫全爆各三枚微炒末麻黃湯調服一字大有效○撮口噤風雀甕子未開口者取內物和乳汁研灌之又方撮口不得飲乳但先剺口旁見血雀甕研汁塗或同鼠婦搗塗又方雀甕子五枚蜈蚣一條燒末研勻飯丸麻子大每乳下三丸○急慢驚風口眼喎邪搐搦痰盛雀甕房去皮三枚生用全蠍七枚硃砂一錢研末飯共粟丸大每服二丸荊芥湯下○小兒癇疾棘枝上雀甕研其間虫出取汁灌之

○乳蛾喉痹雀甕徐徐嚼嚥

殭蠶　辛鹹微溫殭而不腐得清化之氣故能治風化痰散結行經入肺肝胃三經去皮膚諸風如虫行治中風失音頭風口噤風虫齒痛、皮膚風瘡、喉痹咽腫、丹毒作癢、瘰癧結核痰瘧癥結、大頭天行、男子風痔陰中癢痛、婦人崩中赤白乳汁不通產後腹痛、小兒夜啼客忤驚癇痟蝕鱗體、去三虫、滅黑䵟、爲末封疔腫拔根。同白魚鷹屎白等分、治瘡滅瘢痕。

小兒驚風、姜蚕全蝎附子尖等分末、姜湯送五分。○喉風喉痹、姜蠶炒白、凡半生半燒等分末、每以一字、姜汁調灌、得吐有痰効、小兒加薄荷、或加白梅鹿搗丸、棉裹含嚥。○急喉風痹、姜蠶南星等分、生研末、每姜服一字、涎出即愈、後以生姜炙過含之。○大頭風及小兒驚風、並用大蒜七箇、先燒紅地、以蒜逐箇地上磨膏、却以姜蠶一而去頭足、安蒜上、碗覆一夜、勿令洩氣、只取姜蠶研末、每用嗃鼻、口內含水。○腹內龜病、詩云、人間龜病不堪言、肚裏生成硬似磚、姜蠶白馬尿、和服即愈、消化軟如綿。○粉滓面䵟、姜蠶黑牽牛等分末、如澡豆日用之、令面光澤。○小兒鱗體、皮膚如蛇皮鱗甲狀、由氣血否澁、名胎垢、又名蛇體、姜蠶去嘴末、煎湯浴之、或加蛇蛻。○重舌木舌、姜蠶末吹之、又加黃連等分爲末、摻之、俱涎出爲効。

烏爛死蠶　有小毒、治蝕瘡有根者及野雞病、白死者主白色

遊瘮、赤死者主赤遊瘮（此蠶在繭中烏臭者）

蠶蛹　炒食、治風及勞瘦、研傅瘑瘡惡瘡、爲末飲服、治小兒疳瘦、長肌退熱、除蚘虫、煎汁酒服、止消渴（繅絲後蛹子今人食之、呼小蜂兒）

繭鹵汁　治百虫入耳、蠶蝕瘡疥、及牛馬虫瘡、爲湯浴小兒瘡疥、殺虫、以竹筒盛之、浸山蜍、山蛭入肉、蚊子諸虫咬毒、（藏器曰此是繭中蛹汁非鹹鹵也於繭甕下收之時珍曰山蜍山蜘蛛也嚙人甚毒蛭有水蛭草蛭此草蛭在深山草中人行着脛股入肉產育爲害蘇恭云山人自有療法蓀採蛭諸山人入山防山蜍山蛭諸虫侵咬以竹筒盛鹵汁隨身有被嚙處以此汁搽之則毒解無害）

蠶繭　燒灰酒服、治癰腫無頭、次日即破、又療諸疳瘡、及下血、血淋血崩煮汁服止消渴除蚘虫、時珍曰此是已出蛾者近世治癰疽代針用一枚即出一頭二枚即出二頭神效其性屬火有陰之用能瀉膀胱中相火引清氣上朝於口故止渴○大小便血並黃散治腸風小便血淋瀝痛用蠶蛻紙並燒灰蠶沙姜蟲並炒等分入射香少許末每米飲服二錢日三婦人血崩同方○痘瘡疳蝕膿水不絕蠶繭生几填滿煅末摻○口舌生瘡蠶繭五箇包硼砂瓦上焙焦為末抹之神效

蠶蛻馬明退 甘平治盜病益婦人療婦人血風治目中障瞖及疳瘡禹錫曰蠶蛻今醫家多用初出蠶子殼在帋上者東方諸醫用老蠶眼起所蛻皮功用相同當以蛻帋為正炒用

蠶連 治吐血腸紅崩帶下痢婦人血露難產斷產吹乳痔血牙痛牙宣牙癰牙疳頭瘡喉痺風癲狂祟沙症腹疼小便淋閉解虫毒藥毒傳疔瘡癰腫 時珍曰蠶蛻蠶連紙功同如蟬蛻蛇蛻類古方多用蠶連帋者因其易得

耳葆按附方不分別因其功相彷也○吐血不止蠶蛻帋燒炭蜜丸芡實子含嚥下纏喉風瘡同方○牙宣牙癰及口瘡蠶蛻帋燒灰傳○走馬牙疳蠶蛻帋灰入射香少許貼之○一切疳瘡蠶蛻燒灰三錢輕粉乳香少許末以漿水洗淨傳○吹奶疼痛馬明退燒灰一錢半輕粉五分射香少許酒服○小兒頭瘡蠶連炭人輕粉少許末麻油調傳○癲狂邪祟蠶連帋炭酒水下○沙症壯熱蠶連湯泆汁熱服○中蠱藥毒面青脈絕腹脹吐血服之即活蠶連帋燒灰新汲水服一錢中諸藥毒同方○小便澁痛蠶連帋燒灰射香少許米飲服二錢熱淋如血丕方水服○崩中不止蠶連帋一張剪碎炒焦槐子炒黃等分末酒服○婦人難產蠶連紙一尺蛇退一条煅炭末榆白皮煎湯服○婦人斷產蠶連紙一尺燒末酒服永斷○痔瘺下血蠶連燒炭酒服

繰絲湯 止消渴大驗、

雄原蠶蛾 鹹溫有小毒性淫出繭即媾至枯槁乃已故能益

精氣強陰道壯陽事交接不倦又能暖水臟止泄精尿血傅金
瘡凍瘡湯火瘡滅瘢痕、宗奭曰蠶蛾用第二番者取敏於生育
也○丈夫陰痿未連蠶蛾二斤去頭翅
足炒末蜜丸梧子大每夜服一丸可御十女以菖蒲酒止之○
止血生肌治刀斧傷血出如箭蠶蛾末傅血卽止○蛇虺咬傷
生蠶蛾擣傅○小兒口瘡及百日內口瘡曉蠶蛾爲末入射香少
許傅○竹刺入肉午月午日取晩蠶蛾生投竹筒中乾死末取
少許津和塗○玉枕生瘡生桃骨上如癰破
後如筋頭原蠶蛾炒石葦等分爲末乾貼效

原蠶沙　蠶屬火性燥其沙辛甘而溫能去風除濕治腸鳴熱
中消渴癥結風痺癮疹頭風眼赤婦人血崩炒黃酒浸服去風
緩諸節不隨皮膚頑痺腹內宿冷冷血瘀血腰脚冷痛炒熱袋
盛熨偏風筋骨癱瘓手足不隨腰脚軟弱皮膚頑痺爛弦風眼
蠶沙麻油

浸三宿研細以瓷子塗患處隔宿即愈葆驗方蠶沙一錢川連五分煆甘石一錢瓷碗盛入乳汁半盅蓋定瓷封飯上蒸二灶香取濾滓入硼砂六分片腦一分研末入內和勻搽眼驗上閉目半時日二次自愈○風癢癮疹作痒成瘡蠶沙一斤煎汁洗浴避風○頭風白屑蠶沙燒灰熱水淋汁洗○婦人血崩蠶沙末酒服三錢○月經久閉蠶沙四兩炒黃色酒煮去沙服即通○男婦心痛蠶沙一兩滚湯泡濾渣服○跌撲損傷扭閃出骨等証蠶沙綠豆粉各四兩俱炒黃枯凡二兩四錢薄醋傳絹包縛定換數次愈産婦忌見○半身不遂蠶沙二碩以二袋盛蒸熟更互熨患處以羊肚粳米煮粥日食又方好酒五升拌蠶沙五斗甑蒸熟於煖室中鋪油單上令患風痺及近癱風人就以患處一邊臥蠶沙上厚蓋取汗若虛人須防大熱昏悶令露頭面未愈間日再作○轉女爲男婦人始覺有娠蠶沙井水服一枚日三

九香虫　鹹溫調鬱結壯元陽治膈痞滯氣脾胃虧損時珍曰九香虫產貴州永甯衛赤水河中冬伏石下取之至驚蟄後即飛出○烏龍丸治上証久服益人九香虫一兩半焙車

前子炒陳橘皮各四錢白朮炒五錢杜仲鹽炙入錢為末蜜丸梧子大每早晚鹽湯服一錢五分或鹽酒湯服

枸杞虫 鹹溫益陽道令人悅澤有子炙黃和地黃末為丸服大起陽益精治腎家風虛藏器曰此虫生枸杞上食枸杞葉狀如蠶作繭為蛹時取之焙用

蘹香虫 治小腸疝氣時珍曰此虫生蘹香枝葉中狀如尺蠖青色

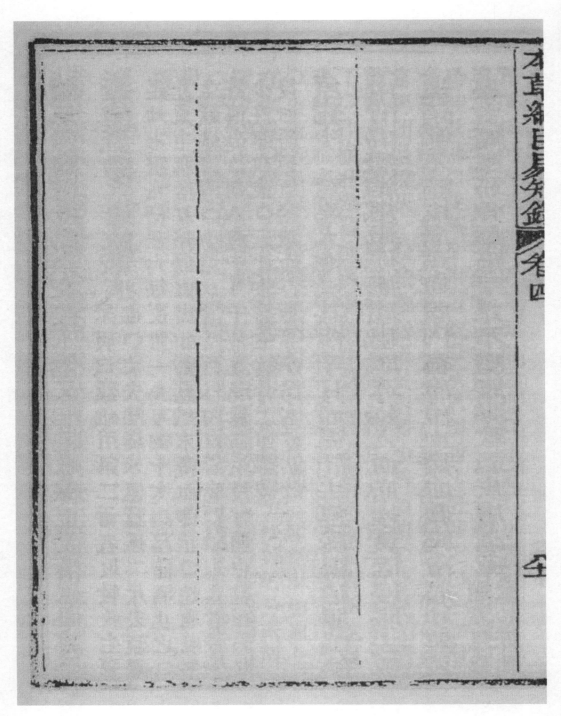